人生の最終章を考える

その人らしく生き抜くための提言

公益財団法人
医療科学研究所 監修

法研

出版にあたって

　まず，公益財団法人医療科学研究所について説明させていただきます。

　医療科学研究所は，1990年，森亘先生（元東京大学総長，元日本医学会会長）を理事長として設立された研究法人です。森理事長は設立時に「医療科学研究所は，医療と経済の調和，需給の長期的安定のみならず，広く新しい時代の医療を社会の合意の下に模索すべく，英知を結集し，考察を進める場としての役割を担う」と述べています。具体的な事業としては，医療および医薬品に関する経済学的調査研究，医療とその関連諸科学の学際的調査研究，研究の助成，研究者の育成，成果の刊行，講演会・シンポジウム等の開催などを行っています（医療科学研究所のホームページをご参照ください。http://www.iken.org）。

　医療科学研究所では機関誌『医療と社会』を毎年度4回刊行しています。毎年度の第1号は特集を組んで，各界の先生方に執筆をお願いしています。年2回行っているシンポジウムの概要は第3号と第4号に掲載しています。また，論文の投稿も受け付けており，厳しい査読を経た論文が随時掲載されています。

　この『医療と社会』は，関係の学者・研究者や大学・研究所の図書館などにお贈りしています。そのため，多くの人に読んでいただきたいような内容であっても，なかなかご覧いただけない状況にあります。私どもとしても大変残念に思っており，それを乗り越えるべく，このたび，株式会社法研のご

協力を得て,『医療と社会』の一部を書籍にして出版することを企画しました。

　次に，今回の書籍化についてご説明します。

　わが国が直面している大きな課題の一つが人口問題（高齢化，少子化，人口減少）です。65歳以上の人口が急増しつつあり，少子化と相俟って人口構造が急速に高齢化しています。また，急速な少子化は人口減少をもたらし，日本の将来に大きな影を落としつつあります。いずれも大きな課題ですが，2015年度第1号の『医療と社会』の特集では，高齢化社会の問題を取り上げました。

　人生七十古来稀なり。唐の詩人杜甫の言葉です。しかし今日では，食生活の改善，衛生水準の向上，科学技術の進歩に伴う医療の発達等により，男性の約8割，女性の約9割は，70歳を超えて長寿を享受できるようになりました。長くなった人生をいかに生きるかは，すべての人の課題です。積極的な生き方を社会全体で考え，社会全体で対応していくことも必要ではないかと思います。

　と同時に，人生の最期をどう迎えるか，これも大事な事柄です。日本社会は死を忌み嫌う傾向があり，議論を避けてきたきらいがあります。しかしながら，超高齢社会を迎え，この問題については真正面から向き合い，きちっと考えていかなければなりません。『医療と社会』2015年第1号では，特集テーマを「人生の最期をどう生きるか，どう支えるか，どう迎えるか」とし，遠藤久夫学習院大学経済学部教授に編者をお願いして，研究分野から実践分野まで10名の方々に執筆していただきました。いずれも意を尽くした内容になっています。それを多くの人に読んでいただき，できればお考えいただきたいと思い，書籍とした次第です。学術的な考察も実践的な事例報告もありますが，読者の皆さんには関心のあるところから読み始めていただきたいと思っています。

　あわせて，2014年9月に行ったシンポジウム「地域包括ケア概念の展開と実践」（座長：田中滋慶應義塾大学名誉教授）を，第2部として掲載しま

した。こちらも，人生の最終盤の時期を充実して過ごすための環境整備という意味で，社会全体で考え取り組んでいただきたいテーマです。

この分野に豊富な経験をお持ちで示唆に富むお話をされている大塚宣夫先生（医療法人社団慶成会会長）に書いていただいた『医療と社会』の巻頭言をコラムとして掲載しました。

この本を手に取られた方々が，読んでよかったと思われることを願ってやみません。

平成 27 年 8 月吉日

公益財団法人医療科学研究所
理事長　江利川 毅

執筆者一覧

○出版にあたって
　江利川 毅　　公益財団法人医療科学研究所 理事長

○第1部　人生の最期をどう生きるか，どう支えるか，どう迎えるか
　［編者・序文］
　遠藤 久夫　　学習院大学経済学部 教授
　［各論執筆者］
　柴田 博　　　桜美林大学 名誉教授・特任教授／日本応用老年学会 理事長
　樋口 範雄　　東京大学大学院法学政治学研究科 教授
　清水 哲郎　　東京大学大学院人文社会系研究科 特任教授
　大島 伸一　　国立研究開発法人国立長寿医療研究センター 名誉総長
　石飛 幸三　　東京都世田谷区立特別養護老人ホーム芦花ホーム 医師
　秋山 正子　　株式会社ケアーズ 代表取締役／白十字訪問看護ステーション 統括所長／
　　　　　　　　暮らしの保健室 室長
　山崎 章郎　　ケアタウン小平クリニック 院長
　市原 美穂　　認定特定非営利活動法人ホームホスピス宮崎 理事長
　本田 麻由美　読売新聞東京本社社会保障部 次長
　辻 哲夫　　　東京大学高齢社会総合研究機構 特任教授

○コラム
　大塚 宣夫　　医療法人社団慶成会 会長

○第2部　シンポジウム「地域包括ケア概念の展開と実践－医療とのかかわり
　　　　　の観点から－」
　［座長・基調講演］
　田中 滋　　　慶應義塾大学 名誉教授
　［パネリスト講演］
　迫井 正深　　厚生労働省老健局老人保健課長
　川越 正平　　医療法人財団千葉健愛会あおぞら診療所 院長
　堀田 聰子　　国際医療福祉大学大学院医療福祉学分野 教授
　筒井 孝子　　兵庫県立大学大学院経営研究科 教授

目次

出版にあたって 3
江利川 毅

第1部　人生の最期をどう生きるか、どう支えるか、どう迎えるか

序文 10
遠藤 久夫

学際的な学問としての死生学 17
柴田 博

終末期医療と法 36
樋口 範雄

本人・家族の意思決定を支える
－治療方針選択から将来に向けての心積りまで－ 60
清水 哲郎

超高齢社会における医療・介護 85
大島 伸一

平穏死のすすめ　－老衰に医療どこまで－ 100
石飛 幸三

訪問看護の実践からみた地域包括ケアにおける看取り
－予防から看取りまで、地域の中で最期まで生きることを支える－ 119
秋山 正子

地域の中でホスピスケア（緩和ケア）－ケアタウン小平チームの取り組み－ 142
山崎 章郎

「暮らしの中で逝く」こと　－ホームホスピスの実践から－ 158
市原 美穂

記者として、がん患者としての視点から 179
本田 麻由美

高齢者ケア政策の実践 −柏プロジェクトからの報告− 202
　辻 哲夫

コラム　現代の大往生考　大塚 宣夫　226

第2部　地域包括ケア概念の展開と実践：医療とのかかわりの観点から

●基調講演
地域包括ケア概念の展開と実践 −医療とのかかわり− 230
　田中 滋

●パネリスト講演
地域包括ケアシステム構築に向けた課題 240
−2030年以降の社会変革を見据えて−
　迫井 正深

老いても病んでも暮らし続けることのできるまちづくり 255
−長期ケアにおける臨床的統合の観点から−
　川越 正平

地域包括ケアの担い手を考える 267
−支えあい育みあうまちづくり−
　堀田 聰子

地域包括ケアシステムにおける integrated care 理論の
応用とマネジメント 282
　筒井 孝子

《パネルディスカッション》........................ 300
　田中 滋　迫井 正深　川越 正平　堀田 聰子　筒井 孝子

カバーデザイン・小林幸恵（有限会社エルグ）
編集協力・株式会社ウェルビ

第1部 人生の最期をどう生きるか, どう支えるか, どう迎えるか

「医療と社会」Vol.25 No.1 2015 特集

第1部「人生の最期をどう生きるか，どう支えるか，どう迎えるか」序文

遠藤 久夫

　人生をどう生きるか，そして人生の終焉をどう迎えるか。それは個々人が向き合わざるを得ない事柄であり，かつ，重たい問題でもある。一方，日本社会全体を見ると，高齢化が急速に進行しており，高齢者として人生の最期を迎える人々も増え続けている。人生の終わりに近い時期をどう過ごし，人生の終わりをどう迎え，そして周りの人たちは，これにどう向き合い，どう支えたらよいのか。このことは，一人ひとりにとってだけでなく，社会全体として対応していかなければならない大きな課題になってきている。

　人生の終焉期，この難しくかつ大事な時期の過ごし方について，個別に様々な取り組みはなされているものの，また，その取り組みの必要性・重要性に対する認識は高まってきてはいるものの，日本社会全体としては必ずしも十分に深く考えてこないままに，今日に至っているように思われる。一方，このような問題について，多くの学者・研究者が研究を重ねており，また，多くの現場で様々な立場の人々が工夫を凝らして対応しておられる。その代表的な取り組みをご紹介し，わが国のこの問題への対応のあり方について考える材料を提供することがこの特集を組んだ目的である。

このような死の問題を直接的にとらえた学問はあるのだろうか。「学際的な学問としての死生学」(柴田博)はその問いに答えている。死生学は老年学と同様、科学(自然、社会)および人文学(哲学、宗教、文学など)の双方の領域からなる学際的な学問であるとし、死の問題は宗教、哲学、生命倫理学以外の分野ではタブー視される傾向があったため、老年学に対して死生学の発展は遅れたが、近年QODを操作概念化して、終末期の死の質の問題へのアプローチとして量的研究が進んでいる。一方で、筆者は死生学を終末期の短い期間の問題に限局させるべきではなく、より長いスパンにおけるQOLとQODを統合的に捉えて論じるべきであり、少なくとも研究の初期には量的研究というより質的研究が必要となると主張している。さらに尊厳死や孤独死の問題、さらには日本型死生観について取り上げている。

　医療技術の発達は植物状態のまま生存だけが確保されるという状況を生み出した。そこでは終末期に医療がどのように介入すべきか、すべきでないか。また、それは誰の意思で決定されるべきかという問題を生じさせる。
　仮に本人の自己決定だとしても終末期における医療介入の問題は、場合によっては殺人罪等との関連で法律上の問題とならざるをえない。「終末期医療と法」(樋口範雄)は法律学者の立場から、いくつかの事例をもとにわが国の終末期医療と法の関係が十分整理されていないことを示し、次いでこれを打開するために超党派の議員連盟が作成した「尊厳死法案」について逐条的に解説を加えている。その上で、この法案は「延命治療のための措置を中止することが一定の要件を満たす限り適法であり、刑事責任をはじめとする法的責任を問われないことを明確に規定する」ことを目的とはしているものの、本当にこの法案が必要かどうか、3つの論点を挙げて問題提起している。そして罰則を伴う制裁型の法案ではなく、罰則を伴わないガイドライン的な法案を考えてはどうかと提案している。

それでは終末期の医療選択はどのように行われるべきなのだろうか。「本人・家族の意思決定を支える－治療方針選択から将来に向けての心積りまで－」(清水哲郎)では，臨床倫理の専門家の視点から終末期を含む医療選択の決定プロセスについて考察している。厚労省の「人生の最終段階における医療の決定プロセスに関するガイドライン」と日本老年医学会の「高齢者ケアの意思決定プロセスに関するガイドライン」を取り上げ，前者が，本人の意思決定を基本とするが，それに先立ち，話し合いのプロセスを通して関係者の合意形成がなされることを前提にしていることを示し，後者は前者の考え方を受け継ぎ，かつその内容を臨床場面に即して分かりやすく具体的に示すものであるとしている。さらに，本人の意思確認ができなくなった場合を想定して，将来のケア・治療について予め考える場面では，単なる「事前指示」には限界があり，現在以降最期に至るまで，衰えの程度に応じてどのような治療・ケアを受けるかの心積もりをしていけるように支援するACP（ケア計画事前作成プロセス）の重要性を指摘している。

　高齢化の進展は，医療や介護に関する考え方や仕組みの変革を求めることになる。高齢者が増えることは2つの側面から医療や介護の仕組みに影響を及ぼす。1つは高齢者の病気の特性がもたらす側面であり，あと1つは限られた医療資源の制約下で医療需要が急増することがもたらす側面である。「超高齢社会における医療・介護」(大島伸一)は医学・医療の専門家の立場で，超高齢社会の医療の考え方や医療・介護の提供体制のあり方についてパラダイムシフトが必要であると主張している。急性・重症の疾患が主体である若者層は，一臓器一疾患のような病態であるため重装備されている病院での治療が効率的である。しかし，慢性の全身疾患を病態とする高齢者に対しては，治すだけの医療ではなく自立機能を支えていく医療が必要であり，病態に合わせて治療の場の選択肢を拡げていくことが必要で，とりわけ在宅医療を重視した地域の医療・介護に関わる資源を有機的に連携する地域包括ケアの提供が必要となる。このような病院完結型医療から地域完結型医療への

転換が必要であり，さらに，財源を含めた医療資源の制約を考慮すれば，病院の機能の特化や介護との連携が重要だと訴えている。また，医療技術の進歩により一臓器の機能不全が全体死と同義でなくなった今日，終末期医療はどうあるべきかを検討する必要性も指摘している。

　この終末期における医療のあり方についてより実践の立場から論じているのが，「平穏死のすすめ－老衰に医療どこまで－」（石飛幸三）である。外科医として急性期病院で豊富な手術経験をもつ筆者が，特別養護老人ホームで体験した終末期患者に対する医療介入のあり方に疑問を抱き，自然な最期を大切にする「平穏死」という言葉を掲げている。平穏死とは，その人の人生に伴走してきた医師がいよいよ老衰の最終章が来たことを判断し，何もしない方が楽であればそのようにして最期を迎えさせてあげようということである。老人ホームでの看取りの経験から，平穏死が患者や家族にとって望ましい姿であることを記している。平穏死は，至極あたりまえのことのように思われるが，現実には様々な要因がその実現を阻害している。法的な問題や患者の自己決定の問題は前述の論文で議論されているが，筆者は老衰の状態と医療の意味を判断することのできる立場にある医師の自覚こそが重要であると述べている。

　わが国は在宅で死亡する人の割合が少ないことが指摘されている。それには様々な理由が考えられるが，訪問看護師の存在が在宅での看取りを増やす傾向があるといわれる。「訪問看護の実践からみた地域包括ケアにおける看取り－予防から看取りまで，地域の中で最期まで生きることを支える－」（秋山正子）では訪問看護師の経験を踏まえて在宅での看取りについて論じている。在宅看取りの実現を推進するには，①住民の意識改革（病院信仰からの脱却），②医療者の意識改革（在宅は無理だという医療者自身の固定概念の打破），③地域の医療連携体制の確立，④地域の介護体制の充実，⑤予防から看取りまでを包括的に捉えられる行政の体制整備などが重要だとし，

それを裏付ける4つの看取りの事例が紹介されている。さらに，これらの経験から，老衰の経過の中でフレイル（虚弱状態）やサルコペニア（加齢性筋肉減弱症）の状態を把握することが，家族も納得できる看取りにつながることを示唆している。

　在宅医療の推進，地域完結型医療を推進させることは，必然的に医療ニーズの高い患者が在宅医療の対象となることを意味する。たとえば在宅で終末期を迎える際，末期がんなど苦痛を伴う場合には尊厳ある死を実現する上で，ホスピスケア（緩和ケア）の存在が不可欠となる。「地域の中でのホスピスケア（緩和ケア）－ケアタウン小平チームの取り組み－」（山崎章郎）は在宅ホスピスケアの実践としてケアタウン小平チームの取り組みを紹介している。このチームは，質の高い緩和ケアを実現するためには多職種がいつでも緊密な連携がとれる必要があるため，緩和ケアの理念を共有した訪問診療，訪問看護，居宅介護支援事業所，医療ニーズの高い利用者も支えられるデイサービス等在宅療養を支える事業者が1ヵ所に集約されたものである。その実践を通じて見えてきた課題を明らかにして，その解決策の一つとして，一定の要件を満たした機能強化型在宅療養支援診療所の在宅ホスピスケアに特化した専門診療所としての制度化と，これを中核として緩和ケア対応訪問看護，緩和ケア対応訪問介護などで構成される在宅ホスピスケアセンターの創設を提言している。

　一方，ホスピスケアが必要であっても，生活や療養の場がない高齢患者はどうすべきなのだろうか。「暮らしの中で逝くこと－ホームホスピスの実践から－」（市原美穂）では，この問題の一つの解答となるホームホスピスについて，その実践の内容を紹介している。認知症を伴うがん患者などで病院でも介護施設でも受け入れが断られた人，終末期で施設では看取りができないと退所が求められた人，重度の介護が必要となり家族介護が限界になった人などの受け皿として，2004年に初のホームホスピスである「かあさんの

家」が設立された。家を借り「自宅ではないけれどもう一つの家」に「疑似家族」として住んでもらい，医療保険・介護保険の多職種チームが個別ケアを行い，これを補完する形でインフォーマルサービスとして24時間生活支援を行うというかたちである。誕生の経緯，運営の仕組みと今後の展望が記されている。

　がんとの闘病を経験されたジャーナリストとして，がん患者の闘病や終末期を描写しているのが「記者として，がん患者としての視点から」（本田麻由美）である。ジャーナリストの視点で，患者の病状と同時に患者や家族の声，気持ちに焦点を当てている。また，患者の声が社会の仕組みに影響を及ぼす面にも触れている。あらゆる医療を尽くして最後まで戦う意思をもって逝った人，このような患者や家族の声はドラッグラグの短縮など政府の取り組みに拍車をかけた。また，やすらかな尊厳ある死を求める患者の声は，尊厳死に関するルール作りに弾みをつけている。もっともこの問題は法制化すればよいという単純なことではない。どのようなルールにするかは難しいが，最低限，「自分はどうしたいのか」を考えられるような支援を広げていかなければならない，口に出して伝えていくことが必要な制度やサービスなどの体制整備につながる，と結んでいる。

　日本の高齢者ケア政策で重要な事項の一つが地域包括ケアシステムの構築である。この連携システムについては概念や絵姿はすでに示されているし，各地で実践例もある。「高齢者ケア政策の実践－柏プロジェクトからの報告－」（辻哲夫）は，地域包括ケア実現の社会実験ともいえる「柏プロジェクト」について紹介している。このプロジェクトは単に柏に地域包括ケアシステムを構築するということだけではなく，広く普及を促進させるためにモデル化を目指している。このプロジェクトの第1の柱は「かかりつけ医を基本とする在宅医療を含む多職種連携のシステムのモデル化」である。しかし在宅医療を行う医師が少ないなど種々の課題があったため，在宅医療に関す

る研修事業，地域のかかりつけ医を主体とする医師会の下で主治医・副主治医などのグループの構築，医師会や訪問看護師やケアマネージャーなどの多職種間のコーディネート事業などのモデル事業を進めた。第2の柱は「地域包括ケアシステムの具現化の端緒となるような，わかりやすいモデル的拠点の展開」である。柏プロジェクトでは24時間対応の在宅医療・看護・介護サービス拠点を併設した拠点型サービス付高齢者住宅の整備を行った。すなわち地域包括ケアシステムの実現には多職種間の連携と拠点づくりが重要だとしている。このプロジェクトは全国普及へのモデル化を視野に入れているため具体的なプロセスが示されている。テーマだけ示すと，市町村と医師会の役割，多職種の話し合いの場の設定，多職種の話し合いの進め方，課題の確認や連携ルールづくり，医師会が広域の場合の進め方，顔の見える関係会議などである。それぞれに示唆的な内容が含まれている。

「人生の最期をどう生きるか，どう支えるか，どう迎えるか」という簡単そうで難しいタイトルで，それぞれの分野でわが国を代表する研究者，実務家の方々に論文をご寄稿していただいたのが本特集である。本質的に学際性を持つこのテーマにふさわしく，多様な視点から質の高い論述が展開されており，高齢化がますます進むわが国の社会の仕組みを考える上でたいへん示唆的な内容が多く含まれている。珠玉の論文をご寄稿いただいた先生方に感謝申し上げる次第である。

学際的な学問としての死生学

柴田 博

1．はじめに

　原核をもつ細胞は無限に生きることがあるが，真核細胞をもつヒトは死を免れ得ない。旧約聖書（日本聖書協会，1955）のエデンの園に住む人(ヒト)の寿命はきわめて長い。たとえば，アダムは930歳で死んだとされている。しかし，創世記6章には地上の人(ヒト)の寿命は120歳と記されている。モーゼの死亡年齢は120歳である。現在の限界寿命のコンセプトもこれに近い。筆者のこれまでの検証では，ヒトの限界寿命は116歳である。旧約聖書はかなり良い線をいっていたのである。

　生と死のもっとも不条理なことは，共にそれを自力で選択出来ないことである。出生がまったく自己決定出来ないことは自明である。一方，死の場合，たとえば自死は自己選択の結果であるようにみえる。しかし，自死も，予期し得なかった自身の心身の変化や他者（社会もふくむ）との関係性の中で選択されるのであり，これらの要因を捨象し得る自死などあり得ないのである（高橋，2003）。

　人間は，結局，自分の意思と関係なく生まれたにもかかわらず，人生をよ

り良く生きる責務を負わされる。そして，その時期を自分で決められない死のための準備をしなければならないという不条理の中で，天寿をまっとうしなければならないわけである。その不条理な存在であるがゆえにこそ，哲学も宗教も文学も科学も人間の探求の対象となるのである。

　後で述べるように，老年学（gerontology）と死生学（thanatology）は同時に生まれた用語である。老年学は生活の質（quality of life, QOL）を追求し，死生学は死の質（quality of dying and/or death, QOD（D））を追求した。しかし，QOL と QOD（D）を統合的に論ずることをアカデミアは遠ざけてきた。QOL と QOD（D）を統合的に論ずることは，操作概念化することが難しく，いわゆる narrative なものとならざるを得ない（立川，1998；嵐山，2003；大井，2011；福田，2012）。病跡学（pathography）や文学，あるいは因果応報的な意味で倫理学に，その課題を押し込みつづけてきた。むろん，筆者も，この点を指摘するのみでブレークスルーの具体案があるわけではない。

　本稿では，多彩な展開をみせている死生学のトピックスの中から，筆者がとくに関心をもっているテーマに関し，私見を述べたいと考える。もちろん，体系的ではなく，とり上げる順序もまったく不同である。

2．老年学＝ gerontology と死生学＝ thanatology

　Gerontology と thanatology という 2 つの用語は，1903 年ロシアの研究者メチニコフ（Metchnikoff）により同時に創出された（Kastenbaum, 1987 a,b）。メチニコフは，当時，フランスのパスツール研究所の副所長を務めており，後に乳酸菌の働きに関する研究でノーベル賞を受賞したことでもっとに有名である。

　Geronto はギリシア語で老人を意味する。これにロゴスから来る logy（学）がついた。文字どおりには老人学ということになる。日本語としては，加齢（aging）のダイナミズムを多少加味してか，今のところ老年学に落ちつい

た。しかし，これまで，gerontology の訳語として年輪学，創齢学等々，英語の aging のもつスリ切れのニュアンスを消去する用語の提言があったが，大勢を制するには至らなかった。

　Thanatology もやはりギリシア語で，死を意味する thanatos から来ている。ギリシアの神秘学では，死の神と眠りの神は双子に擬人化されている（Kastenbaum, 1987 b）。Thanatology の日本語訳としてはこれまで，文字どおり死学，また死相論も用いられていた（平山，1991）。しかし，死の問題は生きている人生との関連でしか論じられないという考え方が支配的となり，この四半世紀は死生学に落ちついている（平山，1991；山本，1997）。

　老年学と死生学も20世紀になってその用語が創出されたきわめて新しい学問である。メチニコフは，「高齢と死の2つの学問は人生の後半，人生の最後のコースに多くのものをもたらすであろう」と述べている（Kastenbaum, 1987 a）。カステンバウム（Kastenbaum, 1987 a）は老年学のコンテンツを表1の1～4のようにまとめている。5は筆者が加えたものである（柴田，2007）。再現性があり測定の可能な科学（sciences）と人文学（humanities）の双方を等価としているところが注目される。

　枠組みが比較的早くから形成され，実証的な研究も進んだ老年学に対し，死生学の研究は体系化されず，研究内容も散発的であった。第二次世界大戦後，社会心理学的な分野の研究（grief care，自殺，死の教育など）が出現

表1　老年学の領域

---
1. 加齢の科学的研究（生物学的，心理学的，社会学的）
2. 人文学的研究（哲学，歴史，文学，宗教等）
3. 高齢社会の問題の発見と解決のための研究
4. 1. 2. 3. の応用（産業老年学，教育老年学）
5. 世代間の問題

出典：柴田（2007）

し，1970年以降欧文のジャーナルも登場した。

ともあれ，大勢としては1980年代に入るまで死はタブー視される傾向がつよく，老年学同様，生物学，社会学，心理学等々の学際的な学問として死生学を発展させるべきであるという指摘がなされながら，その展開は遅れた。したがって，老年学的課題と死生学的課題を統合的に捉えることが出来ていない。老年学においては生活の質＝QOLを大きなテーマとして掲げ，その概念枠組みや実証研究が盛んに行われている。この生活の質は人生のかなり長いスパンを通じての問題を扱っている。当然これはその人の死に影響しているはずである。しかし，後に紹介する死の質＝QOD（D）の実証研究はいわば死の瞬間の終末期のみを扱っている。老年学と死生学を統合的に捉えるためには，いわゆる科学ではなく人文学（質的研究）におけるnarrativeな手法が必要なことは，既に述べたとおりである。

表2　キューブラー＝ロス（1971）の死の受容までの5段階

＜第1段階＞ 否認	予期しない衝撃的な死の予告を聞かされたとき，そのショックを認めず回避しようとするために，まず否認が起こる。
＜第2段階＞ 怒り	否認が維持できず，死という現実を認めざるを得なくなると，自分が病気であること，死が近づいていることに対して，怒りがこれに取って代わるようになる。健康な他者への恨みや羨望が現れる。
＜第3段階＞ 取り引き	神や運命に対して，自分がどうしたら延命できるかの取り引きを始める。
＜第4段階＞ 抑うつ	怒りが静まり，否認や取り引きが無駄であることを知って，抑うつや絶望感に襲われる。
＜第5段階＞ 受容	苦痛との闘いが終わると，やがて訪れる自分の死を静かに見つめることのできる受容の段階に入る。「長い旅路の前の最後の休息のとき」である。

出典：生活・福祉環境づくり21・日本応用老年学会（2013）

死生学研究の歴史をみるとき，キューブラー＝ロス（1971）の研究はその先駆性においても実証性においても高く評価する必要があるだろう。精神科医の彼女は，200名の末期がん患者をインタビューし，死に向かう人間の5段階のプロセスを明らかにした（表2）。これらは必ずしも一人がすべてを体験するわけではなく，順序が異なる場合もある。どこかの段階に止まってしまって死の受容のないまま死に至る場合もある。ともあれ，死を予定調和的にでも，倫理規範的にでもなく，ヒューマニスティックにまたリアルに描き切っている点に感銘を覚える。紙幅の都合で表2の細かい説明は割愛させていただく。

3．QOD（D）の実証研究

　老年学のQOLのアナロジーのように，近年QOD（D）という用語が用いられ実証研究が進んでいる（Hales, Zimmermann and Rodin, 2010）。これはquality of dying and/or deathの略語であり，死の質とでも訳すべきであろうか。このQOD（D）は，QOLがかなり長い人生のスパンにおける包括的な質を問題とするのに反し，きわめて限定的な終末期の死の質を問題としているところにその特徴がある（Stewart et al., 1999；Patrick, Engelberg and Curtis, 2001；Curtis et al., 2002）。

　Stewart et al.（1999）は，ヘルスケアの質は生活の質との関連ではおびただしい研究で扱われているが，終末期の患者やその家族の体験との関連ではあまり扱われてこなかったことを指摘している。終末期の生活の質を向上させることを目標として作成した概念枠組みは図1に示したとおりである。

　この概念枠組みの骨格はさまざまな研究に活用出来る優れたものである。個人および社会の環境，ケアの構造，医師・看護師・ソーシャルワーカーのケアのプロセス，ヘルスケアへの患者と家族の満足度，余命の長さと質という5つのカテゴリーからなっている。いわゆるアウトカムのみでなくそのプロセスをも評価しようとしているあたり，アクションリサーチや政策科学に

図1　死に直面している患者と家族の余命の長さと質に影響する要因の包括モデル

ヘルスケアとケアのアウトカムに影響する患者側の要因	ケアの構造とプロセス		ケアのアウトカム	
個人および社会の環境	ケアの構造	医師・看護師・ソーシャルワーカーのケアプロセス	ヘルスケアへの満足度	余命の長さと質
・患者と家族の状況 ・臨床状態とケースミックス ・患者への社会支援 ・家族への社会支援	・ケアへのアクセス ・ケアの組織 ・公的サポートの有無 ・ケアの物的環境	・技術面におけるプロセス ・患者と家族の意思決定プロセス ・患者と家族に対する情報提供とカウンセリング ・患者と家族との個人的な交流	・患者の満足度 ・家族の満足度	・患者のQOL ・家族と，親しい人々のQOL ・死に方 ・余命の長さ

出典：Stewart et al.（1999）

おける評価の今日的成果を巧みに取り入れているのは心憎いばかりである。この枠組みの中で何をアイテムとするかに関しても詳細な別図がつくられている。たとえばケアの構造の中にはホスピスへのアクセスなど細かいアイテムが満載されている。

　Patrick, Engelberg and Curtis（2001），Curtis et al.（2002）のワシントン大学シアトル校のグループはQOD（D）の尺度の構成を試みている。まず，先行研究，フォーカスグループインタビュー，患者とその死後の関係者の質的データを元に，QOD（D）を測定するための6つのドメインを抽出した。1．症状と個人的ケア（6項目），2．死への準備（10項目），3．死の瞬間（3項目），4．家族関係（5項目），5．治療の選択（3項目），6全人的関心事（4項目）の6つである。Curtis et al.（2002）は，上記の研究で作成した尺度のスコアを，患者の死後の家族へのインタビューで測定し，尺度の信頼性と妥当性の検証を行っている。

筆者の抱いている印象として，北米のアカデミアにおける操作概念化のスピードはすべての分野において世界一である。ここに紹介したQOD（D）の研究にもそれが現れている。概念が操作化され量的研究が可能になると，そこに研究者は殺到する。そして，その領域の業績が局所拡大的に増加することになる。
　そのこと自体必ずしも悪いことではない。しかし，人生の終末期の短いスパンにおける量的研究が死生学のすべてであるように思い込むことは危険である。筆者は，老年学で扱うQOLとQOD（D）を統合的に捉える視点の確立を希求している。くり返し述べたようにその方法は，少なくとも研究の初期には，質的な研究であろう。narrativeな方法が必要となるであろう。いずれにせよ，終末期の短いスパンのヘルスケアを要因に取り入れた量的研究が，死生学の中心であるような思い込みに陥らないよう気をつけなければならない。むろん北米の研究者にもそのあたりの配慮も十分あると思われる（Hales, Zimmermann and Rodin, 2008）。

4．死の自己決定－尊厳死をめぐる問題－

　先に述べたように，死は自らの意思とは無関係に訪れる。しかし，その死のあり方に少しでも自らの意思を反映させようとするコンセプトが今，自らの死の自己決定という用語で議論されている。これにはいわゆる尊厳死（リビングウィル）の問題もあるし，自死の問題もふくまれる。この自己決定の理解にもっとも大きな影響を与えたのはアメリカの生命倫理学（bioethics）である。市野川（2002）は，このアメリカの生命倫理学の歴史に関してよく整理している。もちろん，アメリカの生命倫理学のうねりは全世界に影響を与えた。生命倫理学は，最初は人体実験（臨床試験）の問題からスタートした。ここで問題となるインフォームド・コンセントはやがて拒否する権利をふくむインフォームド・チョイスへと発展した。市野川（2002）はこれを第1期としている。1970年以降の第2期には，上記の問題に加え，人工

中絶における女性の自己決定（プライバシーの問題）もとり上げられた。終末期の問題も扱われ，脳死を人の死とする新たな定義が心臓移植への道を拓いた。大きなインパクトを与えたのは有名なカレン裁判であった。延命処置の中止を望む父親に，患者である娘の主治医を選択する権利を認めるというものであった。この終末期医療に関しては，延命処置の中止による消極的安楽死から，医師の自殺幇助による積極的安楽死の問題にまで発展していく。この積極的自殺幇助を認める法律はアメリカのオレゴン州（1997）などや，オランダ（2001）で成立している。市野川（2002）は，1980年の半ば以降を第3期として，医療費の削減問題が中心テーマとなっていることを指摘している。ここでは医療者の患者へのパターナリズムの問題ではなく，医療者と患者が一体となって保険者に抗していく構図に変わったことを指摘している。いずれにせよ，アメリカの生命倫理学の歴史は一貫して自己決定の確立を推進するものであった（樽井，2007）。

アメリカの生命倫理学の潮流の中で涵養されてきた自己決定の理念はわが国の死生観にも大きな影響を与えてきた（保阪，1993）。現在，日本尊厳死協会は「リビング・ウィル＝尊厳死の宣言書」を作成し，これに元気なときに署名することにより無用な延命処置を避けるようにする運動を進めている。これはお願いするというトーンになっている。しかし，日本尊厳死協会の前身である日本安楽死協会の「末期医療の特別措置法」に関する草案第一条では，「全ての人は自己の生命を維持するための措置を受容するか否かにつき，自ら決定する権利を有する。（以下略）」としている（柴田，2003）。理念は自己決定である。

死の自己決定に関する本質論は後に述べるが，筆者は，この尊厳死協会のリビング・ウィルの実効性におけるいくつかの疑問を感ずるのである。アメリカのリビング・ウィルは本人と立会人によって署名される（戸梶，1997）が，日本尊厳死協会のリビング・ウィルの署名人は本人1人のみである。一方，日本における終末期の延命処置の判断は主治医1人に委ねられることも多く，チーム医療の未成熟さが指摘されている。患者1人の元気なときの意

思を医者1人が受け止めて処置を行うという構図に底知れぬ心もとなさを感ずるのである。

　人間は臨死にあるとき至福の体験をすることがよく知られている（立花, 1994）。最近立花（2014）は，これは死後の世界を見ているわけではないと述べている。人間の脳の最後の営みの産物であるという。注目すべきは，心臓が止まっても脳は活動していてこのような体験をさせるという想定である。これは，実は脳死をもって死とすることへの警告である。拙速な延命処置の中止と死の判定が，人間の最後の至福を奪ってしまう畏れをつねに抱き続けなければならないのであろうか。

　本論で述べたいことは，この死の自己決定をめぐる議論についてである。この議論は，死の本質論ともいうべきもので，哲学的な造詣の浅い筆者には荷が重いが，理解している限りの論証を加えたい。死の自己決定の基礎となっているのは，ハイデッガー（1994）の『存在と時間』であり，これに反論する理論はレヴィナス（1994）の著書である。この2人は共に現象学の創始者フッサールの弟子であるが，兄弟子のハイデッガーはナチスに入党した。ユダヤ人であるレヴィナスはナチスの捕虜収容所に捕らわれ，フランス解放まで拘留されていたことはよく知られている。

　ハイデッガーは，自分が世界の中にいるということ（現存在の事実性）を，存在の意味を考える出発点とした。そして，自分が将来死ぬという代理不可能なことを自覚することにより，より良く生きようとする実存的な生き方が出来ると考えた。自分の生き方を規定している死を自己決定する発想が必然的に生まれた。一方レヴィナスは，自分の死に向かって孤独に生きていくというハイデッガーの考え方に反対した。愛する者の死，他人の死の方がより重大だという。死との関わりは，自分を待ち受けている死の不安ではなく，他者との関係の中に何か少し見えてくるものであるという（田畑, 2002）。

　死の自己決定を批判する小松（1996）は，ハイデッガーが死の不可避性を死の個々人への内属に置き換えているところに問題があるという。さらに，それ以前に，死亡（sterben）が死（Tod）へ置き換えられているところに

問題があると指摘している。死とは，死者を看取る者との関係のもとに成立する知覚的な差異的統一態である。一方，死亡はある状態からある状態への移行過程を示す知覚的なものであるという。ハイデッガーの議論は死を死亡に還元していると小松（1996）は指摘している。コト（事象）である死をモノ（物象）である死亡に還元しているともいえるであろう。

　ジャンケレヴィッチ（2003）によれば，死には第一人称，第二人称，第三人称の死がある。第三人称の死は，社会現象や数値に表れるいわば記号化された死である。第二人称の死に出合う「私」には「あなた」をどのようにケアするか，「あなた」を失う悲哀にどう立ち向かうかの切実感がある。第一人称の死は未来形であるがそれにどう対処するか，ハイデッガー的立場もあれば，レヴィナス的な立場もある。養老（2004）の第一人称，第二人称，第三人称の死体という場合もジャンケレヴィッチの死の人称に呼応している。筆者は先に，コトである死をモノである死亡にハイデッガーが還元したと述べたが，養老（2004）は，死体をモノと考えたことがないと述べている。解剖学者ならではの実感かもしれない。

　これまでのハイデッガーとレヴィナスの各々の思想を機軸とする死生学の論争に関し，筆者の考えは田畑（2002）と小松（1996）の主張に近い。人間は他者との関係性の中で生きている。身体は自分のものといえばいえるが，その取り扱いの些細な行為でも一つとして他者との関係抜きには選択出来ない。いかに汗だくになっても，電車の中で素っ裸になって下着を取り換える正常な人はいない。そういう他との関係性の中で人生を送った個人が，死ぬときのみすべてを自己決定出来ると考えることはなんとも不自然である。元気な時期のある瞬間に1人で決めたリビング・ウィルが死の間際まで変わらないとするのも不自然である。本人の終末期に対する意思は1人で自己決定するのではなく，narrative に第二人称の死を味わうであろう人々に思いを伝え，最期の選択はそれを受け取った人々の合意形成によってなされるのが自然と考えるのである。

5．孤独死をめぐる問題

　1980年代に入り新聞などで高齢者問題が特集されると"孤独死して1週間も発見されなかった独居老人"といったヘッドラインが連日紙面を賑わせるようになった。そこには2つのキーコンセプトがある。1つは人間が長寿になったことが災いしているというものであり，もう1つは伝統的な家庭制度の崩壊が元凶であるとするものである。筆者はこの2つの考え方に異論を唱え続けてきた。この2つの問題について筆者の見解を述べておきたい。

1）長寿化が死に方を悪くしたとする説
　いつの世にも過去を美化し現状を悪しざまにいう人々は存在する。これがセンチメンタルなノスタルジーに留まっているうちは無害であるが，ときとして反動的な役割を果たしミスリードする。人間が長寿になったことにより，人間は長く寝込んで惨めな終末期を迎えるという通念もそれと無関係ではない。

　まず明らかにしておかなければならないのは，現代における人々の臥床期間はそれほど長いものでないということである。図2に総理府の行った「ついの看取り」の調査（1982）とその方法に合わせて行った筆者達の山形県藤島町の最終臥床期間に関する結果を示した（安村 他, 1990）。前者は70〜84歳で死亡した人々の全国調査，後者は地域の40歳以上で死亡した全員の調査であるが，きわめて近似した数値となっている。臥床期間が1ヵ月未満は共に過半数である。3ヵ月未満で線引きすると70％を超える。6ヵ月以上寝込む人は20％未満，1年以上は各々8％と8.3％である。

　この2つの調査の後，厚生省は13都道府県の65歳以上の死亡者を調査している（人口動態社会経済面調査報告 平成7年度 高齢者死亡）。「床についたり離れたり」をふくめた寝たきり期間は，平均8.5ヵ月となっている。上記の2つの研究は最終臥床期間なのでそれより長いのは当然である（柴田，

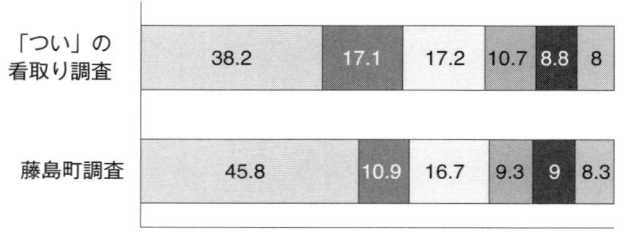

図2 最終臥床期間の分布

出典：安村　他（1990）

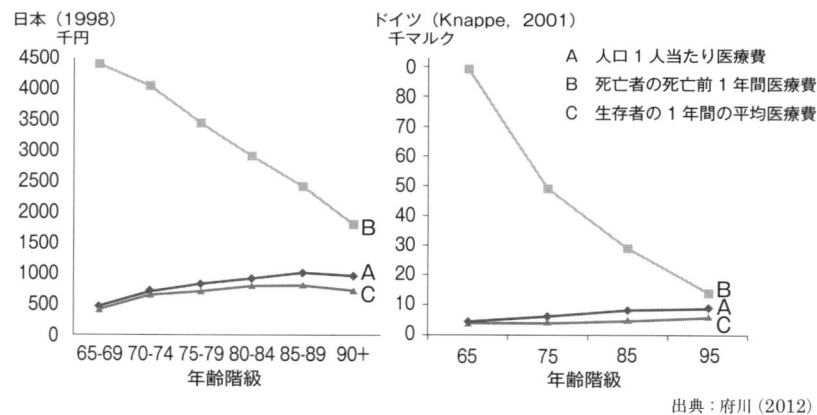

図3 高齢者の年齢階級別人口1人当たり医療費

A 人口1人当たり医療費
B 死亡者の死亡前1年間医療費
C 生存者の1年間の平均医療費

出典：府川（2012）

2003）。

　これらの研究以前は，寝込みの期間の調査は地域においては障害者手帳を持っている人々，また施設入居者を対象として行われていた。障害者手帳は障害期間が6ヵ月続かないと交付されず，また調査してみると機能の回復した人も少なくないが，手当はもらい続けていた。施設入居者は，6ヵ月あるいは1年以上と障害が長期化し在宅ケアの困難な人々が多い。したがって，そこで得られる臥床期間のデータは国民を代表しているわけではなく，かなり特殊な，障害の長期化した対象のものであった。

　ともあれ，人間は生まれてすぐ立ち上がる牛や馬と異なり，生後2年くら

いは自立歩行もままならず，親（世代）のケアを受けて育つ。したがって，生後と同じようにあの世に召されるときも2年くらいケア（支援）を子（世代）に受けるのは自然の摂理であろう（柴田，2003）。

　人間が長寿になったから，ケアを受ける期間が長くなったというのはドグマである。正岡子規の例をあげるまでもなく，結核全盛時代でも多くの人々はケアを長期間受けていたのである。また，長命で死亡するほど苦しく惨めな終末期を迎えるというのも迷信である。長生きをするほど短い臥床期間で"ピンピンコロリ"と死ぬものである。病気の苦しみや痛みが和らぎ，多少ボケるのも安楽にあの世に行くための神（天）の摂理である。図3に府川（2012）の興味深いデータを示した。日本もドイツも，死亡者の死亡前1年間の医療費は高齢になるほど低い。すなわち，長生きするほど終末期の医療費が少ないのである。日本の医療制度では，特定の年齢になったら医療を行わないというシステムになっていない。長生きするほど医療ニーズが減ると考えてよい。少なくとも，長生きするほど終末期の医療費が多くなるという観念はまったくの誤りであることが分かる。

2）コンクリートジャングルでの一人死は不幸か

　現在の高齢社会における不安感情の一つに孤独死がある。一部の識者は，戦後の家族制度の崩壊にその元凶があるとして，歴史を逆戻りさせたいような発言をしている。経済力もあり一人暮らしをしたい高齢者でも"不幸な孤独死"を恐れるあまり家族との同居を選択する場合もある。

　筆者が先に述べたように，QOD（D）はQOLとの関係において統合的に捉えなければならない。筆者の世代およびその前後の世代の多くの人口が戦後都市に流入した。故郷を去り都市に移住する若者の多くは，古い柵（しがらみ）を棄て都市で自由に生きることを嬉々として選択した。筆者もその例外ではない。産業構造の変化により不本意ながらも都市に移住した人々も存在するが，それはマジョリティではないと考えられる。

　今，その戦後の都市に流入した世代が人生の終末期を迎えている。老夫婦

のみの高齢者世帯のみでなく一人暮らし世帯も一般的となった。子供と同居していてもパラサイトシングルが多い。家族社会学では，高齢者の支えとして有配偶子同居はカウントされるが，無配偶子同居はカウントされない。一部のマスコミが，一人暮らし高齢者は不健康で不幸だといった偏見を広めている。しかし，筆者らの調査では，家族と同居していない高齢者の方が生活機能の自立度も高く，主観的幸福感も高いのである。生活機能が自立していないと一人暮らしは難しいので当然の結果ではある。

　一人暮らしをしていれば孤独死のリスクは常に存在する。家族にも社会にも責任をまっとうした彼（彼女）が1人雪山に登ぼり，死することがあっても，あるいは英雄扱いされるかもしれない。雪山で1人死ぬのが英雄なら，都会のコンクリートジャングル（あるいは東京砂漠）で1人死ぬのも，英雄かもしれないのである（柴田，2003）。孤独死のリスクは柵（しがらみ）を棄てて選択した自由と孤独死は裏腹に存在する。ちなみに欧米には，ネガティブな意味を持つ孤独死という用語は存在しない。アメリカの実情に詳しい矢部（2012）は「友人や社会的つながりを続けてきた人が1人でなくなった場合…中略…哀しいニュアンスを湛えた「孤独死」ではなく，前向きの感じのする「自立死」とした方がよい…後略」としている。

　高見澤（2014）の近著に，90歳を過ぎて，趣味のカメラに熱中しつつ，3人の子供の誰にも看取られず，ベッドに1人寄りかかるようにして亡くなっていた女性が紹介されている。この女性は体操の会の友人が欠席をいぶかって訪ねてきたため，すぐ死亡が発見された。しかし，もし，この女性が月に1回の会合をもつ会に参加していたとすると，一部のマスコミの好む「死亡して1週間も発見されなかった孤独死」のコピーの餌食になる可能性があったのである。いずれにせよ，本人の充実した人生の安らかな死の真実は変わらない。

　筆者は，現在の孤独死を予防するための看守りなどの社会活動を否定しているわけではない。ただ，孤独死を予防することが至上の目的となり多様な人生のあり方を否定する風潮に違和感を覚えるのである。また，「死に方

などを論ずることなく，自由に死ねば良いのだ」という，最近の流行本にも別な意味で違和感がある。人生を論ずるのは良いが死を論ずるのは余計だというロジックはおかしい。自由に死ねば良いという主張が成立するのは，ある意味では，それを保障する社会の存在があってのことである。武士社会にも，戦時中の国民にも自由に死ぬ権利などなかったのである。もちろん，今日の自爆テロリストも自由に死んでなどいないのである。

6．日本型死生観

　死生学の一領域として死生観の比較文化的研究がある。死生観は終末期のQOD（D）にも大きな影響を与える。相良（1990）は，日本型死生観の注目される研究として加藤ら（1977）と磯辺（1976）の著書を紹介しつつ，日本型死生観の特徴を述べている。磯部（1976）の日本人の生き方は神中心でも人間中心でもなく自然中心であるとする見解を紹介している。同時に相良（1990）は，本居宣長の儒仏を排除した神道の神の概念の意義について述べている。神道における神が自然と一体化しているところから日本特有の死生観が生まれたものと考えられる。

　平山（1991）も日本人は「人間の生命は大自然の生命の一部である」という生命観をもち，死者を自然と一体化するという観念も歴史的につよかったことを指摘している。「死んだ親が草葉の陰から泣いている」という表現も死者の魂がいつもこの世にあって，われわれに呼びかけてくるという思想の現れであるとしている。

　以上の日本人の死生観はその特徴的な他界観と密接に関連している。霜山（1984）は，日本人の他界観は水平的空間の中に限定されているという。中国には天という思想があり，キリスト教にも天国があるが，そういう思想が入ってくる以前の日本人にとっては他界は水平の位置にあったという。大東（2009）も同様の指摘をしている。他界は字句的には空間を意味する。仏教の天，キリスト教の天国と地獄などは他界の空間的な輪郭を与えている。し

かし，日本人の死生観は本来，時間的な移行と空間的な移行の時空融合体とでもいうべきものであると述べている。

　施設に入居している高齢者を対象とする筆者らの研究で興味深いデータが得られている（川井 他, 2015）。主観的幸福感に影響する要因を分析した結果，三澤ら（2010）のスピリチュアリティの質問項目に関して予期しなかった結果が得られた。「先祖や子孫とつながっている」と感じている人の幸福感は低く，「自然とつながっている」と感じている人の幸福感は高いという結果であった。家族と同居せず施設に入居している方々なので，「子孫とつながっている」という感覚は，精神の自律性を低めてしまうということを反映しているのかもしれない。「自然とつながっている」という感じ方が幸福感を高めるという結果は，これまでみてきた日本人の生命観や死生観に照らしてよく納得出来るものである。

　死生学の一領域に死についての教育（death education）がある。宮脇・城ヶ端（1999）は，人生のあらゆるライフステージにおける死生学の学習課題を呈示している。まさに「メメント・モリ（死を想え）」である（藤原, 2008）。日本人の死生観を学ぶことは，宗教，哲学をふくめ，あらゆる分野における比較文化的研究への道を拓いていくことになるであろう。

7．おわりに

　"はじめに"でお断りしたように，本稿で取り上げたテーマは順不同であり，その重要性の順になっているわけではない。さらに，死生学の概念枠組みが確立しているわけではない現状において，ここで取り上げたテーマがどのような位相的意義があるのかも明確には出来ない。筆者の浅学のためのみでなく死生学の未成熟のためでもあるので寛恕されたい。

　筆者は老年学を生業（なりわい）としているので，つねに死生学に関心を持ち続けてきた。老年学と死生学をどのように統合的に捉えるかについて苦吟してきた。日本には昔から"あいつは悪業を続けているから畳の上では死ねないぞ"と

いう言い習わしがある。その真偽は別として，老年学で扱う QOL と，死生学で扱う QOD (D) の統合的な把握の1コピーといえるであろう。しかし，その統合は病跡学や文学でしか扱えぬ narrative なものとなり，操作概念化することは不可能かもしれない。それはそれで良い。

　本稿では，筆者の日頃感じている死生学のトピックスをいくつか示した。死生学にあまり馴染みのなかった方々に関心をもっていただくきっかけになればと思い，学術論文としてよりもエッセイとして"筆の慰み"をさせていただいた次第である。

参考文献

Curtis JR, Patrick DL, Engelberg RA et al.（2002）"A Measure of the Quality of Dying and Death : Initial Validation Using Interviews with Family Members After-Death," *Journal of Pain and Symptom Management*. 24：17-31.

Hales S, Zimmermann C and Rodin G（2008）"The Quality of Dying and Death," *Archives of Internal Medicine*. 168（9）：910-918.

Hales S, Zimmermann C and Rodin G（2010）"The Quality of Dying and Death : A Systematic Review of Measures," *Palliative Medicine*. 24（2）：127-144.

Kastenbaum RJ（1987 a）"Gerontology," in *The Encyclopedia of Aging*；ed. by Maddox GF et al. 288-290：New York：Springer Publishing Company.

Kastenbaum RJ（1987 b）"Thanatology," in *The Encyclopedia of Aging*；ed. by Maddox GF et al. 665：New York：Springer Publishing Company.

Patrick DL, Engelberg RA and Curtis JR（2001）"Evaluating the Quality of Dying and Death,"*Journal of Pain and Symptom Management*. 22：717-726.

Stewart AL, Teno J, Patrick DL et al.（1999）"The Concept of Quality of Life of Dying Persons in the Context of Health Care,"*Journal of Pain*

and Symptom Management. 17：93-108.
嵐山光三郎（2003）『死ぬための教養』新潮社
磯部忠正（1976）『「無情」の構造―幽の世界』講談社
市野川容孝（2002）「＜生命倫理＞の軌跡と課題」市野川容孝『生命倫理とは何か』7-20, 平凡社
大井玄（2011）『人間の往生　看取りの医師が考える』新潮社
加藤周一, M・ライシュ, R・J・リフトン（1977）『日本人の死生観（上・下巻）』岩波書店
川井文子, 鈴木はる江, 柴田博 他（2015）「介護施設入居高齢者の主観的幸福感とその影響要因」『応用老年学』9（印刷中）
小松美彦（1996）『死は共鳴する―脳死・臓器移植の深みへ』勁草書房
相良亨（1990）『日本人の死生観』ペリカン社
柴田博（2003）『中高年健康常識を疑う』講談社
柴田博（2007）「老年学の定義と内容」柴田博, 長田久雄, 杉澤秀博『老年学要論―老いを理解する―』1-18, 建帛社
霜山徳爾（1984）「死に臨む者とその家族」曽野綾子, A・デーケン『生と死を考える』3-34, 春秋社
ヴラジミール・ジャンケレヴィッチ／フランソワーズ・シュワップ編 原章二訳（2003）『死とはなにか　新装版』青弓社
生活・福祉環境づくり21, 日本応用老年学会編（2013）『ジェロントロジー入門』社会保険出版社
大東俊一（2009）『日本人の他界観の構造』彩流社
高橋祥友（2003）『中高年の自殺―その実態と予防のために』筑摩書房
高見澤たか子（2014）『いい年を重ねるひとりの暮らしかた』海竜社
立川昭二（1998）『生老病死　いのちの歌』新潮社
立花隆（1994）『臨死体験 上・下』文藝春秋
立花隆（2014）「死は怖くない」『週刊文春』10月30日号：46-49
田畑邦治（2002）「塵としての人間とその栄光」NPO法人生と死を考える会『生と死の意味を求めて』136-149, 一橋出版
樽井正義（2007）「安楽死の価値判断と自己決定」
関根清三編（1999）『死生観と生命倫理』東京大学出版会

戸梶雄一（1997）『安楽死が分かる本』東洋出版
日本聖書協会編（1955）『旧約聖書』日本聖書協会
マルティン・ハイデッガー／細谷貞雄訳（1994）『存在と時間（上・下）』筑摩書房
平山正実（1991）『死生学とはなにか』日本評論社
府川哲夫（2012）「平成23年度 理想の看取りと死に関する国際比較研究」103-108, 長寿社会開発センター・国際長寿センター
福田和也（2012）『死ぬことを学ぶ』新潮社
藤原新也（2008）『メメント・モリ― Memento・Mori 死を想え』三五館
保阪正康（1993）『安楽死と尊厳死―医療の中の生と死』講談社
三澤久恵, 野尻雅美, 新野直明（2010）「地域高齢者のスピリチュアリティ評定尺度の開発―構成概念の妥当性と信頼性の検討―」『日本健康医学雑誌』18（4）：170-180
宮脇陽三, 城ヶ端初子編（1999）『生と死の生涯学習』学文社
安村誠司, 芳賀博, 柴田博 他（1990）「地域高齢者における最終臥床期間の研究」『日本公衆衛生雑誌』37：851-859
矢部武（2012）『ひとりで死んでも孤独じゃない 「自立死」先進国アメリカ』新潮社
山本俊一（1997）『死生学』医学書院
養老孟司（2004）『死の壁』新潮社
エマニュエル・レヴィナス／合田正人訳（1994）『神・死・時間』法政大学出版局
E・キューブラー＝ロス／川口正吉訳（1971）『死ぬ瞬間，死にゆく人々との対話』読売新聞社

終末期医療と法

樋口 範雄

1. はじめに－問題の所在

1）終末期医療への法の介入

　わが国の終末期医療と法の関係は，不幸な転帰をたどってきた。終末期医療の場面で法が介入してくるのは，「殺人罪の疑い」というような，およそ医療にはふさわしくない話の場面であり，誰にとっても関わり合いをもちたくない相手こそ法であることになっているからである。たとえば，下記は，2014年の新聞記事の一部である[注1]。

　　ALS患者が装着する人工呼吸器に限らず，胃ろうや人工透析など，医療技術の発達で多くの人が当面の死を遠ざけられる時代になった。しかし，あえてそうした治療の中止を選ぶ患者の権利を認める国内法はない。だから患者は，治療を選択するそのときに重い決断を迫られる。
　　実際の医療現場では，本人の意思を受けて胃ろうや人工透析を中止す

[注1] 朝日新聞2014年5月8日朝刊「（命の選択）ALS患者の現場から：上　人工呼吸器，迫られる決断」。

るケースは珍しくない。しかし呼吸器の取り外しには，医師の抵抗感が強い。

『人工呼吸器は中止が死に直結し，刑事責任の対象になりうるから』と，静岡大の神馬（じんば）幸一准教授（医事法）は言う。08年，富山県射水（いみず）市民病院の医師2人が末期がん患者ら7人の呼吸器を外したとして，殺人容疑で書類送検された。不起訴となったが，罪に問われる懸念が医師を縛る。

しかし，実際には，厚労省のいわゆる終末期医療に関するプロセス・ガイドラインが出された2007年以降[注2]，人工呼吸器を外したり，胃ろうを外したりしたために起訴された例はない。私の知る限りではあるが，警察が介入して大きなニュースとなった例もないはずである。

それでも，上記報道が伝えるように，刑事事件化する「懸念」とか「訴えられるおそれ」が一部の医師を脅かしている。脅かす主体は誰かといえば，一部の法律家であり，法の存在である。したがって，「法に対抗するには法で」ということになり，厚労省であれ，老年医学会や救急医学会であれ，それらの法という形式をとらずに作成された終末期医療のあり方を示すガイドラインでは信用できないことになる。そこで，超党派の議員連盟による尊厳死法案の国会提出が考えられている。本稿では，わが国における終末期医療に対する法の関わりについて，項をあらためたうえ，次の順序で考察する。第1に，まず尊厳死法案として現在考えられている案を検討してみる。やや議論が細かくなるかもしれないものの，それを一条一条検討し（わずか13箇条であるからそれほど面倒な作業ではない），さらにその趣旨目的が何

[注2] 厚生労働省「人生の最終段階における医療の決定プロセスに関するガイドライン」（平成19年5月，平成27年3月改訂。終末期という言葉を人生の最終段階と改めた）。インターネット上では，http://www.mhlw.go.jp/file/06-Seisakujouhou-10800000-Iseikyoku/0000078981.pdf で見ることができる（2015年6月25日アクセス）。

か，それが適切な目的であるか，そして何よりも目的達成に適した手段となるかを考えてみる。

　第2に，法案で問題となった項目について考察した後，全体として，尊厳死法というかたちで，「新たな法により，法が作った問題を解決する」手法の意義とその問題点を明らかにする。

　だが，まずその前に，終末期医療に関し，わが国が抱えている問題を，アメリカとの比較においてさらに明確にする。

2）アメリカの医療倫理問題との比較

　アメリカの医師国家試験は，州単位で行われる点ではわが国と異なる。しかし，選択肢式の問題で一定の合格点数を取得すれば医師の資格が与えられる点では同一である。内容の点でわが国と異なるところは，医療倫理に関する問題が相対的に多いことと，さらにその設問の中身である。わが国であれば，医療倫理は難しい問題であるから，選択肢式の問題になじまないと考えられるのに対し，アメリカでは，現在の医療において，医療倫理上何をすべきかについて一定の明確なルールがあると考えられている。

　たとえば，以下のいくつかの事例問題がそれを示す[注3]。倫理的課題ではあるが，これは選択肢を選ぶ問題であり，現在のアメリカでは，明らかな正解が1つあるという。

【設問例1】33歳の女性ボクサーが，ラスベガスで行われたウェルター級チャンピオン戦で，頸椎を損傷した。彼女はC1とC2の部位損傷のため首から下が麻痺し，人工呼吸器が取り付けられた。ただし，意識は十分に清明であり，自分の症状を十分理解している。直近の3ヵ月間で改善は見られず，回復の希望はなかった。彼女のマネージャーが医療に関する代理人（health-care proxy）であり代理権委任状を保持している。彼女（患者）はいらいら

[注3] Conrad Fischer and Caterina Oneto, USMLE Medical Ethics 120 & 125 (No. 87, 96, 86) (3d ed. Ka-plan Publishing 2012).

した様子は見せるものの，うつ状態にはなく，繰り返し，そして明確に，人工呼吸器の取り外しを要求している。もちろん，人工呼吸器なしでは生きられないことを理解したうえでの話である。あなたはどうすべきか？

a. 彼女の要求通り，人工呼吸器を取り外す。
b. 人工呼吸器を付けたままにするための裁判所命令を得る。
c. 人工呼吸器の取り外しについて家族の同意を求める。
d. （人工呼吸器の取り外しについて）医療代理人であるマネージャーの同意を求める。
e. 患者を鎮静剤で落ち着かせて，人工呼吸器を付けたままにする。

　正解はaである。患者の自己決定の尊重が，アメリカにおける医療倫理の基本にあり，それはインフォームド・コンセントというもはや日本語にもなった言葉と相応する。インフォームド・コンセントとは，「自分の望まない医療を拒否する決定権」を意味するのであって，本来「同意」ではなく，「同意しない権利」を意味する。

　したがって，本人がいかに生きるか，死ぬかを冷静に判断し，それを繰り返し求めている以上，それに従うのが医療倫理となる。もはや裁判所に行く必要もない。それどころか，選択肢bにあるように裁判に訴えても，アメリカの裁判所は本件のような事案で人工呼吸器の継続を認めることはない。かつて，1970年代にアメリカでは，このような事例が裁判で争われ[注4]，州議会で「自然死法」と総称される法律を制定する動きがあった。だが，もはや現在では，これらは法の問題ではなく医療倫理の問題であると考えられている。ところが，日本では未だに次の事例のような対応が見られる。

[注4] 最も有名な例がカレン・クインラン事件である。ニュージャージー州最高裁は，植物状態になった娘の人工呼吸器を取り外す権限を有する後見人に父親がなれるか否かが争われた裁判で，一定の手続のもとにそれを認めた。In re Quinlan, 355 A.2d 647（1976）．

【実際の事例１】[注5]

――「倫理的には問題ない」 難病患者の呼吸器外し 千葉の病院倫理委見解――

　千葉県鴨川市の亀田総合病院（亀田信介院長）の倫理問題検討委員会が，周囲の人と意思疎通できなくなったら人工呼吸器を外してほしいという筋萎縮性側索硬化症（ALS）患者の要望に対し，「倫理的には問題はない」などとする見解をまとめた。症状が進んだALS患者の呼吸器を外すことは生命を左右しかねない。患者団体によると，ALS患者のこうした要望に医療機関の倫理委が見解を示すのは珍しい。

　ただ，倫理委は「呼吸器を外した人が刑事訴追される可能性がある」として，要望への対応は明言していない。

　患者は県内の男性（68）。91年に難病のALSと診断され，翌年に呼吸困難になり，気管を切開して呼吸器をつけた。寝たきりだが，右ほおが数ミリ動くことを利用して，パソコンで文章を書き，家族らと意思疎通する。家族によると，男性は「家族や友人，医療スタッフらとの意思疎通があってこそ，人間らしく生きられる」と考え，それができなくなったら「呼吸器を外してほしい」と願っているという。

　同じ事案を報道したNHKニュースでは，刑事法学の教授がインタビューに答えて「殺人罪，または嘱託殺人罪に問われるおそれがあります」と述べた。だが，実際にこの「おそれ」の蓋然性は著しく低い。何しろこのような事案で実際に有罪とされた例はない。それどころか起訴された例もない。Evidence based medicineが医療の場面で主流だとすれば，同様に証拠を重んずるはずの法律学においてはno evidence based adviceなるものが幅をきかせている。

　アメリカの医師国家試験模擬問題に戻ろう。

[注5] 朝日新聞2008年10月8日朝刊第3社会面。

【設問例２】84歳の女性が腹痛で入院した。入院２日目に彼女は，腸穿孔による熱，重度の低血圧，頻脈状態になった。患者は，自分の病状を理解する能力の全くない状態だった。その後48時間にわたって抗生物質，水分，ドーパミンを投与したが，効果はなく，重度の無酸素性脳症の徴候が見られた。医療代理人（health-care proxy）は指名されていなかったが，患者が自分で話すことができたならば自身のために希望したであろうことについて，家族間で一致した合意があった。家族の指示により止めることができないものは，以下のうちのいずれか？[注6]

a. 人工呼吸器
b. 血液検査
c. ドーパミン
d. 水分および栄養補給
e. 何もない（つまり，すべて中止することができる）

　正解は最後のeである。ここでも明らかな医療倫理上の正解が存在すると考えられている。もちろんそこに法の出番はない。裁判所に行く必要もなければ，水分や人工呼吸器を外したことで警察が介入することもない。
　なぜか。それは，患者サイドでは終末期医療における「自己決定」を尊重することがまさに医療倫理と考えられていること，さらに，本問では，その自己決定を本人ができない以上，本人を一番よく知っている家族がそれを代行することに問題はないと考えられているからである。リビング・ウィルのような文書がなくとも，eが正解となる。しかし，このような自己決定だけがまさに判断の決定打とならないことは，次の事例で示される。

[注6] この事例は，樋口（2013a）で紹介したことがある。

【設問例3】 多くの病気を抱えたある老齢の患者が緊急入院し，集中治療室であなたの手当を受けている。その患者は無酸素性脳症のためにすでに遷延性植物状態（PGS=persistent vegetative state）にあり，今や敗血症，低血圧，消化管出血，呼吸不全で人工呼吸を必要とする段階にまで進んでいた。脳に重度のダメージがあり，回復は全く期待できない。腎不全は透析を必要とする程度まで進んでいたが，あなたは，透析は意味がないと考えている。この場合，最も適切な処置は以下のうちのいずれか？

a. 血液透析
b. 腹膜透析
c. 腎臓移植
d. アルブミン投与
e. 透析を行わないよう勧告する。

正解はeとされているが，この問題については特に，家族が透析だけはしてほしいと望んだ場合どうするか，を副次的に考察することができる。あるいは，本人が「あらゆる延命措置を希望する」という文書を残していたらどうか。

しかしながら，その場合でも正解はeである。なぜなら，このようなケースで人工透析を行うことは，まさに無理な延命だけの措置であり，むしろ医療倫理に反すると考えられているからである。医療にも一定の限界がある（それを越えた医療は futility＝無益とされる）。それはもはや自己決定の範囲外である。

ただし，アメリカにおいても，医師がもはやこれ以上の治療は無益（futile）だと判断した場合に，それでも家族が「できる限りのことはすべてしてほしい」（doing everything possible）と言い張る場合もある。そのようなケースでは，医師は，家族に対しそれが実際に患者本人にどのような影響を与えるかを丁寧に説明するのが現実的な対応だという（患者ではなく家族の治療

をする treat the family というように表現される）（Kapp, 2013）[注7]。家族が望む「できる限りのこと」が実は患者本人の心身に重い負担を課しているにすぎないこと，患者の利益にならないことを説明するというのである。

さらに，先にも述べたように，インフォームド・コンセントの意味は「望まない治療の拒否権」であるから，患者本人が「どこまでも延命を」と望んでも，それがもはや「適切な医療」の範囲外とされれば，自己決定権の範囲外となる。

したがって，アメリカの医療倫理においては，まず患者の自己決定が重視されているものの，それにも限界ありということになる。それはアメリカだけに常識的な医療倫理だろうか。

もっとも日本の場合，先に引用した千葉の病院の例が示すように，患者の自己決定も覆す「法」（刑事犯罪となるおそれ）が未だに（医師や法律家の一部によって）重視されているのであるから，このような医療倫理の話はまだ遠いものかもしれない。

そこで，尊厳死法案の出番となるわけである。

2．尊厳死法案の意義

超党派の「尊厳死法制化を考える議員連盟」が，議員提出法案として尊厳死法案を提出するという[注8]。2015年の国会に提出予定ともいうが，実際に提出されるか否かは現時点ではわからない。それでも，現在の法案について考えることには意味がある。いくつもの疑問を提起することができるが，ただし，以下の検討は，単にそれを批判することが目的ではなく，可能であればその改善を提案するためである。

[注7] Kapp（2013）については，樋口（2013b）でもふれたことがある。
[注8] 尊厳死法案は http://mitomenai.org/bill （2014年12月16日アクセス）で見ることができる。ただし，これが掲載されているホームページは，「尊厳死の法制化を認めない市民の会」によるものである。

なお，尊厳死法案はまだ最終的に固まったものではなく，2つの案が示されている。本稿では未定稿第2案を対象とする。第1案との大きな相違は，延命措置の不開始だけを第1案が規定していたのに対し，第2案では（不開始ばかりでなく）中止をも対象としている点であり，医療の現場でまさに問題とされているのは後者と考えられる。また，第2案は，第1案を公表した後，寄せられた批判に対応して改善した案と位置づけられているようであり，それなら第2案を検討する方が適切である。

以下，その第2案を対象として，条項ごとにコメントを加える（なお条文に下線を付した部分は，特に重要と思われる規定である）。

1）法案第2案（未定稿）に対する条項ごとのコメント

終末期の医療における患者の意思の尊重に関する法律案（仮称）

（趣旨）

第一条　この法律は，終末期に係る判定，患者の意思に基づく延命措置の中止等及びこれに係る免責等に関し必要な事項を定めるものとする。

（基本的理念）

第二条　終末期の医療は，延命措置を行うか否かに関する患者の意思を十分に尊重し，医師，薬剤師，看護師その他の医療の担い手と患者及びその家族との信頼関係に基づいて行われなければならない。

2　終末期の医療に関する患者の意思決定は，任意にされたものでなければならない。

3　終末期にある全ての患者は，基本的人権を享有する個人としてその尊厳が重んぜられなければならない。

【コメント】

①第1条，第2条は，この法律案の趣旨目的と基本理念を述べる。第1条のキー・ワードは，順に「終末期の判定」「患者の意思に基づく」「延命措置の中止等」，そして「免責」である。このうち最も重要なものは「免責」である。法案の末尾に「終末期の医療において患者の意思が尊重されるよ

うにするため，終末期に係る判定，患者の意思に基づく延命措置の中止等及びこれに係る免責等に関し必要な事項を定める必要がある。これが，この法律案を提出する理由である」[注9]とあることからも，それは明らかである。要するに，終末期医療の中止等によって，（医師が）何ら法的責任を問われることがないことを明記するのが最大の目的である（後掲第9条参照）。

② 本法律案は法的免責を目的とするが，そのためには一定の要件が必要とされる。それは，患者が終末期にあること（その判定が課題となる），および「患者の意思に基づく」ことである。後者については，第2条1項で，「患者の意思を十分に尊重し」，2項でそれが「任意にされたものでなければならない」とする。いずれももっともであるが，実際には，これらの要件を満たすことの難しい場面がある。

③ 第2条1項には「医師，薬剤師，看護師その他の医療の担い手と患者及びその家族との信頼関係に基づいて」終末期医療は行われなければならないと定めており，ここで，医師が独断で判断するのではないこと，「患者及び家族との信頼関係」がなければならないとして，ここでは患者だけでなく「家族」の存在に言及されている。しかし，家族がいかなる役割を果たすのかは明確でない。ちなみに，この法律案で「家族」に言及されるのは後の第4条だけであり，そこでの家族は「延命措置の中止等」について医師から説明を受け，理解を得るべき存在として現れる。だが，少なくとも法律案上では，「家族」は「延命措置の中止等」について患者に代わって説明を受ける存在ではあっても，患者に代わって同意する存在ではない。

（国及び地方公共団体の責務）
第三条　国及び地方公共団体は，終末期の医療について国民の理解を深める

[注9] 法案の附則の後の「理由」部分参照。後掲 p.54。

ために必要な措置を講ずるよう努めなければならない。

【コメント】
　第3条は，国および地方公共団体の責務を努力義務として定める。責務の内容は，「終末期の医療について国民の理解を深めるために必要な措置を講ずる」ことである。そのために必要な予算請求をするために，この条文には意味がある。ただし，終末期の医療について，現在，国民の理解が不足している部分が何かは明らかではない。また，何をすれば「必要な措置」になるかも。さらに，国や地方公共団体の責務は，終末期における緩和ケアの充実など，むしろ終末期にある患者・家族の支援体制の構築にあるという考えもあると思われる（そもそも，理解を深めるべきは，国民ではなく，殺人罪のおそれを言い立てる警察や一部法律家ではないか）。

（医師の責務）
第四条　医師は，延命措置の中止等をするに当たっては，診療上必要な注意を払うとともに，終末期にある患者又はその家族に対し，当該延命措置の中止等の方法，当該延命措置の中止等により生ずる事態等について必要な説明を行い，その理解を得るよう努めなければならない。

【コメント】
① 第4条は，医師の責務を定める。第1に延命措置の中止等をするに当たっての注意義務，第2にそれに関する「説明義務」，第3に，説明した相手方（患者又はその家族）の理解を得るという努力義務である。
② しかし，その内容は必ずしも明らかではない。「延命措置の中止等をするに当たっての注意義務」とは何か（たとえば，後に出てくる終末期の判定をきちんと行い，患者の意思表示を適切に把握するということか）。説明義務の内容として，「当該延命措置の中止等の方法，当該延命措置の中止等により生ずる事態」が例示されているが，具体的に何を説明すべきか。さらに（患者又は家族の）「理解を得る努力義務」に至っては，努力義務にすぎないので法律上は重要な意味をもたない。

（定義）
第五条　この法律において「終末期」とは、患者が、傷病について行い得る全ての適切な医療上の措置（栄養補給の処置その他の生命を維持するための措置を含む。以下同じ。）を受けた場合であっても、回復の可能性がなく、かつ、死期が間近であると判定された状態にある期間をいう。
２　この法律において「延命措置」とは、終末期にある患者の傷病の治癒又は疼痛等の緩和ではなく、単に当該患者の生存期間の延長を目的とする医療上の措置をいう。
３　この法律において「延命措置の中止等」とは、終末期にある患者に対し現に行われている延命措置を中止すること又は終末期にある患者が現に行われている延命措置以外の新たな延命措置を要する状態にある場合において、当該患者の診療を担当する医師が、当該新たな延命措置を開始しないことをいう。
（終末期に係る判定）
第六条　前条第一項の判定（以下「終末期に係る判定」という。）は、これを的確に行うために必要な知識及び経験を有する２人以上の医師の一般に認められている医学的知見に基づき行う判断の一致によって、行われるものとする。

【コメント】

① 第５条と第６条は、終末期の定義とその判定手続を明記する。第５条では回復不可能性と死期が間近であるという２つの実体的要件を示すが、「間近」とはいつを指すのかなど曖昧さを残す（やむを得ないことだとは思うが）。第６条では少なくとも２人の医師の判断を要するとの手続的要件を示す。終末期の判定を「的確に行うために必要な知識及び経験を有する」としているものの、ここでもそれがどのような医師であるかが必ずしも明確とはいえない。

② 第５条２項は、「延命措置」の定義をする。「終末期にある患者の傷病の治

癒又は疼痛等の緩和ではなく，単に当該患者の生存期間の延長を目的とする医療上の措置」がそれであるが，1項と合わせて読めば，栄養補給が（そしておそらく水分補給も）これに入ると思われる。せめて「水分や栄養の補給」だけは継続したいとの希望が家族から寄せられることがあるが，それも「医療上の措置」であり，しかも終末期においては，むしろそれらこそ患者本人の身体に負担を与えるものになることが理解されつつあるから，このような解釈は妥当と考える。

③第5条，第6条を通して解釈すれば，終末期の判定については本当に「回復可能性」がないのか等，これらの規定だけでは明確でないと思われる点が多々あるものの，それは2人の医師の判断に委ねるほかはないということだと考えられる。

(延命措置の中止等)
第七条　医師は，患者が延命措置の中止等を希望する旨の意思を書面その他の厚生労働省令で定める方法により表示している場合（当該表示が満十五歳に達した日後にされた場合に限る。）であり，かつ，当該患者が終末期に係る判定を受けた場合には，厚生労働省令で定めるところにより，延命措置の中止等をすることができる。

【コメント】
① 本条は，後の第9条の前提となる重要な規定である。第1条で「患者の意思に基づく」延命措置の中止としているのであるから，それを受けて，どのような形で意思の表明がなされるかを定める。
② まず「延命措置の中止等を希望する旨の意思」を「書面」により表示する方法を明記する。書面は「厚生労働省令で定める方法」による「書面」になると思われるが，その方式でない「書面」をどうするかは課題として残る。そういうケースについても「厚生労働省令」で定めておくことになるのであろう。
③「その他の厚生労働省令で定める方法」というのは，書面外での意思表明

によることも可能とする趣旨であると思われるが,「延命措置の中止等」が認められるための必須要件を,本法に規定せず,厚生労働省令に委ねることが適切か否かは疑問である。

④本条によれば,15歳未満の患者については,「延命措置の中止等」ができないことになりそうである。遺言能力年齢が15歳だからといって,それと同じでよいのか,さらに,臓器移植法の改正時に問題となったように,そもそも幼児や小学生について「延命措置の中止等」を一切認めないことが妥当かには疑問がある（ここでは,自己決定観念の呪縛が見える）。

⑤本条での要件は,患者本人の意思と,終末期であることの2つだけとされている。第2条と第4条に出てくる「家族」の役割は,排除されているように見える。「家族との信頼関係」や,説明を受け理解を求められる「家族」を,法律上排除しておいてよいかは問題である。

⑥医師は「延命措置の中止等をすることができる」とあって,要件を満たした場合には「しなければならない」と規定していないところにも注意が必要である。たとえば,アメリカでは,女性に,一定の限度で,妊娠中絶をするか,子供を生むかの選択が憲法上の権利として認められているが,自分は,中絶手術はしないと考える医師に強制することはできないと考えられている。同様に,本条も,「延命措置の中止等」を行うのは医師としてできないと考える医師への強制はできないとしているのであり,それは適切だと思われる。すべての医師がそのように考えるのであれば,「延命措置の中止等」はできないことになるが,実際には,本法案が提案されている背景を見ればわかるように,現在ではむしろ「延命措置の中止等」が適切であると考える医師が相当に存在し,その一部が法的責任を恐れているからこその法案であるから,そのような心配は無用であろう。

（延命措置の中止等を希望する旨の意思の表示の撤回）
第八条　延命措置の中止等を希望する旨の意思の表示は,いつでも,撤回することができる。

【コメント】
① 第7条による「延命措置の中止等を希望する旨の意思」の表明は，厚生労働省令に定める方法による必要があるのに対し，「撤回」はいかなる方法によることも認められるであろう。いつでも自由な形で撤回できることを保障する趣旨だと考えられる。
② しかしながら，実際には，患者本人が撤回意思を表明できる段階でないと意味がない。終末期医療の現場で，患者の撤回の自由をいかに確保するかが課題となる。

(免責)
第九条　第七条の規定による延命措置の中止等については，民事上，刑事上及び行政上の責任（過料に係るものを含む。）を問われないものとする。
【コメント】
① 本法律案で最も重要な規定だと考えられる。一般に，わが国では，事後的に制裁を与える場面で「法」が現れることが多く，このように事前に適法だとする法が少ない。その意味で，医療に限らず，法の規制が過剰になってさまざまな場面で有益な社会的活動に萎縮効果を与えることのないよう，このような趣旨の規定が増加することは意味があると考えられる。
② アメリカの各州の「自然死法」にも同様の規定があるが，そこには unless negligent（過失のない限り）等の条件が付いている。要するに，第4条で定める医師の責務に反するようなら（注意義務や説明義務に反するようなら）免責はない。本条は，その点で誤解を与える可能性がある。
③ 細かな点では，免責はこれでも完璧ではなく，「延命措置の中止等」によって医師が当該医療機関における懲戒処分を受けることはありうる。もっとも，それは単なる規定ミスであり，懲戒処分を受けるのが適切だと判断しているわけではないと思われる。

(生命保険契約等における延命措置の中止等に伴い死亡した者の取扱い)

第十条　保険業法（平成七年法律第百五号）第二条第三項に規定する生命保険会社又は同条第八項に規定する外国生命保険会社等を相手方とする生命保険の契約その他これに類するものとして政令で定める契約における第七条の規定による延命措置の中止等に伴い死亡した者の取扱いについては、その者を自殺者と解してはならない。ただし、当該者の傷病が自殺を図ったことによるものである場合には、この限りでない。

【コメント】

① 本条は、「延命措置の中止等」によって死亡した場合でも、自殺とはされず、受取人が生命保険金を受け取ることができることを明記したものである。たとえば、アメリカのワシントン州の自然死法にも同趣旨の規定はあるが（Chapter 70.122.070 CW）、そこでは、生命保険ばかりでなく、医療保険で、保険に関連して「延命措置の中止等」の意思表明を条件としてはならないことも規定している。保険の有無が、「延命措置の中止等」の判断に影響を与えないよう配慮している。

② 本法案において家族の役割が曖昧な点はすでに述べたとおりであるが、本条の規定は、家族が「延命措置の中止等」に何らかの関与をする場合、逆に「生命保険金目当て」との批判を招くことになりかねない。

　そもそもアメリカならともかく、このような規定がわが国で必要なのかに疑問を覚える。本法律案によって「延命措置の中止等」が行われて死亡した事案が生じた際に、生命保険金の支払を拒む保険会社があるとは思われないし、仮に拒んだとして、裁判所が、保険契約を解釈して保険会社の主張を認めるとも思えない。そうだとすると、本規定はむしろ無用または有害である。

（終末期の医療に関する啓発等）
第十一条　国及び地方公共団体は、国民があらゆる機会を通じて終末期の医療に対する理解を深めることができるよう、延命措置の中止等を希望する旨の意思の有無を運転免許証及び医療保険の被保険者証等に記載することが

できることとする等，終末期の医療に関する啓発及び知識の普及に必要な施策を講ずるものとする。

【コメント】

① 患者の意思に基づく「延命措置の中止等」が基本であるとしても，この分野でわが国よりずっと先に行っているはずのアメリカでも，実際に意思表明が行われる割合は少ない[注10]。本条は，終末期の過剰な医療が実際に患者の身体に負担を与えることや，進歩した緩和ケアの現状など，終末期医療に関する情報提供と，意思の表明の機会を広げるよう，国や地方公共団体に求めるものである。

② 例示として，臓器移植の場合と同様に，運転免許証や保険証の裏面に意思表明の記入欄を作ることが掲げられている。これも第7条でいう「書面」に当たるとされる可能性が強い。

③ 患者の意思を確認する機会を広げるのはよいとしても，実際に，患者の希望を引き出すのは難しい。自己の死について語るのはわが国ではタブーではないとしても，一般的には，避けることができなくとも目を背けたい事実であり，そのような前提の下で，強制にならない形で「自分らしい死」がどのようなものかを表明してもらうのは，困難な課題である。

(厚生労働省令への委任)
第十二条　この法律に定めるもののほか，この法律の実施のための手続その他この法律の施行に関し必要な事項は，厚生労働省令で定める。

【コメント】

　この法案が法律となって実施される場合に必要とされる事項は，さまざまに考えられる。いったいどこまでを厚生労働省令として定めるかは，この段階では明らかではない。

[注10] たとえば，シュナイダー（2007）。

(適用上の注意等)
第十三条　この法律の適用に当たっては，生命を維持するための措置を必要とする障害者等の尊厳を害することのないように留意しなければならない。
２　この法律の規定は，この法律の規定によらないで延命措置の中止等をすることを禁止するものではない。

【コメント】
① 第１項は，「延命措置の中止等」の意思表明を強制するような結果にならないよう，現に「延命措置」を受けている患者の生存する権利を害することがないようにとの配慮に基づく規定である。しかし，このような但書きを置くだけで十分であるかには疑問ありとする批判があろう。
② 第２項は，第７条の要件を満たす場合だけに免責を限定すると，反対解釈により，それ以外は嘱託殺人罪や自殺幇助罪になるとされるのを防ぐための規定である。しかし，第７条の要件を満たさなければ第９条の免責規定の適用はないから，結果的に，現状で医師には「延命措置の中止等」について免責がないと信じている（あるいは恐れている）医師にはほとんど意味がない。

　「禁止するものではない」は「許される＝特に新たな規定が作られない限り，法的責任を負わない」ことを意味しないであろう。仮にそういう意味だとすれば，第７条で一定の要件を定める意味がなくなるからである。したがって，本条第２項が適用されても「グレーになる＝曖昧になる」わけであり，実際に責任追及されないかもしれないが，刑事犯罪に問われる可能性も残ることになる。本法案は，まさにそのような曖昧なリスクの状況を改めようとする趣旨であるから，この規定にどれだけの意味があるかは疑問となる。
③ なお，本法案で免責されるのは医師だけである（第７条に「医師は」とある）。「延命措置の中止等」は医療行為であるからだと思われるが，在宅医療の広がりの中で，医師だけに免責を限定してよいかに疑問が残る[注11]。

終末期医療と法　53

附　則
1　この法律は，○○から施行する。
2　第六条，第七条，第九条及び第十条の規定は，この法律の施行後に終末期に係る判定が行われた場合について適用する。
3　終末期の医療における患者の意思を尊重するための制度のあり方については，この法律の施行後三年を目途として，この法律の施行の状況，終末期にある患者を取り巻く社会的環境の変化等を勘案して検討が加えられ，必要があると認められるときは，その結果に基づいて必要な措置が講ぜられるべきものとする。
理　由
　終末期の医療において患者の意思が尊重されるようにするため，終末期に係る判定，患者の意思に基づく延命措置の中止等及びこれに係る免責等に関し必要な事項を定める必要がある。これが，この法律案を提出する理由である。

2）尊厳死法案の意義

　以上のような内容の尊厳死法案（仮案）の趣旨目的は，人工呼吸器その他の延命治療のための措置を中止することが一定の要件を満たす限り適法であり，刑事責任をはじめとする法的責任を問われる行為でないことを明確に規定するところにある。
　わが国において，医学と医療技術の発展により，単に心臓だけが動いている状況を維持することだけを価値とする古い倫理[注12]に基づく法の過剰な介入（のおそれ）がある限り，このような法の介入を防ぐ法律には，一定の意

[注11]　これは延命治療の中止事案ではないが，筆者の身近で次のような事件があった。在宅で過ごしてきたもののずいぶんと弱ってきた高齢者に，家族と介護担当者がもう一度お風呂に入れてあげたいと思い，入浴させたところ，その3日後に死亡した。その際，常時付き添っていなかった家族から，介護者に対し「なぜ入浴させたのか，それが負担で早く死んでしまったのではないか。訴える」との声があがったという。終末期においても医療と介護の連携が重視され，在宅での死亡が増えている現在，医師の免責だけを定める法律でよいのかという課題もある。

味がある。

　しかし，その内容には，いくつかの疑問がある。その運用次第によっては，これでもなお「法の介入」を恐れる事態はなくならない可能性があり，逆に，一定の要件を満たす限り（極端にいえば相当過去に書かれた文書がある限り），形式的に適法だとして，延命措置を中止することにもなりかねない。

　ではどうしたらよいか。これが難問である。

3. 根本的な課題

1) 尊厳死法の必要性

　以上に見たように，国会に提案されようとしている尊厳死法案には，さまざまな問題がある。だが，何であれ批判はたやすいが，何かを創りあげるの

注12) 生命倫理の世界では，生命倫理4原則というものが常識になっている。順に，non-maleficence（do no harm，無危害），beneficence（善行），autonomy（自己決定），justice（配分的正義）の4つである。その意義については，たとえば樋口（2012, p.75）参照。終末期医療の中止を殺人に当たるとする考え方は，この4つのうち，non-maleficence（汝傷つけるなかれ）だけが倫理であり法であると未だに信じているように見える。しかし，医療技術の進展で，心臓だけを動かし続けることの意味が問われて久しい現在において，むしろそのような状況を維持し続けること自体がharm（危害）ではないかとか，生か死かという場面であるからこそ自己決定に委ねるほかはないとする考え方を許容しないことには問題がある。

　また，『患者の権利－患者本位で安全な医療の実現のために』を著したアナス教授によれば，伝統的な医療のとらえ方は，戦争の比喩でなされてきた（アナス，2007）。曰く，医療は死と病気との戦いである。そうだとすれば，治療の中止は降伏を意味する。患者の心身は戦場であり，降伏も撤退も許されない。最新の技術を使って最後まで戦い抜くことが医師の使命となり，絶え間ない医学的軍拡競争の中で，いつの間にか，技術の進歩への盲信と医学への幻想を生み出し，コストを無視して病との戦いを継続し，何より大事な患者の平和は二の次となる。患者はこの聖戦の欠くべからざる兵士となる。

　要するに，このような考え方は，患者を兵士として死や病と闘うことこそ倫理とみるわけであるが，実際には，闘い続けなければならないのは患者であり，医師や法律家ではないところに問題がある。このような比喩については，樋口（2011, p.101）参照。

は難しい。冒頭で述べたように，条文ごとのコメントは，それを批判することが目的ではなく，可能であればその改善を提案するためだった。ここに付されたコメントでは，まだまだ不十分であろうから，具体的に各条項をどのように改めるとよいかの提案が必要である。

それを認めつつも，やはり根本的な疑問は，「本当に現在のわが国においてこのような法律が必要か」という問題である。このような疑問を抱く理由は，以下の3点である。

第1に，本法案の最大の目的は「延命措置の中止等」について法的免責を定めるところにあるが，実際に「延命措置の中止等」によって有罪となった例はない。それどころか起訴された例もない。医師に対する行政処分の例もなく，おそらく民事訴訟にもなっていない。

そうだとすると，ドン・キホーテが風車に立ち向かっているようなものではないかとの思いがする。

第2に，しかしながら，警察の捜査が入っただけでも大騒動となり，医療現場が混乱することも事実である。ところが，2007年以降，厚労省のプロセス・ガイドラインをはじめとして，救急医学会，日本学術会議，老年医学会など，終末期医療のあり方について，さまざまなガイドラインが出された。そこでは法的免責を定めているのではなく，厚労省のものを典型例として，①医療側では1人で判断するのではなく，どのような終末期医療を提供するかについて医療ケアチームで判断すること，②患者本人の意思を尊重するとともに，家族を含めて合意形成をすること，そして③緩和医療の充実を図ること，等が定められている。その中で，2007年以降，終末期医療で「延命措置の中止等」につき，警察が介入した事例はないのである。

第3に，厚労省の世論調査をはじめとして，終末期医療に関する世論は，法制化に消極的であり，学会等のガイドラインで十分としている[注13]。なぜ今度の尊厳死法案のような法律を作ることに多数の人々が消極的であるかは重要な問題である。

推測するに，その理由は，法律ができることによって現状よりよくなると

思えないと多くの人が考えているからである。それらの人の考えには，法律ができると形式的画一的な決定がなされ，一方で，要件を満たすからという理由で（たとえば数年前に作成された文書があるからという理由で）その時点では本人が望んでいない「延命措置の中止等」がなされ，他方では，要件を満たさないという理由で（たとえば文書等がないから）本人が望んでいない「生存」が続くことになりかねないという法律観があるのではないか。要するに，法律は，具体的な妥当性を導く柔軟性を欠くものだという懸念がある（このような法律ができると，医師は，法に従っていれば大丈夫ということで，患者の生死の問題について迷わなくなる「おそれ」はないか。終末期医療の場面は多様であり，むしろ個別具体的なケースに合わせて，医師をはじめとする医療従事者が患者や家族とともに迷い悩むことが必要であるのに，それを悪い意味で単純化することはないか。しかも，「それが法の定めるところだから」という言い訳めいた形式的理由で）。

　前記の尊厳死法案が，そのような考え方が誤りであることを証明し，懸念を払拭するものになっているかといえば，そうはいえないと考えられる。このような懸念は，わが国のこれまでの法のあり方や人々の法意識に深く根づいているだけに，尊厳死法案に多少の改善を加えてもすぐに解消することは難しい。

2）発想を転換する法案の方向性

　尊厳死法案の基礎には，法は，「延命措置の中止等」に対し，刑罰をはじめとする制裁を用意するものであるから，法的免責を定める必要があるという考えがある。法には法を，ということである。

注13) 厚生労働省は1987年以降ほぼ5年ごとに終末期医療に関する世論調査を行ってきた。最新の調査は2013年5月に行われ，2014年3月にとりまとめられた。終末期医療に関する意識調査等検討会（平成24年度）については，http://www.mhlw.go.jp/stf/shingi/other-isei.html?tid=127290（2014年12月16日アクセス）．大規模な世論調査の結果概要については，この検討会の資料を参照されたい。

しかし，法にも制裁型ばかりでなく，別の種類のもの（支援型）もあるというように発想を転換すれば，次のような3箇条の法律を作るだけで問題は解決するかもしれない。
第1条　終末期医療については，医療者は，独断ではなく，医療ケアチームによる判断をするものとする。
第2条　終末期医療については，患者の意思を尊重しなければならない。
2　患者の意思を尊重する手段としては，患者自身が判断できない状況において，患者が信頼する代理人（家族など）に判断を委ねることを含む。
第3条　この法律を実施するにあたり必要な事項は，厚生労働省令で定める。

　これは結局のところ，厚労省のプロセス・ガイドラインを法律の形にしたものにすぎない。ただし，第2条2項は，患者自身が判断できない状況で病院に運ばれ，しかも家族もいない状況が少なくない現在において，そのような場合に備えて，医療代理人を定めておくことも，まさに患者の自己決定だとして支援することを明記する。
　また，第3条は，医療ケアチームとはどのようなものを想定するかの標準モデルや，患者の意思を確認する機会をどのように広げていくか，医療代理人といっても形式的に公正証書による代理権委任状が必要というようなものである必要はないことなど，必要な事項を定めるための規定である。
　この「法案」は一切法的免責にふれていない。だが，これらの規定を遵守していれば，警察等による責任追及は行われないことになる。何しろ法律に基づいた手続を遵守しているのであるから。さらに，「国や地方公共団体は，緩和ケアの充実に努めなければならない」という条項を加えてもよい。つまり，この「法案」の基本的な考えは，終末期医療に関する法の目的は，誰しもが終末期をいずれ迎えるのであり，個々の人々にとっての終末期を心残りの少ないものにするため，法律も支援しようというものである。法律の形で多くの人が当然と考えることを確認する。それは，法は，実は人々の常識に

合致したものであり，人々の生活を支援し保護するものだという，わが国ではこれまで少なかった法の見方を広げる効果をもたらすと考える。

参考文献

アナス，ジョージ・J（谷田憲俊監訳）（2007）『患者の権利—患者本位で安全な医療の実現のために』明石書店
シュナイダー，カール・E（土屋裕子訳）（2007）「生命倫理はどこで道を間違えたのか」樋口範雄・岩田太編『生命倫理と法Ⅱ』444-448，弘文堂
樋口範雄（2011）「医療へのアクセスとアメリカ医療保険改革法の成立」岩田太編著『患者の権利と医療の安全』ミネルヴァ書房
樋口範雄（2012）『ケース・スタディ生命倫理と法』第2版，有斐閣
樋口範雄（2013a）「終末期医療と法の考え方」『老年精神医学雑誌』24（増刊Ⅰ）：139-143
樋口範雄（2013b）「リビングウィルと法」『病院』72（4）：266-269
Kapp MB（2013）"The Nursing Home as Part of the POLST Paradigm," *Hamline Law Review*.（36）2: Article 3:15-17. Paper No. 609. Available at SSRN: http://ssrn.com/abstract=2157497

本人・家族の意思決定を支える
―治療方針選択から将来に向けての心積りまで―

清水 哲郎

　本人・家族の意思決定支援というテーマは昨今よく見かけるが，ガイドライン等の共通理解を踏まえた上で，具体的な方法を検討するというアプローチであれば，まだ論じる余地があるように思われるので，それを試みることとした。以下では，まず，意思決定プロセスをめぐるガイドラインを厚生労働省（2007 年）および日本老年医学会（2012 年）が出しており，主題からしてここには意思決定支援への言及があってしかるべきであるので，これらを分析して，意思決定支援についての指針部分を解釈しつつ提示する。次に，通常の治療方針決定のためのプロセス（人生の最期に臨んでのものにも適用できる）における本人ないし家族の支援について少し立ち入ってまとめる。最後に，誰もが将来そこに至る人生の最期に向けて，今からしておく心積りの支援（ACP が念頭にある）について考えたい。

1．ガイドラインに見る意思決定支援

　はじめに，意思決定プロセスのガイドラインを 2 つとりあげ（これらはい

ずれも，人生の最終段階における，あるいはそれへ向けての意思決定を中心としているが，より広い範囲にわたって妥当するガイドラインである），それぞれの主張を分析し，共通に示しているところを明確にしたい。まずは，厚生労働省によるものを取り上げる。

1）人生の最終段階における医療の決定プロセスに関するガイドライン（厚生労働省，2007年，改訂2015年）

　本ガイドラインは当初「終末期医療の決定プロセス……」という表題で発表され，本文の随所で「終末期」という用語が使われていたが，2015年3月に表題を含め，すべてが「人生の最終段階における」に置き換える改訂がなされた。本論もこの改訂版に拠ることとする。本ガイドラインにおいては，冒頭に「１．人生の最終段階における医療及びケアの在り方」という部分があり，4項目にわたる説明がなされている。そのうち決定の進め方に関するのは，次に引用する①である（以下，1-①と表記）。

　「①医師等の医療従事者から適切な情報の提供と説明がなされ，それに基づいて患者が医療従事者と話し合いを行い，患者本人による決定を基本としたうえで，人生の最終段階における医療を進めることが最も重要な原則である。」（下線筆者）

　ここでは，90年代以来日本で流通するようになった「説明と同意」ないし決定の分担論が表明されているようにも見える。確かに，米国流個人主義傾向がここに混在しているには違いないのだが，従来の日本における「説明と同意」というプロセス理解に比すると，医療側からの説明をベースにして，本人と医療側が「話し合う」というプロセスが加わっており，その上での「本人による決定を基本」として人生の最終段階における医療を進めるということが謳われている。つまり，ここでは，医療側と本人の「話し合い」があった上での「本人による決定」がベースになって，医療の方向を決めて

いるということだろう。

　また，次の「2　人生の最終段階における医療及びケアの方針の決定手続」の，患者の意思確認ができる場合は，「人生の最終段階における医療及びケアの方針決定は次による」として①～③が挙がっているが，その①（以下，2‐①と表記）は次の通りである。

　「①専門的な医学的検討を踏まえたうえでインフォームド・コンセントに基づく患者の意思決定を基本とし，多専門職種の医療従事者から構成される医療・ケアチームとして行う。」

　この部分の趣旨を以下確認しておく。

　「**専門的な医学的検討を踏まえたうえで**」：1‐②で，専門家たちによる「**医学的妥当性と適切性**」を踏まえた判断ということが謳われていた。ここはそれと軌を一にする内容になっている[注1)]。

　「**インフォームド・コンセントに基づく患者の意思決定**」は，不思議な表現である。国際的には，「インフォームド・コンセント」は，本人が適切な情報を持った上で，医療側に対して，当該医療を行うことの許諾を与えることである。したがって「インフォームド・コンセント」は「患者の意思決定」に基づいてこそ行われるはずで，ここの表現は順序が逆で解せない。ただし，日本では，「インフォームド・コンセント」は「説明と同意のことである」と90年に医師会の文書に書かれて以来，「医療側から患者側への説明」を「インフォームド・コンセント」と（間違った使い方で）呼んでいるので，それがここにチェックを免れて残っているのであろう。すなわち，ここは1‐①で，「情報の提供と説明がされ」とあった部分と同じ趣旨の文言である。

　「**…患者の意思決定を基本とし**」：また「基本とする」という表現がある。

[注1)]　「②人生の最終段階における医療における医療行為の開始・不開始，医療内容の変更，医療行為の中止等は，多専門職種の医療従事者から構成される医療・ケアチームによって，医学的妥当性と適切性を基に慎重に判断すべきである。」

これを理解するためには，2-①全体の構造を見ると，まず，骨子は，「**医療・ケアチーム**[注2]**として行う**」ということである。何を行うかというと，「**人生の最終段階における医療及びケアの方針決定**」を行うということである。そうすると，2-①には，患者の意思決定と医療・ケアチームの意思決定という2つの意思決定が登場し，後者は前者を基本とするということになる。

では，以上のような文言から，「本人が決めたとおりに，医療・ケアチームが決める」ということだと理解してよいかというと，そうでもない。今見ている箇所は「**（1）患者の意思決定ができる場合**」の①であるが，その後に「**（3）複数の専門家からなる委員会の設置**」という項目があり，そういう委員会を設置して「…治療方針等についての検討及び助言を行うことが必要」とされている状況の一つに，

「・患者と医療従事者との話し合いの中で，妥当で適切な医療内容についての合意が得られない場合」

がある。これはつまり，以上ででてきた，「(話し合いを行い，)**患者本人による決定**」ないし「(情報提供がなされた上での)**患者の意思決定を基本とし**」つつ，とあったところで，「合意が」得られれば，すんなり「患者の意思決定が基本」ということになるのだが，そうでないと，「本人の意向だから」という理由で，本人の意向通りになるわけではないことを示唆している。

つまり，「患者の決定（意思決定）に基づいて」ということがすんなり行

[注2] 「医療・ケアチーム」として，解説編は「一般的には，担当医師と看護師及びそれ以外の医療従事者というのが基本形です。なお，…医療・ケアチームに，例えばソーシャルワーカーが加わる場合，ソーシャルワーカーは直接医療を提供するわけではありませんが，ここでは医療従事者に含みうる意味で用いています」としている。したがって，チームに加わっている薬剤師，栄養士，言語聴覚士なども，ここでいう「医療・ケアチーム」のメンバーだと考えるのが妥当であろう。少なくとも，主治医，担当医だけで決めないように注意が必要である。

くのは，本人側と医療側の間で「合意」が成り立っている場合であるから，「患者の意思決定に基づく」といっても，それに先立つ合意形成のプロセスがあり，そこでは本人が，その人らしい選択ができるように，情報提供がされ，話し合いを通して両者の合意が成り立ったということだと読み解くことができる。

　実際，本ガイドラインの「解説編」では，繰り返し**「患者，家族，医療・ケアチームの間での合意形成」**（解説編　趣旨　5～7）に言及されているわけで，ここでは本人と医療・ケアチームだけでなく，家族も加わった合意形成が強調されていた。つまり，ガイドライン本文は，「医療側からの情報提供があった上で，患者本人が意思決定する」，「決めるのは患者だ」といっているように見えるが，実際には，「話し合いを通しての合意形成」ということがあり，その上での「患者の意思決定」なのであり，合意に至らなかった場合は，専門家からなる委員会に話が持ち込まれるのであって，決して「本人が決める」ということにはなっていない。

　意思決定支援という観点でいえば，〔話し合って合意を目指す－合意が成り立てば，その際の患者の意思決定の線に沿って医療側の決定がなされる〕というのであれば，この話し合いは，本人の意思決定を支援するプロセスでもあることになる。つまり本人がインフォームド・コンセントをできるように，皆で支えるプロセスに他ならない。

　次に，「(2) 患者の意思の確認ができない場合」については次のようにされている。

「(2) 患者の意思確認ができない場合には，次のような手順により，医療・ケアチームの中で慎重な判断を行う必要がある。
① 家族が患者の意思を推定できる場合には，その推定意思を尊重し，患者にとっての最善の治療方針をとることを基本とする。
② 家族が患者の意思を推定できない場合には，患者にとって何が最善であるかについて家族と十分に話し合い，患者にとっての最善の治療方針をとる

ことを基本とする。
③家族がいない場合及び家族が判断を医療・ケアチームに委ねる場合には，患者にとっての最善の治療方針をとることを基本とする。」

かつ，専門家による委員会に話が行く場合の中での，家族に関わる部分は次のようになっている。

「・家族の中で意見がまとまらない場合や，医療従事者との話し合いの中で，妥当で適切な医療内容についての合意が得られない場合」

つまり，治療方針選択にあたっての根拠は「患者の推定意思」と「患者にとっての最善」が挙げられている。そして，家族と医療従事者との話し合いを通して合意が形成されるならば，その線上で「医療・ケアチーム」が判断

図1 厚生労働省ガイドライン（2007）による意思決定プロセス

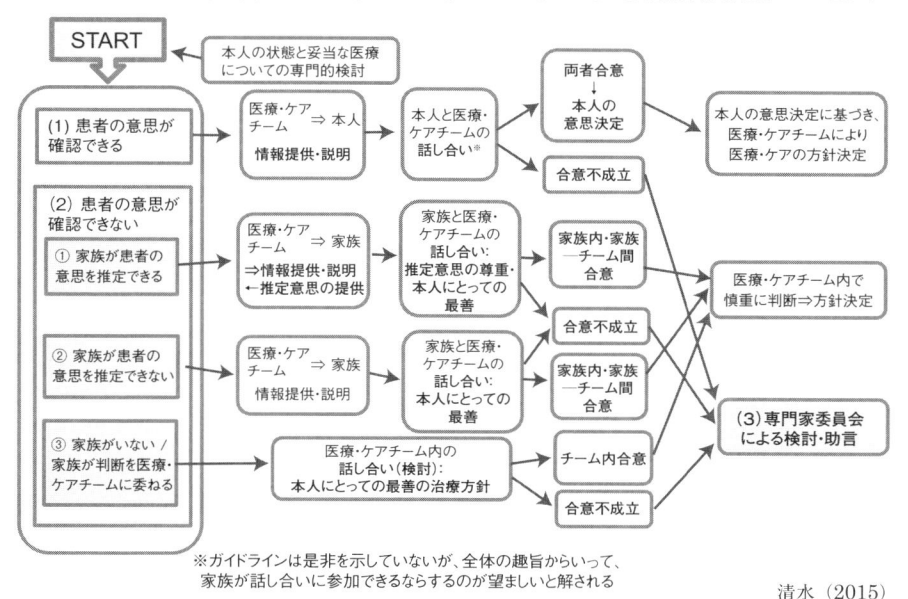

```
START
↓
(1) 患者の意思が確認できる
 → 医療・ケアチーム ⇒ 本人 情報提供・説明
 → 本人と医療・ケアチームの話し合い※
   → 両者合意 → 本人の意思決定 → 本人の意思決定に基づき，医療・ケアチームにより医療・ケアの方針決定
   → 合意不成立

(2) 患者の意思が確認できない
 ① 家族が患者の意思を推定できる
  → 医療・ケアチーム ⇒ 家族 ⇒情報提供・説明 ←推定意思の提供
  → 家族と医療・ケアチームの話し合い：推定意思の尊重・本人にとっての最善
   → 家族内・家族―チーム間合意
   → 合意不成立
 ② 家族が患者の意思を推定できない
  → 医療・ケアチーム ⇒ 家族 情報提供・説明
  → 家族と医療・ケアチームの話し合い：本人にとっての最善
   → 家族内・家族―チーム間合意
   → 合意不成立
 ③ 家族がいない／家族が判断を医療・ケアチームに委ねる
  → 医療・ケアチーム内の話し合い（検討）：本人にとっての最善の治療方針
   → チーム内合意
   → 合意不成立

→ 医療・ケアチーム内で慎重に判断⇒方針決定
→ (3) 専門家委員会による検討・助言
```

※ガイドラインは是非を示していないが，全体の趣旨からいって，家族が話し合いに参加できるならするのが望ましいと解される

清水（2015）

をする（したがって，決定して，実行に移す）が，そうでない場合は，委員会が登場するというのである。

　ここでも，「話し合い」は合意形成を目指すプロセスであり，医療・ケアチームはここにおいて，家族が本人らしい人生を考えて，本人の最善について適切な理解を得られるように支援してもいるのである。

　以上の理解を意思決定プロセスのフローチャートにしたものを，図1に示す。

2) 人工栄養をめぐる意思決定プロセスガイドライン（日本老年医学会，2012年）

　「高齢者ケアの意思決定プロセスに関するガイドライン－人工的水分・栄養補給の導入を中心として」は，日本老年学会が企画してガイドライン作りを行ったもので，できあがったワーキンググループ案を日本老年医学会がチェックの上，公表したものである。全体は3部構成で，そのうち第1部が意思決定プロセスのあり方についての一般論となっており，上記厚労省ガイドラインが扱っている領域に関わっている。一見するところ，両者の立場は異なっているのではないかという疑問を呼びそうだが，以上のように厚労省のガイドラインを理解すれば，老年医学会のガイドラインは，厚労省ガイドラインを受け継ぎ，これを臨床現場の実情に合わせて拡充したものに他ならないことが分かる。

　第1部の要点は次のとおりである。

「1．医療・介護における意思決定プロセス
　医療・介護・福祉従事者は，患者本人およびその家族や代理人とのコミュニケーションを通して，皆が共に納得できる合意形成とそれに基づく選択・決定を目指す。」（GL 第1部概要）

より具体的にガイドラインの表現を追っていくと，意思決定プロセスのあり方としては，《情報共有－合意》モデルを採っている。つまり，医療者側から本人・家族側に，本人の状況および治療の可能性についての医学的情報が「説明」という仕方で流れ，また，本人・家族側からその個別の人生の事情，生き方，価値観を「聞き取る」という仕方で情報が流れることにより，相互の情報を共有し，そのような情報のやりとり，および話し合うプロセスを通して，治療方針について両者が合意を目指し，合意に基づく意思決定を目指すプロセスである（GL 1.6）。

　高齢者の場合は，介護従事者も関係者となってくるため，本人・家族（時にはさらに代理人など）と担当の医療・ケアチームがコミュニケーションを通して合意を目指すことが奨められる（GL1.1）。これは，「医療者は候補となり得る選択肢を選び（裁量権による選択），これを提示し，説明するが，その選択肢の中からどれにするか決めるのは本人（自己決定権による選択），あるいはその代理としての家族である」といった考え方（＝決定の分担論）になりがちであった日本の医療現場に対して，医療・介護従事者は，どれを選ぶかに至るまで本人・家族と共に考え，一緒に決めるというあり方を推奨したという特徴がある。「本人が決める」ことに違いはない。しかし「本人だけで決める」のではなく，「皆で決める」のである。

　ただし，「皆で決める」は相対的に本人の自己決定権を割り引くことではない。皆で本人の人生，生き方や本人の価値観を理解しようとし，その理解に基づいて，本人の人生にとってどうすることが最善かを考えるのであるから，要するに，本人の視点で最善を考えるということになる。そうであれば，そこで合意が成り立った場合，それは本人による本人らしい意思決定（自己決定）を皆で支えている，とも言えるのである。言い換えれば，本ガイドラインに則っても（厚労省ガイドラインと同様に），合意を目指すコミュニケーションのプロセスは，本人・家族の意思決定を支援するプロセスでもある。

　このようなプロセスが適切に進むためには，関係者の相互信頼関係が前提となる。したがって，そういう関係を築きながら意思決定プロセスを進める

という倫理的あり方も示唆されていることになる。もちろん，いつもこのような仕方で円満に合意に達するとは限らないので，合意できない場合にどうするかについての指針もついている。(GL 1.10)

(1) 本人の意思確認ができる時・できない時

　情報共有−合意モデルの考え方からすると，本人の意思確認ができるかどうかという区別はどのようなことになるかに触れておく。老年医学会ガイドラインの該当する部分は次のようになっている。

1.4 患者本人は，合意を目指すコミュニケーションに，いつも自発的に理解し，選択する主体として参加できる（＝意思確認ができる）とは限らない。そこで：
　(A) 本人の意思確認ができる時
　　①本人を中心に話し合って，合意を目指す。
　　②家族の当事者性の程度に応じて，家族にも参加していただく。また，近い将来本人の意思確認ができなくなる事態が予想される場合はとくに，意思確認ができるうちから家族も参加していただき，本人の意思確認ができなくなった時のバトンタッチがスムースにできるようにする。
　(B) 本人の意思確認ができない時
　　③家族と共に，本人の意思と最善について検討し，家族の事情も考え併せながら，合意を目指す。
　　④本人の意思確認ができなくなっても，本人の対応する力に応じて，本人と話し合い，またその気持ちを大事にする。(GL 第1部 1.4)

　ここで示されている「**本人の意思確認ができる**」かどうかという区分は，厚労省2007年の「人生の最終段階における医療の決定プロセスについて

のガイドライン」（ただし，既述したように当初の標題は「終末期医療の……」）を踏襲している。ただし，それぞれの場合にどうするかの記述は少なくとも見かけ上はいささか異なっている。まず，ここで「**意思確認ができる**」とは，本人が自分の状態を理解し，どう対処するかについて責任ある選択（意向の形成と表明を伴う）ができるということである。つまり「対応できる（competent）」と言われる状態に該当する。そうであれば，「**意思確認ができない**」とは，責任ある選択ができないと，つまり「対応できない（incompetent）」か，責任ある選択はできると思われるが，それをコミュニケーションの相手に分かるように表明することができないかであろう。

さて，厚労省2007年のガイドラインと日本老年医学会2012年のガイドラインの間には，一見するところ，次のような相違がある。すなわち，前者においては，

（1）本人の意思確認ができる場合は，医療ケアチームは本人と話し合う
（2）本人の意思確認ができない場合は，医療ケアチームは家族と話し合う

として，明示されている限りにおいては，医療チームの話し合う相手は本人か家族かの二者択一であった。これに対し，後者にあっては，上に引用した通り，本人の意思確認ができる時も，家族が当事者である限り家族も一緒に考え，本人の意思確認ができない時も，本人にコミュニケーションする力が何らか残っている場合には，それに応じたコミュニケーションを本人ともすることを奨めているのである。

日本老年医学会ガイドラインは，実質的には厚労省ガイドラインと対立するわけではなく，むしろそこで提示された思想を臨床場面で分かりやすい，より具体的な手順を示す表現にしたものとみるべきである。

①本人の意思確認ができる時

本人の意思確認ができる時は，本人と話し合い，本人が表明する意思を尊重する——これはまことにその通りである，とまず言ってみよう。これは確かに最低限必要な手順である。では，こうしさえすれば有効な決定ができ

るかというと，本人が家族に頼らず生きており，これからも生きていける状態であって，単独で決めたら，決めた内容を実行する力（経済的力も含め）を持っているとか，身寄りがないので独りで決めるしかないといった場合以外の，ほとんどの場合はそうはいかない。どういう治療・ケアを受けるか，どこで暮らすかといったことは，一緒に生きている家族も当事者だからである。そこでどう決まるかは家族の生活に影響し，何らかのケアを担う立場であれば，決定内容に応じて負担が増減する。加えて，死に直面した患者を一員に持つ家族は心理面・社会面等の問題を抱えていて，それが患者本人についての意思決定プロセスに影響することもある。その場合，家族は本人と共に緩和ケアの対象となる。このようなわけで，家族が当事者である限り意思決定プロセスに参加することが必要である。臨床場面に即して標準的な状況を念頭にガイドをしようとした老年医学会ガイドラインは，このような状況の把握に基づき，「本人の意思確認ができる時も，当事者性の程度に応じて家族にも参加してもらう」としたのである。

②本人の意思確認ができない時

　本人の意思確認ができない時には，家族がいる限り家族と話し合うという厚労省ガイドラインの指針は，やはり必要な手順を示している。が，これは「家族と話していれば，本人は蚊帳の外で構わない」と言っているわけではない。つまり十分条件ではない。「本人の意思確認ができない」と言ってもいろいろな場合がある。意識不明であったり，意識混濁であったりであれば，本人と話し合いたくてもできない。が，認知症の場合，もう責任ある判断ができない，あるいはより分かりやすく言えば，本人の判断について本人に責任をとらせるわけにはいかないとしても，話し合うことはできることもあるだろう。話し合えるあり方は連続的にいろいろな程度がある。こういう場合にも本人は蚊帳の外でよいとガイドラインは言っているのか？　否，そう明示してはいない。本人を人として尊重するならば，言い換えれば人としての尊厳に適った対応をしようとするならば，本人の現在の気持ち（意思とはい

えないかもしれないが）を大事にする対応が望ましい。老年医学会のガイドラインはこの点を上に引用したように，「本人の対応する力に応じて，本人と話し合い，またその気持ちを大事にする」としているのである．

このように，厚労省のガイドラインが，意思確認ができる場合，できない場合について，あらゆる場合に妥当する必要条件を提示しているのに対して，老年医学会のガイドラインは臨床現場でしばしば出合う状況を念頭においた付加をして，言ってみれば倫理的に適切であるための十分条件を示そうとしているのであって，両者は相反するものではない．

では，認知症ゆえに責任ある選択はできなくなっているが，それなりのコミュニケーションはできる本人が，家族と医療者が話し合って一致している治療等について，その合意に反する意向を表明した場合にどうしたらよいだろうか．ここで，もし，その治療を実施しないことが本人にとっての最善を相当程度損なうのに，「本人が嫌がったので」という理由で実施しなかったならば，それは責任ある判断ができなくなっている本人に責任をとらせるという倫理的に不適切な対応になる．したがって，家族との合意の下で，本人が嫌がっているにもかかわらず，ある治療を実施する（実施しない）ことはあり得るが，その場合に，本人の気持ちに反することを一時的にであれ実行しなければならないことを，本人に対して詫びつつ，害を最小限にとどめる工夫をしつつ，実施することとなろう．また，本人が嫌がっている治療が，やらなくてもさほど害（ないし益を得そこなうこと）にならないならば，本人の嫌だという気持ちに沿って実施しないこととなろう．

「意思確認ができる場合」と「意思確認ができない場合」という区分については，認知症の場合に限ってみても，この2つの間の線引きは画然とできるものではなく，また，意思確認のできなさにも程度があって，連続的である．とはいえ，老年医学会ガイドラインに従って意思決定プロセスを進めようとする場合，両者の間が画然と区別できないことは，それほど問題ではない．つまり，ガイドラインの基本的精神は，「本人を中心にして」「家族」およびその他の関係者のコミュニケーションを通して合意を目指し，合意に基

づく決定をするということにある。したがって，本人の意思確認ができようができまいが，家族も含め，みなで意思決定プロセスを進めるのであり，また，本人の現在の能力に応じて本人も参加するのである。

　となると，意思決定プロセスにおいて，まず本人の意思確認ができるかどうかをチェックし，できる場合とできない場合のそれぞれに応じて，その後の話し合いを進める，というやり方が必ずしも必要なわけではない。明らかに話し合いに参加できない場合でなければ（話し合いのテーマにもよるが），意思確認できるかどうかにかかわらず本人にも参加してもらって話し合いを始め，話し合いを通して本人の理解や意向形成の力を評価もし，それに応じて，本人の意思や気持ちを尊重することをどのように具体的に行うかを考えていく，というほうがより人間として本人を尊重していることになろう。

　例えば，認知症を伴っているので，責任ある意思決定ができなくなっているとみなされているが，自分ではそういう自覚がない場合，自分を除いて話し合いがされているらしいと気付いた本人は，いわば「蚊帳の外に置かれた」気持ちになるのではないだろうか。ただ「認知症だから」とひとしなみに扱うのではなく，一緒に話し合いながら，本人がどう理解し，どう反応しているか・意向を表明しているかに応じた対応をするほうが，一般的に本人に「皆と一緒にやっている」という気持ちになっていただけるだろう。

　また，心身の機能的には，本人に責任ある選択ができる力があるとみなされる場合でも，本人のこれまでの人生の歩み方次第で，本人が好む選択の仕方はさまざまであろう。「老いては子に従え」との諺そのままに，息子・娘の勧めに依拠して選ぶことになれていて，それでいいと思っている人もいれば，自分のことは自分で決めるという自主独立の精神が「老いてますます盛ん」な人もいるだろう。そうした人生の生き方に応じて，意思決定プロセスにおけるコミュニケーションの具体的なあり方は様々であって何も問題ない。

2．合意を目指すコミュニケーションにおける意思決定支援

以上，2つの意思決定プロセスガイドラインに基づいて意思決定プロセスのあり方を見てきた。厚労省のガイドラインは，「本人の意思決定」が基本になると言っているが，その意思決定に先立つ話し合いを通して関係者の合意が目指されており，その合意が形成された場合に「本人の意思決定を基本にして…」という方向で，医療・ケアチームによる実行のプロセスへと入っていくのであった。日本老年医学会のガイドラインは，前者にこのような解釈を加えつつ，このようなプロセスを明確にし，かつ，最低限必要なことのみならず，通常のプロセスにおいて通常必要なことを提言する指針になっているのであった。

このように，合意を形成することを目指すという仕方で，本人の意思決定支援が（家族が話し合いに参加している場合には，家族の意思決定支援も）

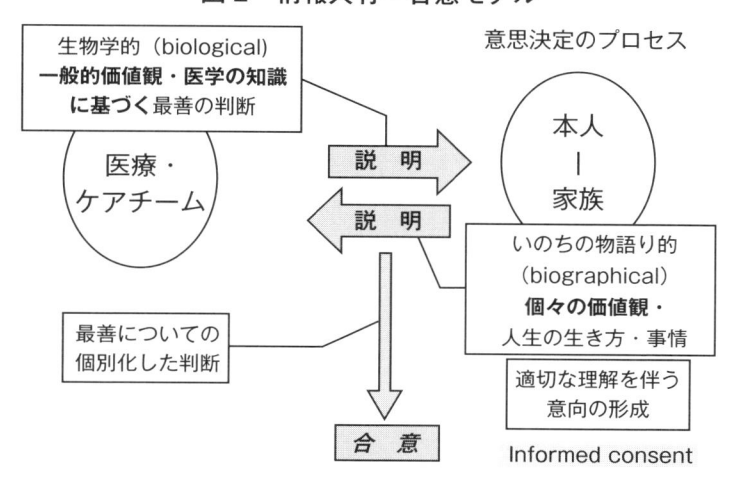

図2　情報共有―合意モデル

```
生物学的（biological）
一般的価値観・医学の知識
に基づく最善の判断                    意思決定のプロセス

    医療・              説　明           本人
    ケアチーム                            ―
                        説　明           家族

                                     いのちの物語り的
                                     （biographical）
    最善についての                      個々の価値観・
    個別化した判断                      人生の生き方・事情

                                     適切な理解を伴う
                                     意向の形成
                    合　意
                                     Informed consent
```

（清水・会田，2012）

なされるのであるが，それはどのように進められるのかを，次にまとめてみよう（図2参照）。

- **1.6 医療・ケアチームは，本人・家族との双方向のコミュニケーションを通して，次の諸点を実行しつつ，合意を目指す。**
  ①それぞれの持っている情報を関係者が共有する。
  ②本人の身体を診察して得られた情報と，医学的知見に基づく本人にとっての最善に関する一般的判断から出発して，本人側から得た本人の個別の事情（本人が人生をどう把握しているか）を考慮にいれた，本人の最善についての個別化した判断を形成する。
  ③本人・家族が，医療・介護側から得た情報を，自らの人生の事情と考え合わせ，必要な場合には自らの人生計画を書き直し，目下の問題に適切に対処するための，状況を分った上での意向を形成できるよう支援する。（GL 第1部 1.6）

　ここでは，コミュニケーションのベースになる「情報の共有」を①で示した上で，②では医療・ケアチームの側がどのような情報を組み合わせて，目下のケースにおける本人の最善についての見解を形成するかを，また，③では医療・ケアチームが本人・家族をどのように支援していくかを示している。以下，③についてより詳しく見ておく。

　「医療・介護側から得た情報を」：本人・家族に情報を提供することは，従来「説明と同意」という見方においては，本人の意思決定支援において医療側にできる唯一のことであるかのような位置づけを与えられてきた。本人・家族が適切に意思決定するためには，情報が伝わらなければならないことは，言うまでもない。ここで附言したいのは，素人であることが標準である本人・家族が「使える」情報として伝えること，本人たちが，どういうことどもを考え併せなければならないかを意識できるように伝えることである。

　例えば，高齢者が口から食べられなくなったので，人工栄養をどうするか

を考える場面で，人工栄養をした場合としない場合の予後について「胃ろうにすれば，2年とか，あるいはそれ以上長く生きる可能性がある－点滴だけだと1月半くらい」と長さだけ説明するということが現場ではしばしば起きているようだ。しかしこれでは，本人・家族は長さだけしか考えられない。そこで，どういう生活になる見込みかも話す。予測しにくいならそうと言えばよいのであって，生活の内容がどうであるかに言及することで，本人・家族は，長さだけでなく併せて中身も考えなければならない，と自覚できる。

　医療・ケアチームは数多くの事例を経験しているが，本人・家族の経験は少なく，初めてであることも珍しくない。したがって，どういうことに目配りしつつ考えるかを伝えることは意思決定支援でもある。

　「自らの人生の事情と考え合わせ」：「医療は人生にとっての最善を目指して生命を整える」ということは，ガイドライン第2部の要点である。そうであれば，人工栄養をどうするかという問題を引き続き例にとって言えば，ご本人の人生を話題に出して，どういう生き方をしてきたか，何を大切にしてきたか，といったことについて本人ないし家族が振り返るようにし，そういう人生を送ってきて，現在，これからの残りの人生をどう生きたいかをまとめるように仕向け，そういうご本人にとって，人工栄養をした場合・しない場合に見込まれる生活はどう評価できるかを考えるのだということを分かっていただくようにする。こういう場面で人生について考えていいのだと伝えるだけでも，大きな支援になり得る。

　「必要な場合には自らの人生計画を書き直し」：人生を考えることは，選択肢の中からその人生に一番相応しいものを見出すために有効なだけではない。治療を人生の流れの中に組み込むことは，多少なりとも自らの人生の物語りを書き換えることであるが，時に，本人が生甲斐にしているような活動を手放さなければならないほどの物語りの書き換えを迫られることがある。このような場面において，愛着しているものを捨てること（文字通りの「割愛」）は，まさに「断腸の思い」を伴い，なかなか踏み切れないのが自然である。支援は，「捨てなければならないこと・できなくなること」に目を向

けて，マイナスの気持ちになっているところから，「残っていること・できること」を指さし，新たな視野に目を向けるよう促すことで，残された人生に新たな「生甲斐」を本人が見出すことを期待するということになろう．

「目下の問題に適切に対処するための，状況を分った上での意向を形成」：目下進めている意思決定プロセスは，高齢者が口から食べられなくなった時を例にすれば，「経口摂取ができないため，放置すれば栄養状態が悪くなっていって，そう遠くない時期に死に至る」という問題への対処の仕方を選択することがテーマである．そこで，それを目指して，まずもって本人が，また家族が「状況を分った上での意向の形成」をするよう支援することが目指されている．

「意向の形成」は，本人・家族が「こうしたい」という意向を持つようにならなければ，話し合いを通して合意を形成することができないし（なぜなら，合意とは関係者それぞれの意向が一致することであるから），「本人の意思決定」も存在しない（つまり，これは合意が形成された際の本人の意向なのだから）．

ところで，一般にある事柄をめぐる人の意向は，「状況をどのように把握しているか」と「その状況把握と対になるような，どういう姿勢で状況に向かっているか」から形成される．例えば，私たちは何らかの自覚症状がでて，身体が辛いと考え，医療機関を受診する時に，

「何か疾患に罹ったのだろう．医療機関を受診し適切な治療を受ければ楽になり，治りも早いのではないか」…a1

と状況を把握し，これと対になるように，

「早く治って，元気になりたい」…m1

という動機（＝状況に向かう姿勢）が伴って，医療機関を受診するだろう．

受診した結果，医師の説明を理解して，

「私はかくかくの疾患に罹っており，いくつかの治療法があるが，しかじかの薬の投与が現在一番成績がよいようだ（医師はこれを推薦している）」…a2

と，状況を把握したとする。すると，先の状況に向う姿勢（早く治って，元気になりたい）とこの状況把握が組み合わさって，

「しかじかの薬を私にも投与してほしい」…w1

という意向が形成される。そして，その意向は，医師に対して，

「ぜひ，その薬を私に投与してください」…r1

という，その治療をすることのゴーサインとして表現されることであろう。

このゴーサインは，治療のコンテキストにおける'informed consent'のもっとも基本的な形である。というのは，この発言は，'consent'（同意）であって，医師が提案している治療の一つに対して，「やってください」と同意して（やることの許諾を与えて）いる。また，この同意は'informed'，つまり「状況を分かっている（という状態が付帯している）」と言えるものである。a2 が同意に伴う状況把握であるが，本人が自らの病状と治療法について情報を適切に持っている（= informed）と言えるのである。

ここから，コミュニケーションにおいて現れた言語行為 r1 のベースにある本人の意向 w1 もまた，informed という状況が伴っているのであり，そこで「状況を分った上での意向」と，ガイドラインは表現している。

以上，通常の治療方針決定に際しての，意思決定（プロセス）支援について整理した。なお，より詳しくは，高齢者をめぐって，食べられなくなった場合に人工的水分栄養補給をどうするかをテーマとした本人・家族の意思決定プロセスを支援するツールがあるので，参照されたい（腎不全が進んで透析療法の導入を検討する場合については同様のツールを開発中である）（清水・会田，2013）。

3．将来のケアを心積りするプロセス（事前指示・ACP）

最後に，目の前に迫っている治療方針選択における意思決定支援のあり方を前提にして，将来ある状況になったらどうして欲しいか・欲しくないかをめぐる本人の意思決定を支援するという場面を考えよう。従来，「事前指示

（advance directive）」がこうしたタイプの意思決定を代表するものであったが，最近ではコミュニケーションのプロセスを重視するACP（アドバンス・ケア・プランニング：ケア計画事前作成プロセス）が注目されている。

(1) 事前指示

　事前指示は通常，近い将来の死が避けられないと判断される状況で本人の意思確認ができなくなった場合に使うことを想定して，起こり得るさまざまな状況に対して，予めどのような治療を希望するか・しないかを記述した文書を作成するという仕方でなされる。事前指示をすることが期待される人々は一般に素人であり，適切な文書（臨床で有効に活用できるもの）を自力で一から作成することは難しいので，事前指示の様式が種々作成され，記入者はその様式にしたがって選べばよいようにできている。事前指示には，上述のような起こり得る状況に対応する仕方を指示しておく仕方のほかに，代理人を指示しておく仕方があり，両者を併用する方式が近年では薦められている。

　患者の意思決定が治療方針決定における要である以上，医療者も家族も患者の意思を忖度するに際して本人が「こうして欲しい」と書き残しておいてくれると選びやすいということもあって，事前指示は本人が書き残したいと思うというより，周囲の者が書き残しておいて欲しいと希望する傾向のほうが強いようにも見受けられる。

　だが，事前指示には様々な問題もある。ここではいちいち枚挙する余裕はないので，一端を記すにとどめる。そもそも，事前指示が臨床に持ち込まれ，例えば家族がそれを医療者に提示したとして，その内容が本人にとっての最善（と医療側が考えること）と齟齬をきたさない場合は，特に問題にはならないが，齟齬をきたした場合，事前指示がどのような経緯で，どのような話し合いを経て作られたものかが分からないと，医療者としては，これをinformedな本人の意思と認めるわけにはいかず，それに従うわけにはいかないだろう。本人が話し合いの相手になれる状況であれば，よく話し合っ

て，本人の誤解を解くこともできようが，今は一方的にこうして欲しいと求める文書が残されてあるだけなのだ。かといって，これを無視することもできない。

　加えて，流布している事前指示の様式が不適切なことも多い。最近は「終活」がトレンドになっていて，多くのエンディング・ノートが巷に見られるようになっている。中には自治体が住民サービスないし啓発の一環として作成しているものもある。そして，ほとんどのエンディング・ノートには簡易事前指示と言えるような，本人が例えば「もしものことが起きた場合」にどうして欲しいかを選んでおく部分が含まれている。ところが，この簡易事前指示がしばしば問題なのであって，文面を見る限り作成している側も素人であり，よく考えずに好い加減な選択肢を挙げていることがあり，毒にも薬にもならないのなら笑って見過ごせるが，中には市民に害毒を及ぼすようなものもある。

　害毒というのは，市民はこれを読み，好ましいと思う項目にチェックするといったかたちで記入をするのであるが，そのことを通して影響を受けている。さて，人生の最期の時期のプロセスにもいろいろな場合があり，一概に「こうして欲しい」と決めることが客観的にはできないような事柄も多い。そういうことについて，どうして欲しいかを選ぶような項目があると，それになんらかチェックすることにより，市民の中に固定観念が形成されてしまうのである。かつ，そのようにしてチェックされたノートを家族が使って，「本人はこの通り，かくかくのことはして欲しくないと意思表明していますので，やめてください」などと言うことで，本人の informed ではない意思（と解されたもの）が独り歩きして，本人にとっての最善を損ねる結果になりかねない。

　欧米では事前指示をめぐり，それなりの議論が医学系ジャーナルを中心になされ，その結果が様式にも反映している。例えば，事前指示書に，本人独りが署名するのではなく，話し合って一緒に記入に参加したかかりつけ医や家族が署名し，本人はよく考え，理解した上で記入した（つまり informed

なものだ）ということを保証するような様式になっている，とか，いろいろ希望を記入するに先立って，「以下に示される本人の選択では本人が辛くなってしまう場合には，以下の通りにしなくてもよい」というようないわゆる「オプトアウト」が書かれていたりする．

　事前指示は素人にも書けるような内容になっているが，素人が簡単に作れるものではない，ということによくよく留意し，巷から怪しげな事前指示様式を排除することも，本人・家族の意思決定支援の大事な活動であろう．

　最後に．事前指示を書くように勧めることは，本人を自らが死ぬ時のことを考えるように仕向けることでもある．そして，それに抵抗を感じる人も多い．そもそも，私たちはどうして，死期が近づいて，意思表明できなくなった時のことについてだけ，考えて書き残せと言われなければならないのだろうか．そのように求めることは，本人中心の考え方ではなく，主に周囲の者の都合によるというべきではないだろうか．

(2) ACP（Advance Care Planning）：ケア計画事前作成プロセス

　ケア計画（care plan）を前もって考えていく活動である．進行形planningが示すように，結果としてのケア計画というより，考えて行くプロセスの名称だと言えよう．本人の人生をケア提供側がよく理解することがケア計画立案のプロセスのベースになる．コミュニケーションを通して将来のケア計画について本人・家族の意向が定まっていき，医療側との合意に達するというプロセスのあり方は，基本的には個々の治療方針について既に述べた情報共有−合意モデルと何ら変わるところはない．時間的には余裕のあるプロセスが可能である．次のようなポイントを挙げることができよう．

・ 本人の今後のケアを予め考える際に，本人の人生についてよく理解することが基礎になる．本人が話し合いに参加できる限りは，その物語りに耳を傾け，今後どう生きたいと思っているかについて，理解を深めることを目指す．

- 関係者の合意を求めていく。それは今決めて直ちに実行することについてでも，やがてある事態になったらどうするかについて予め話し合う場合でも同じである。
- 関係者の中でも，家族の参加は重要である。ただ，家族は本人と非常に近しいだけに，本人に対して支配的になることがあるので，周囲の者はその点に留意し，時には本人を擁護する必要もあろう。
- 「皆で決める」と「自分で決める」とを両立させる。そこで，「本人の意思」だけに基づかず，これと「本人の最善」との双方で意思決定を支える。
- 将来のケア計画というからには，治療上のある選択一つを単独で評価するのではなく，トータルなケアの中で，個々の治療やケア上の選択を位置付けつつ，評価する。トータルに考える，しかも，ケアの流れの中で継時的に考え，話し合って，合意を求めていくプロセスが大事である。

 なお，ACPをプロセスとして適切に位置付けつつも，そこで立てようとしている将来のケア計画の具体的な成果物としては，従来の事前指示に該当するものを想定している向きがある。が，これでは本人・家族のニーズというよりは，結局周囲の人々が欲しいものを得たに過ぎないのではないだろうか。将来のケア計画を事前に立てようと話し合うのであれば，現在以降最期に至るまでのケアのあり方について，本人，家族に予め心積りしてもらえるように，サポートしていくことこそACPであろう。

 例えば，私が現在もし喉頭がんであることが分かり，かつ，放射線だけで治癒に至るという段階は過ぎており，手術（失声・永久気管孔を伴う）と放射線によるならば，治癒できるとまでは言えないが，相当程度の長持ちがそれによって可能であると判断されたとする。すると，現在の私は躊躇しつつも，声帯を失い，永久気管孔になるというマイナス面を許容して，長持ちの見込みがある手術プラス放射線という療法を選ぶであろう。だが，私は今後身体が加齢に伴い衰えていくことを予想すると，ある程度以上衰えたら，も

うそういうマイナスを覚悟してまで，その療法を選びはしない，とも心積りする。さらに衰えたら，治療後にずっと残るマイナス面のみならず，治療中に辛い思いをする治療に関しても「治療中のそういう辛さを我慢してまで，長生きを目指そうとは思わない」と今から心積りする。

　このように，心身の機能と，それが土台となって展開する人生のあれこれの活動のポテンシャルについて，今後衰えていく曲線を想定し，どこまで衰えたら，もうかくかくの治療は受けないという心積りを今からすることは，高齢の日々をどう生きるかについてのプランであり，それこそ，高齢になった私の生活について今から予め考えておく意義があることではないか（図3参照）。

　ここから振り返ってみると，死が不可避で迫っている状況で，意思表明ができなくなった時に備えての事前指示によって「こういうケアは不要／ああいうケアはして欲しい」とするようなことは，以上の「かくかくまで衰えたら，しかじかのケアはもうしなくてよい」という心積りの延長上にあることであり，実は事前指示の相当部分は，死が不可避で迫っている状況になる前に，衰えて行くプロセスのどこかで「もういい」としていることなのである。

図3　最後に向かっての心積り

心身のポテンシャルの低下に相応して，希望・許容する医療の内容が変化する

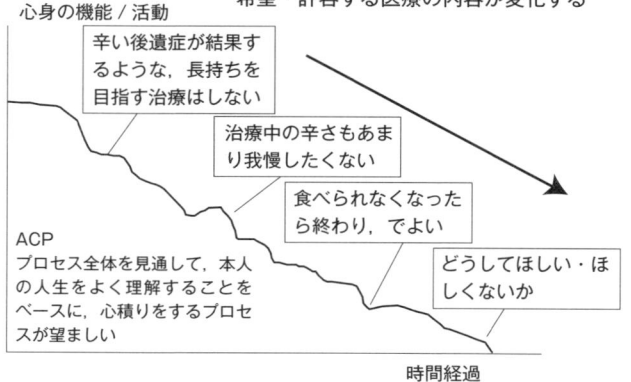

心身の機能／活動

- 辛い後遺症が結果するような，長持ちを目指す治療はしない
- 治療中の辛さもあまり我慢したくない
- 食べられなくなったら終わり，でよい
- どうしてほしい・ほしくないか

ACP
プロセス全体を見通して，本人の人生をよく理解することをベースに，心積りをするプロセスが望ましい

時間経過

高齢者本人とその家族に寄り添って，一緒に考えるACPは，このような本人にとって意義ある心積りを目指すものであってほしい（もし，これが日本的内容のものであるならば，日本発のACPのあり方として発信すればよい）。

4．おわりに

　本論では，厚労省ガイドラインを整合的な文書として見た時に，本人の自己決定を尊重するとしても，それを支える話し合いのプロセスを通して関係者が合意形成することが先立っており，それを受けて，本人の意思決定を基本とするとしていること，そのように見る時に，老年医学会のガイドラインは，厚労省ガイドラインの考え方を受け継ぎ，かつその内容を臨床的に具体的に示すものであったことを見た。次に，意思決定プロセスが本人・家族の意向の形成を支援するプロセスでもあることを踏まえて，どのような支援が必要であるかを整理した。最後に，個々の目の前にある治療方針の選択に関する場面から，将来のケア・治療について，予め考えるという場面に目を移し，事前指示とACPを取り上げて，意思決定支援を中心に考え，ことにACPが目指す成果を事前指示というような小さな話ではなく，高齢者が今から後の人生を見渡して，予想される衰えの程度と相関的にどのような治療・ケアを受けるかの心積りをしていくことこそ，本人にとって意義のあることであるとした。概して，本人を中心に，本人が考えたいことを，一緒に考えるプロセスとして意思決定支援を見直したということになるだろう。

＊本論は，次の研究開発プロジェクトによる研究成果の一部である：独立行政法人科学技術振興機構（JST）社会技術開発センター（RISTEX）研究開発プログラム「コミュニティで創る新しい高齢社会のデザイン」による研究開発プロジェクト「高齢者ケアにおける意思決定を支える文化の創成」（研究代表者：清水哲郎）

参考文献

厚生労働省(2007, 改訂 2015)「人生の最終段階における医療の決定プロセスに関するガイドライン」http://www.mhlw.go.jp/file/04-Houdouhappyou-10802000-Iseikyoku-Shidouka/0000079906.pdf（2015年5月7日 アクセス），「同解説編」http://www.mhlw.go.jp/file/04-Houdouhappyou-10802000-Iseikyoku-Shidouka/0000079907.pdf（2015年5月7日アクセス）

日本老年医学会（2012）「高齢者ケアの意思決定プロセスに関するガイドライン──人工的水分・栄養補給の導入を中心として」http://www.jpn-geriat-soc.or.jp/info/topics/pdf/jgs_ahn_gl_2012.pdf 参照（2015年3月4日アクセス）

清水哲郎，会田薫子（2012）「終末期ケアにおける意思決定プロセス」安藤泰至，高橋都編著『シリーズ生命倫理学4　終末期医療』pp.20-41，丸善出版

清水哲郎，会田薫子（2013）『高齢者ケアと人工栄養を考える　本人・家族のための意思決定プロセスノート』医学と看護社

清水哲郎（2015）「事前指示を人生の最終段階に関する意思決定プロセスに活かすために」日本老年医学会雑誌　52巻3号（2015年7月号）

超高齢社会における医療・介護

大島 伸一

1. はじめに

　高齢化率（全人口に対する65歳以上人口の割合）が25％を超え，さらに高齢化が進みつつある。このままゆけば，2025年には30.3％，2060年には39.9％に達すると予測されている（内閣府, 2014）。人口の重心が高齢者側に移動して，人口構造が変化し，それによって社会も医療も変わる。人口構造の変化は疾病構造を変える。疾病構造が変われば，医療需要が変わる。この人口構造の変化は高齢者の医療需要を増やすというだけでなく，医療そのもののあり方を変える。求められる医療の内容が変われば，医療提供のあり方も変えなければならない。高齢化による医療の変化は，量的な変化だけでなく，質的な変化を伴うのである。
　社会保障制度改革国民会議では，この変化を「治す」医療から「治し支える」医療へ，そして「生命予後の改善」から「QOL・QOD」の医療への変化であるとし，医療・看護・介護等，すべての関連職種の連携による「病院完結型医療」から「地域完結型医療」への転換が必要であると示した（社会

保障制度改革国民会議，2013）。これは，医療のあり方について，パラダイムの転換といってよい大きな方向転換を求めるものである。

2．社会が変わる

　日本は世界一の高齢社会を世界一速く実現した。高齢社会を表すのに，高齢化率，平均寿命，高齢化のスピードが指標として使われるが，日本はこのいずれにおいても世界一である。高齢化率は25.9％（2014年9月・総務省）であり，2010年7月時点で20％を超えている国は，日本の22.69％を除けば，ドイツとイタリアの20.4％だけであった（国連世界人口推計2010年版）。

　ちなみに高齢化率が7％を超えると高齢化社会といい，14％で高齢社会という。超高齢社会については高齢化率が20％とか21％とかいわれており，確かな定義がないようだが，いずれにしてもわが国は世界一の超高齢社会をすでに構築しており，現時点では超高齢社会といえる国は，ドイツとイタリアを含め3ヵ国だけである。

　次に平均寿命であるが，もっとも新しいWHOの報告では，2012年の世界の平均寿命の比較で，日本が84歳で世界一となっている。女性は87.0歳で，2位，3位のスペイン，スイスが85.1歳であることを見ると，日本の女性の寿命が著しく長いことが分かる。男性は，8位で80.0歳である。ちなみに男性の1位はアイスランドの81.2歳，2位はスイスで80.7歳である（WHO世界保健統計2014年版）。

　日本の高齢化を特徴づけているのは，高齢化の著しく速い進み方である。高齢化の速さとは，高齢化率が7％の高齢化社会から14％の高齢社会に至るまでにかかった年数で表すが，日本は1970年から1994年の24年間でこれを達成している。この24年間という年数がいかに短いかというと，フランスでは1865年から1979年までの114年間，スウェーデンでは1890年から1972年の82年間かかっており，比較的短いとされるドイツでも1930

年から 1972 年まで 42 年かかっている（国連世界人口推計 2008 年版）。

　一方，アジア，特に東アジア諸国の高齢化の進み方は急速で，20 〜 30 年後には日本の 24 年間という記録を更新する勢いで進行している。日本がこれほどの速さで高齢化が進行した要因は，平均寿命の急速な延長に加え，出生数の著しい減少がある。合計特殊出生率（女性 1 人が生涯に産む子供の平均数）の人口を維持するために必要とされる日本の人口置換水準は 2.07 前後であるが，2013 年で 1.43 と大幅に下回っており，回復の目処がたっていない。

　このように高齢，少子，人口減少が進行すれば人口構造が変わる。人口構造は発生した高齢者の大集団がより高齢化へと大集団のままで移行してゆくために，人口の軸がより高齢化の方向へと移動する。人口構造が変われば疾病構造が変わるのは自明であり，医療・介護のあり方，その提供のあり方についても，そうした変化に合わせて変えてゆかねばならないのである。

3．基本的なこと（1）

　これまで私達は，病気は治すもの，あるいは治さなければならないものという価値観のもとに医療を考え，提供のあり方を構築してきたが，高齢社会の医療を論ずるには，この価値観では限界がある。それについて述べる前に，いくつかの医療についての"あたりまえ"のことを確認しておきたい。第 1 に，医療とは人間にしかない営みであることである。動物が自分以外のものの苦痛に対して痛みを感ずることがあるのかどうか，それを軽減，あるいは除くために，何らかの行動をとることがあるのかどうか，詳しくはないが人類が現在，所有しているような高度な技術を引き合いに出すまでもなく，苦痛を軽減する，除くという目的を持って医療行為，あるいはそれに匹敵する行為を行うことができるのは人類以外にはないだろう。

　第 2 に，医療とは人が生活をしてゆくうえで欠かせないものである。『徒然草』の 123 段に，「（略）第一に食ふ物，第二に着る物，第三に居る所な

り。人間の大事，この三つに過ぎず。（中略）ただし，人皆病あり。病に冒されぬれば，その愁い忍び難し。医療を忘るべからず。（中略）この四つを欠けざるを富めりとす。この四つの他を求め営むを驕とす（略）」と医療について記されているが，古今東西，医療が衣食住と並び，人が生きてゆくうえで欠かせないものであると考えられてきたことについて異論はないだろう。

　第3に，医療はそれを必要とする者に対して，その人に合った適切な技術が提供されなければならないものである。川喜田は，「病気があって医学が生まれ，病人のために医療がある」と述べているが（川喜田，1982），医学があって病気があるとか，医療のために病人がいる，あるいは，医師のために患者がいるなど論ずるだけで苦痛であり，議論の余地のないことである。では，なぜこのようなあたりまえのことをわざわざ『医学概論』（1982年）の冒頭に述べなければならなかったのであろうか。これに対する答えは一つしかないだろう。あたりまえがあたりまえではなくなり，あたりまえでないことが現実化してきていることを憂慮していたからであり，そして，その危惧は現実のものとなっているのである。

　第4に，需要に供給を合わせるのは，医療に限らないが，このあたりまえのことを言わなければならないのは，超高齢社会に求められる医療がこれまでの医療とは違うにもかかわらず，現場ではその転換が進まないからである。あえてその理由を挙げるなら，高齢化によって，求められる医療が大きく変化しているということについて医師集団がよく理解していないか，そうでなければ，高齢社会にふさわしい医療のあり方への転換を拒否しているからである。実際には起こっている事態について，医師集団が理解していないわけがないと考えるのが現実的であり，そうであれば長期間にわたって形成された利権構造が変化することへの抵抗と，これまで通りの診療をあえて変えなければならないという変化そのものに対する拒否としか考えられない。理念や理屈を超えた問題である。

　第5に，医療は時代によって変わるということである。20世紀における技術の進歩は，驚異的であり，今もさらに加速している。仏教では，人間に

与えられた根源的な苦しみとして，生老病死をあげるが，今ではこの四苦のうち老を除く，生・病・死が医療技術によって制御されるようになった。これは科学技術の進歩とそれによる成果であり，その結果が超高齢社会の出現であるとも言えるのではないか。高齢者が全人口の5％に満たなかった20世紀初頭までの社会と，30％，40％を超える社会とが同じ社会システムでよいと考える人はいないだろうが，医療についても同様である。平均寿命が50歳台の社会と80歳を超える社会で，求められる医療が同じであるはずがないのである。超高齢社会では，老いと死とを視野に入れた医療が求められるのであり，すでにそのことに多くの人が気づきはじめている。

4．基本的なこと（2）

　医療の提供のあり方についても，基本的におさえなければならない"あたりまえ"がある。第1に，医療は技術の進歩によって変化することである。科学技術の進歩による診断・治療法の開発は当事者の専門家集団である医師の主導によって，病気の原因を究明しそれに対応する治療技術の開発という方向で進められてきた。社会の価値観は進歩，発展，前進という言葉で象徴される成長であり，医療の技術開発も同じ価値観のもとで進められてきた。超高齢社会の出現によって問われているのは，この方向で医療技術をさらに高度化してゆくことでよいのかということだけではなく，医療そのもののあり方についても根本から見直さなければならないということである。平均寿命が50歳，60歳までの医療から平均寿命が80歳，90歳の医療は違うのである。
　第2に，医療資源の問題である。たとえ医療であっても，財が際限なく供給されることは，ありえない。高齢者が増えれば，医療・介護需要が増える。一方で，出生数が減り，いわゆる社会保障費を支えてゆく層が減少しているため，需給の均衡が崩れる。不足分にどう対処するか，需要に合わせて保険料を増やし続けられないとすれば，選択肢は税か，個人負担か，サービ

スの縮小かに限られる。これまでのあり方を続けてゆく限り，すでにわが国の皆保険制度は保険料だけでは維持できない段階にまできている。

　第3に，医療需要は，どのような医療を追求するかによって変わる。国がどのような医療を目指すのかによって，医療提供の仕組みが決まり，その仕組みに準じ，専門家が動くことによって需要の中味と量が決まるからである。例えば，これまでわが国が追求してきた臓器を治すという医療を80歳を超えた高齢者にも行うとすれば，医療需要もそのような医療に合わせたものになり，それに合わせた医療提供の仕組みを作らなければならない。

　国は診療報酬を含め医療提供の仕組みを，社会保障制度改革国民会議の提案した「治し支える医療」へと大きく転換させようとしているが，医療の中味については，医師を含め医療専門職への強制力はない。ここには医療の方向性と，医療提供の行政的枠組みと，それを実現してゆく現場の医療専門職との間に，理念，倫理による制約といったものだけでなく，時には政策によっても動かしがたい構造的な問題が存在している。例えば，どの分野の医師になることを選択するかは，個人の自由であり，国や行政が関与することはできない。したがって，医学生が卒業後にどの分野を専攻するかについて，強制的に誘導することはできないため，医師の分野別，地域別への適正な養成や配置は，医師団体や現場の医師の自律的，自発的な意識改革抜きには，実現することはできないのである。

　第4に医療の公共性についてである。私は医師，医療技術は公共性の高い資源であると考えている。医療提供体制を論じるに際して，最初に問われなければならないのは，求められている必要な医療とは何かであり，その医療を実現するためには，どのような資源がどれほど必要かが次の問いである。分野別あるいは地域別に必要な医師数とは，こうした考えのもとに，必要数が算定され養成されなければならない。必要数を超えて希望者の多い分野では，本人の希望が満たされないことがあるのはやむを得ないことである。医師や医療が公共性が高い資源であるというのは，このような意味でもある。

　超高齢社会で生じる医療の需給バランスの不具合については，何よりも職

能団体によって，自律的な調整が行われるべきである。どうしても，それができないのであれば，政策的な制御を取らざるを得ない。例えば，保険医の分野別の人数を制限するなどの政策的介入のような対応である。

5．医療が変わる

　社会保障制度改革国民会議の報告書は「治す医療から治し支える医療」へと医療のあり方そのものが変わらなければならないとし，その実現のためには，病院，福祉施設等，居宅を含め関連施設と医療・看護・介護等関連職種が連携して地域全体で支えていくという「病院完結型医療から地域完結型医療」へという医療提供のあり方の転換が必要であると明記している。さらには，「QOD（Quality of death）」という言葉が記載され，望ましい死の実現に貢献するのも医療の役割であることが示された。いずれもわが国で進められてきたこれまでの医療の基本的な考え方を大きく変えるものである。

　これまで行われてきた日本の医療とはどのような医療であったのか。一言でいえば，平均寿命が50歳，60歳までの人を対象にした医療である。では，50歳，60歳までの医療とはどのような医療かだが，これも一言でいえば，国民会議の報告書に示された「治す」医療である。「治す」とは臓器の障害を治すのである。多くの人が思いあたると思うが，若い頃に発症する病気は，1つの臓器に単一の原因によって生ずる疾病が多い。腎臓の病気にかかった人が肝臓も心臓も同時に悪くなるということは稀である。医師は患者の訴えを聞きながら，どの臓器にどのような問題があるのかを類推しながら，診察を進めてゆく。おおよそあたりをつけたら，それに合わせて検査を行い問題の臓器を特定し，病気の原因を探ってゆく。原因が明らかになれば，その原因を取り除くために，より有効でより侵襲の少ない治療法から提案してゆく。

　病院のような高度な医療機器と専門家の医師，スタッフが豊富に整備，配置されたところでは，診断から治療・リハ・看護，介護等一連の過程は分業

されたシステムのもとに，整然と行われる。さまざまな分野，領域で新しい知識が増え，技術が急速に高度化しているが，医療技術が高度化すればするほど，分化は進む。もともと内科と外科しかなかったものが，消化器科，循環器科，呼吸器科等々と分かれ，今では臓器別を超えて疾患別，技術別にまで分化してきている。この方向は特定臓器の障害を治療してゆくには適した方法であるが，老化に生活習慣病という高齢者に多い病態の疾病構造とそれへの対処のあり方という面からみると適した方法とはいえないのである。

　治す医療とは，臓器の異常を見つけその機能を正常に戻す医療である。では正常とは何かである。大雑把な言い方になるが，これまで私たちが医療の場で正常といってきたのは，若い健康な成人の臓器の機能と形態を，平均的な数値や画像で示したものである。この基準から外れるものを異常として，その異常の原因を見つけ，技術によってこれを取り除き，もとの機能に戻すということをしてきたのである。

　高齢者では，肉体は加齢とともに虚弱化してゆく。これは遺伝子によって決定されている不可逆的な過程であり，いわゆる老化である。この過程に疾病が加わるという病態をとるために，若い健康成人の臓器の機能や形態を尺度とした正常という考え方が通用しない。しかも，老化の進行は個人によって著しく異なるため，〇歳の高齢者の正常値というようなものも存在しない。したがって，高齢者の治療では，これまでに基準としてきた臓器の機能の基準値や正常の画像というのは参考にはなっても，治療目標として設定することはできないのである。

　このように，これまでの臓器の機能をもとにした正常という概念は高齢者にはあてはまらない。しかも，老化という未だ正体の不明な変化の過程に疾病が加わってくるのに加え，疾病は生活習慣病のような慢性的な全身障害として現れてくるものが多く，特定臓器の障害として対応することができない。

　治す医療が目指してきたものは，死を徹底的に忌避した救命・延命である。がんの治療における評価の指標は，5年生存率とか，〇年の延命効果といっ

たものだが，これらの指標を見ればよく分かるであろう。若い人の場合，障害のある1つの臓器の異常を正常状態に戻せば，もともと他の臓器の機能に異常はないので，全身の状態が正常化し，QOLも向上し，社会復帰も可能となり，目的，方法，結果に矛盾がない。

　一方，高齢者では，個別の臓器機能の異常に注目し，その機能を正常に戻すことだけを目標にすると，他の臓器や全身状態との間に，不均衡を生じかねない。疾病のある臓器以外の臓器機能が正常である若年者と異なり，高齢者では老化の進行に伴って，それぞれの臓器の機能も低下しているというだけでなく，同じ80歳でも個人差が大きいからである。人によって老化の進み具合は大きく異なるため，全身機能と個別の臓器の機能とがうまく均衡する至適な状態が人によって異なるのである。このように高齢者では，異常値を示した臓器の機能の正常化を目指す治療を徹底すると，ときに全身状態との調和が崩れ，全体としては悪化をもたらすことにつながりかねない。したがって，治療の目標を自立した生活ができる状態に戻すことにおき，治すだけでなく，一人一人に合った全身機能と臓器機能の至適な均衡状態を目指すことを目標としなければならないのである。

　以上をまとめてみると，若い人では生命予後の向上を目指して，臓器機能の異常を正常化することが治療の目的であるが，高齢者の医療では自立した生活を目標として臓器機能と全身状態との至適な均衡状態を目指すことが目的となる。

6．医療提供のあり方

　人は高齢となり，そして死を迎える。超高齢社会では，最大の医療需要が高齢層に移るため，それに合わせた資源の配分と医療の提供体制を構築しなければならない。

　最大の需要層となる高齢者の病態に合わせた医療を提供してゆくためには，「病院完結型の医療」から「地域完結型の医療」への転換が求められる。

急性・重症の疾患が主体であるような若年者に多い，1臓器に1疾患のような病態では，人も機器も重装備されている病院で徹底的に治療に専念するという方法が有効であり，効率的でもある。20世紀は世界中の先進国が，生物学だけでなく，工学，光学，コンピュータ技術など関連領域の技術と共同して新しい診断・治療技術の開発に取り組み驚異的な成果を挙げてきた。開発された高度な機器は大型で精密で高額であり，その使用には特殊な技術が必要であり，これらを地域の基幹病院に集中的に整備した医療の提供体制を構築してきた。

　日本も同様に「治す」医療を実現する環境の整備を進めてきたが，いわゆる社会的入院として問題視された，世界でも人口あたりもっとも病床数が多い提供体制を構築し，その結果，治すだけでなく国民の80％以上が病院で死亡するという誕生から死までの全てを病院でという，病院中心の医療を展開してきた。病院は治すだけでなく，死亡する場所でもあるという，諸外国にはない特異的な状況が生まれたのである。この背景には必要とされる医療に合わせて医師の配置や病床の運用を，政策的に厳しく制御してこなかったという事情もあるが，それだけでなく，どんな病気であっても病気は治るものであり，あるいは治さなければならないものであるという幻想のもとに，病院信仰のようなものが国民に拡がった結果でもある。

　地域完結型の医療の展開で欠かせないのが，これまでの医療では軽視されてきた在宅医療との連携である。病院は急性重症型の病院と慢性期型の病院へと分化してゆくが，急性期型の病院では投入された資源を有効に効率的に運用するために，重装備の病院でしかできない医療に特化するように，入院日数を可能な限り短縮する方向に向かう。そうなれば，これまで問題とされてきた社会的入院はもちろん，手術後の社会復帰のための準備の療養期などの入院期間も短縮され，早期の退院が求められるようになる。

　高齢者の場合には，さまざまな病態を示すことが多く，入院治療が必要かどうかが問われるようなものも多いので，それぞれの病態に合わせて自宅を含めて適切な場所での治療や療養ができるように選択肢を拡げてゆくこと

が必要となる。すなわち高齢期では，急性期，亜急性期，回復期，終末期とさまざまな病態を繰り返しながら，死に向かうが，それぞれの病態に合わせた適切な場で適切なケアが提供される体制を用意しなければならないのである。

　地域完結型の医療とは，都市型，地方型というだけでなく，高齢化の進み具合，地域がもつ医療資源，文化のあり方等々まったく異なった諸事情を考慮した，その地域に求められる医療である。介護の分野から提案された地域包括ケアシステムでは，住まいを基盤として予防・医療・介護・生活支援の5分野の連携が欠かせないことを述べているが，医療の側から見ても同様であり，介護だけでなく，生活機能に関わるすべての分野との連携なくして，これからの医療は成立しない。そのためには職種間の連携が必須であり，職種間の連携が円滑に成立するためには，医療施設間の連携，医療分野間の連携が欠かせないのである。

7．終末期医療について

　高齢者の医療を考えるときに，避けられないのが死の問題である。超高齢社会とは多死社会でもあり，2013年現在年間に128万人の死があるが，2040年には，167万人になる（内閣府，2014）。

　社会保障制度改革国民会議の報告書には，死を看取るのも医療の重要な役割と位置づけ，「QOD」（Quality of death）という言葉で示された。死に向かう人に医療がどう対応するかという問題は新しいものではないが，技術が進歩して一臓器の機能不全が全体死と同義ではなくなった頃から，複雑になってきた。例えば，1940年代までは，腎機能不全になれば，それは死を意味したが，今では血液透析や腎移植で生命の維持は可能である。さらに臓器移植に絡んで，臓器の提供の対象となる脳死の状態で呼吸管理が行われると，脳以外の臓器の機能が維持されることから，脳死は死か，という問題が国民的議論となった。

このように，一臓器の死が全体死ではなくなった結果，死そのものをどう考えるかというだけでなく，死に向かってどのような医療的対応をするかに多様な選択肢が生まれている。超高齢社会では，人の死をどう考えるかという人間にとって究極の問題が，個人的な生き方に関わる問題として処理できる閾値を超え，財政を含めより複雑な社会的な問題となっているのである。自分で判断することも，動くことも，食べることもできず，しかも回復が不可能な状態であっても，今の技術で可能な最高の医療を続けて欲しいと望んだ場合に，その財源を誰がどう保証するのかというような問題とぶつかるのである。

　財源的に限界に来ている社会保障制度のもとで，多死社会を迎え，しかも死そのものの考え方や死に向かっての医療のあり方についての選択肢が多様化している状況を考えれば，それぞれの要求をすべて満たすことは不可能である。限られた財源と死のあり方といった考えること自体に抵抗のあるような問題も，もはや避けて通れない状況にあるという理解のもとに，これらの問題に正面から対峙する時期に来ていると思う。

8．医療とは

　苦痛を除き，健康体に戻すことを至上の使命としてきた医療に求められるものが変わってきており，あらためて医療とは何かが問われることになった。

　価値観そのものの変化が求められているようなときには，原則に戻って考えてみるのがよい。いつの時代であっても，心身の苦痛を除くことは，人間が生きてゆくうえで，もっとも関心の高いことである。その役割を担ってきた医療とは何かについて記されたものは多いが，言われていることに大きな差異はない。医療の目的が心身の苦痛を除く，あるいは軽減することにあるということは，時代，地域，人種を問わず大きく変わることはない。変わったのは，診断，治療に関わる技術の進歩やそれに伴う価値観と医療を受ける

側が求める治療の目的や内容そして医療に対する社会の価値観である。

　緒方洪庵の適塾で訳された「医戒」（フーフェランド（1762～1836）杉田成卿訳（1849））には，医療とは「他人の生命を保全し，他人の健康を回復し，他人の苦痛を緩和する」とあるが（杉本，1972），『広辞苑』（第五版）を見ると，医療の項目には「医術で病気をなおすこと」としか記されていない（新村，1998）。

　苦痛を取り除くという目的に変わりはないが，科学技術の進歩は，医療が具体的に目指すものを，技術の介入によって，身体およびその周辺の環境を整えて苦痛を軽くするということから，技術によって原因を取り除いて治すことへと変えたのである。

　医療は何を行うのか，技術が未熟であった時代では，苦痛から回復させるために，身体を取り巻く環境を整えることが主であった。治療手段に限りがあった紀元前のヒポクラテスの誓いには，何よりも「害をなすな」とある。医療が飛躍的に進歩したのは，近代科学の方法論が確立された17世紀以降であり，さらに爆発的な進歩を見たのは20世紀以降である。近代科学の方法論が医学・医療の分野にも確立されて，新しい知が蓄積され，理・生物学だけでなく，工学，光学，統計・情報学等における知見や技術と学際的に連携できるようになったからである。

　技術の進歩によって，個人的な営みであった医師対患者の関係のなかに，さまざまな機器や機械技術が介在するようになった。また，高額な大型機器が登場し，その効率的な使用が避けられなくなり，医療資源の集約化と医療の社会化が進んだ。人対人の個人的な営みであった医療は，システムとして機能する社会的な営みへと変化し続けている。

　特に科学技術の医療への応用が著しく進んだ20世紀の後半では，医療の社会化も，それに並行して進んだ。その成果が，約半世紀で平均寿命を20歳延長させたと言ってもよいであろう。これからその先にどのような医療と提供体制が現れるのだろうか。現時点でまだその全体像は見えていない。

　どのように技術が進み，社会が変わろうと，医療とは，人の苦痛を除くた

めのものであり，医療技術が誕生から死に至るまで，その時々に求められる人の生命，人生を支えてゆくものであることに変わりはないであろう．

9．おわりに

『広辞苑』の医療の項目に「医術で病気をなおすこと」と記されていることはすでに触れたが，問題は，これしか記述されていないことである．緩和医療とか終末期医療とかいうが，あれは医療とはいわないのかと，言いたくなるが，20世紀とはそれほど徹底して病気を治す医療を目指し，驚異的な成果を挙げてきたのである．

約半世紀で平均寿命を20年以上延長させたということが，どれほどのことなのか．13世紀に著された徒然草では，「命長ければ恥多し　長くとも四十路に足らぬほどにて　死なんこそめやすかるべけれ」（7段，吉田兼好37歳頃）とあるが，当時では40歳以上は長生きだったのである．16世紀，織田信長が「人間五十年，下天の内をくらぶれば，夢幻のごとくなり．一度生を得て滅せぬ者のあるべきか」と謡って舞ったが（敦盛（幸若舞），作者・作成年不詳），この時代の平均寿命を50歳とすると，平均寿命が10歳延びるのに300年間かかったことになる．推測のうえでの話に過ぎないといえば，そうだが，それほど大きな間違いはないであろう．すなわち，この半世紀の間に20歳の平均寿命の延長があったことが，いかに凄いことかが理解できるであろう．あまりにも驚異的な速さの変化なのである．高齢化による問題では，医療や社会保障制度の問題が真っ先に取りあげられるが，高齢者にとって切実な問題であり，誰にも解りやすいというだけで，高齢化による社会全体の変化から見れば氷山の一角に過ぎない．ピラミッド型の人口構造のもとに，1億2000万人を超える人口に合わせて構築してきた，電気，鉄道，道路，水道，下水等，社会のあらゆるインフラが，この急激な変化とそれに伴う影響に対応できなくなってきているのである．

限られた資源のなかで，皆保険制度をどのように維持してゆくかという課

題に向き合うなら，人の生死に関わる医療技術の利用のあり方についても，何をとって何を捨てるのかという難問にも，正面から向き合わなければならないという，時代の大きな転換点に立っているのである。

参考文献

内閣府（2014）『平成 26 年版高齢社会白書』
社会保障制度改革国民会議（2013）『社会保障制度改革国民会議報告書〜確かな社会保障を将来世代に伝えるための道筋〜』
川喜田愛郎（1982）『医学概論』真興交易医書出版部
杉本つとむ（解説）（1972）『医戒－幕末の西欧医学思想－』社会思想社
新村出編（1998）『広辞苑第五版』岩波書店

平穏死のすすめ

― 老衰に医療どこまで ―

石飛 幸三

1．はじめに

　老衰は病気ではありません。自然の摂理です。今日本では老衰の末期にも無理に医療が介入しています。わが国には寝たきりで身動きもできず，胃ろうをつけられて時間だけ延ばされている人がまだ数万人もいるそうです。老齢の患者が，自分の最期は無理に延ばして欲しくないと言っているのに，なぜ医者は，家族は，どこまでも延ばそうとするのでしょうか。なぜ自然の死期が来ているのに，何かしなければならないと思うのでしょうか。

　「命は地球よりも重い」とは戦後流行った言葉です。わが国は，太平洋戦争で多くの尊い命を失いました。私の長兄もフィリピンで戦死しました。ですからこの言葉が叫ばれた気持ちは判ります。しかし，そもそも人間の命が「重さ」と言う単位で計れるものでしょうか。「長さ」が絶対なのでしょうか。人間は単なる物体ではありません。我々自身が知らないことの多い不思議な身体と心から成っている生物体です。しかもそれ自体地球の一部でもあり，限りある時間の中で命をつないで行くバトンランナーです。その命を，重さという抽象的な物理単位で，地球と比較することは不条理です。

日本には，刑法218条，219条があります。この条項は連動して，老年者の生存に必要な保護をしないと，関係者に保護責任者遺棄致死罪を問うというのです。年を取ると老いて衰えて必ず死が訪れるのに，命を延ばす方法があれば，どこまでもしなければならないともとれるのです。

　我々は自然の摂理に逆らって，長さにこだわって，次々開発される延命治療法を押し付けなければならなくなります。関係者は自然の摂理にどう対応すればよいのか判らなくなっています。保護者の責任とは何なのか，長さだけが本当に本人のためなのか，医学は人間のための科学ではないのか。

2．川崎協同病院事件

　喘息の重積発作で，海岸を散歩中に倒れた人が救急車で病院に運ばれ，人工呼吸器につながれて脳死状態，以前その患者から人工呼吸器はつけないで欲しいと告げられていた医師は，人工呼吸器を外しました。刑法は文言通りに取り扱われます。医師は訴えられました。この事件を契機に医師達は，延命治療があればとにかくしなければならないのだと思いました。

　しかしこの刑法218条，219条は，若者が結核で夭折し，貧民救済が叫ばれていた明治時代に作られたものです。今日本には国民皆保険制度があり，世界一の長寿国になりました。どこまで延命治療をするべきかが問われています。時代背景は全く違っているのに，実状を見ようとしないでそのままにしているのです。法は国民のためのものです。法の意味を議論しないで文言に捉われて，受け身になって怯えていたのでは国民は正に自縄自縛です。

3．お母さん，何時までもこの世に居て

　もう一つは家族の情念です。この世に一人しか居ない私のお母さん，少しでも長く生きていて欲しい，その思いは判ります。しかし我々の命には限りがあります。ただ心臓が動いていればよいのではありません。生きるとは人

間として生きることです。

　人間が人間らしい人生を送ること，それは決して別の人が侵してはならないことです。人間が本来持っている生存する権利，自分が生きていることを意識して生きる権利，出産し子育てをする権利，そしてその人らしく最期を迎える権利，これらはいずれも自然権であります。それを最期の時が来ているのに，とにかく命は延ばさなければならない，延ばしておけば誰からも責められないと本人ではなく関係者が考え，本人の意思を無視して身体的生存の延長のみを強要する，一方的利己的情念をそのままにしていてよいのでしょうか。

　生まれてそろそろ1歳，よちよち歩きの子供は母親に手を引いてもらって育ちます。時が流れて母親が旅立つ時が近づきました。今度は息子さんがお母さんの手を引いてあげる番です。楽にしてあげましょう。お母さんを解放してあげましょう。昔から生き物の最期は，自然な最期が一番楽なのですから。

4．老衰への医療の限界を感じて

　私は外科医になって半世紀，患者さんが，一回しかない人生の途上で病気というピンチに立たされた時，それを人間がする手術でしか乗り越えられないのであれば，それはリスクがあってもチャレンジすべきだと考え，患者さんと一緒に病気と闘ってきました。今日本の病院でお世話する患者さんは超高齢の方が増えてきました。外科医は，胆嚢炎など感染症との闘いでは勝ち戦でした。多くなったがんとの闘いはしばしば負け戦でした。それに動脈硬化との闘いも加わりました。がんも動脈硬化も母屋自体の経時的変化，老衰，免疫力の減退，それが実体です。手術で老衰を止めることはできません。それを局在したものと考え，体から切り離すことで根治を狙うことは基本的に間違いでした。

　それに手術という手法は，ミクロの世界から見れば，物を一括して移動す

る土木工事のようなものです。本当に治しているのは一つ一つの細胞です。その細胞がもう生きることを終えようとしているのですから外科的治療法の限界を感じました。我々が医療で救った患者さんのその後を見なければならないと思いました。ちょうどそこへ特別養護老人ホームである芦花ホームで高齢の医師が倒れて誰も行かないと聞き、そこでは常勤ですから、私が行かせてもらえば、実情をしっかり中から見られると思いました。

5．芦花ホームの医師に転身した２つの理由

一つは還暦の頃、ロンドン郊外セント・クリストファー・ホスピスを訪問し、ホスピスの創始者シシリー・サンダースさんにお会いでき、ターミナルの方にとってはもはや治療ではなくて生活が大事だということを教わりました。考えてみれば極めてあたりまえのことを改めて肝に銘じ、わが国の実状を見ようと思ったのです。

もう一つは、還暦を過ぎてこれから第二の人生を楽しもうと思っている頃突然襲ってくるあの嫌な脳梗塞、それを防ぐ手術である頸動脈内膜剥離術（Carotid End-Arterectomy, CEA）に30年以上私は没頭してきました。60年以上の楽しかった，苦しかった人生の歴史ともいうべき、あの脳を栄養する内頸動脈の始まりの部分での人生の垢の堆積、それを取り除くことで、人生の最終章をめちゃくちゃにする脳梗塞を防げれば、それは大変意義のある手術でした。いくつになってもこの手術は受ける意味があるのか。これらはどちらも私に、人生における医療の意味を考えさせてくれるものでした。

人生途上で病気というピンチに敢然と闘って、ピンチを抜けた人々はその後どうされているか、私は外科医としてそれを見なければならない。そこでの医療はどうなっているか、老いて衰えていよいよ最期となれば、もう医療の及ばない世界のはず、だからそのような施設の実状を見たかったのです。

6．芦花ホームで見たもの

　行って見たものは，自然の摂理に無理に介入する医療の姿でした。ものも言えず胃ろうを付けられてただ横たわっている超高齢の方々，人生の最終章なのに何でこの期に及んでこの姿，私は言いようのない理不尽さを感じました。それは病院にいては見えなかった世界でした。

　人生の終焉を迎えて体が必要とする食べ物の量は減っていきます。それなのに食べさせなければ死ぬからと，頑張れ頑張れと水分，栄養を注ぎ込むこのパラドックス，そして起きるべくして起きる誤嚥，肺炎，入院，そしてまた点滴，改めて医療のあり方を考えなければと思いました。

　病院で肺炎は治せても，衰退した反射を元に戻すことはできません。本人にしてみれば突然の入院，なぜこんな居心地の悪いところへ送られたのかわかりません。手に痛い針を刺されて点滴，嫌だから抜こうとすると拘束されて本人はパニックです。これでは食べる力が残っていても食べられません。この人はもう食べられない，点滴をしなければ，胃ろうを付けなければ死んでしまう。発達した内視鏡を胃の中から操作して，お臍の上でお腹に小さな穴を開け，開発されたプラスチックのキットを嵌め込めば，胃に通じる井戸ができる。繋いでおけば吸収のよい，栄養のある宇宙食のような経管栄養剤を入れることができる，生き続けられる，医師は胃ろうを付けようとなるわけです。病院は患者の肺炎は治した，その上胃ろうをつけて生きていけるようにした，もう次の施設へ移ってくださいとなるわけです。

7．肺炎製造工場と胃ろう製造工場

　介護施設は「しっかり食べて」と無理強いして肺炎製造工場，病院はもう口では食べられないと短絡的に判定して胃ろう製造工場，胃ろうを付けてホームに帰ってきた人にまたしっかり栄養を入れます。体はもう受け付ける

量が減っているのに，チューブを繋いでおけば栄養を入れられるからと機械的に入れるのです。食道は胃から喉に通じています。胃の中に入れても十二指腸は内容を下に送るとは限りません。体が受け付けなければ逆に食道を逆流して喉に上がってきます。恐ろしい化学物質である膵液や胃酸が混ざっています。喉は反射がおちています。気管に入ります。筋力は落ちています。咳をして出す力も弱っています。誤嚥性肺炎です。苦しむから放ってはおけません。また救急車が呼ばれて病院に行きます。私がホームに行ったばかりの頃は，経管の人が数人，3年間に5回も病院とホームの間を往復していました。とんでもない間違いだと思いました。

8．保険制度による高齢者最終章の分断

　我々は施設であれ病院であれ，老衰における最終章に対しても何か医療をしなければならないと思い込んでいました。本来介護と医療により包括的に支えられるべき高齢者の最終章の生活が，介護保険が始まった時縦割りに分断され，医療を押し付けられるようになったのです。その代表的なものが胃ろうなのです。

　高齢者に最終章が来たかどうかは，その人を続けて診ている医師には判ります。しかしある時点だけ診させられる医師には，今患者さんが人生の坂のどの辺を下っているかは判りません。施設の常勤医師には人生が判りますが，2週間に一度医療施設から介護施設へ来て，看護師からただ身体的状態の異常を報告される配置医師にはその時点での病態しか判りません。人間を診ていませんから病態への対症療法しかしません。時に自然の摂理に逆行してでも医療を押し付けることになります。

9．介護施設では医療保険を使わせない

　介護保険が始まった時，施設所属の医師には医療保険が使えないことにな

りました。医療機関の医師にしか医療保険は使えないのです。

　老衰には様々な病態がつきものです。介護施設はその病態の百貨店です。老衰に伴う病態も病気を診るだけの医師にとっては大きな対象です。介護施設で専属の医師に医療を加減されては医療のマーケットが狭まります。介護施設でも医療機関の医師にだけ自由に医療ができるようにしたい。医療施設から派遣される医師にのみ医療保険を使わせよう。介護施設では常勤の医師から医療が取り上げられ，人生の最終章に見合った医療が加減できなくなったのです。

10. 神しか決められない？

　今から十数年前「みなし末期」という言葉が流行りました。人間の最期は神が決めるのだ。末期が来ているかどうかは人間には判らない。人間が末期だと言ってもそれは末期とみなしているだけだ。だから延命治療は続けなければならない。命を延ばす方法があるのに，それをしないとはナチスのホロコーストと一緒だ。実際に千葉大の教授をされている広井良典さんが『社会保険旬報』に，「死は医療のものか，福祉の問題だ」と訴える論文を出したところ，一部の医師団から日本にもナチスが居ると叩かれました（広井，1997a-d，1998a-b；石井，1998a-c；横井，1998a-d）。ですから「人間には最期が来たとは決められない」「それは神の決めることだ」「自分のところでは責任を取りたくない」，そして最期が近づくと「何かしなければならない」と救急車を呼んで病院に送るのです。これが，私が9年前に行った時の芦花ホームの状況でした。

11. この施設は何をするところか

　高齢者にいつまでも生きていて欲しい。しっかり栄養をつけさせなければならない。1500Kcalは食べさせなければならない。BMIが下がってはい

けない。アルブミンは３ｇをきってはいけないと職員のノルマになっていました。しっかり食べさせよう，あと一口，それが仇になって誤嚥性肺炎，肺炎になると病院へ送って，胃ろうを付けて帰ってくる。そしてまた強制的に水分栄養を入れるからまた起きる誤嚥性肺炎，胃ろうの最大の合併症が，実はそれが防ぐはずであった誤嚥性肺炎という矛盾したことが起きていたのです。

　入院し，結局病院で亡くなる。ケアが役割である介護士は，長年お世話していた方を最期まで世話できなくて，自分たちの仕事にやりがいを見いだせなくなりました。

　施設の看護師は，「こんなに胃ろうの方が増えては夜勤できない」と言い出しました。施設の管理者は，看護師に辞められては施設を運営できないので，これからは，入所者が病院で胃ろうをつけたらもう芦花ホームには帰ってこられないことにすると言い出しました。世の中に理不尽なことはたくさんありますが，人生の最終章でのこの対応，これ以上非情なことはありません。この組織は組織の態をなしていない，私はもうこんなところには居られないと思いました。

12．介護地獄

　それでなくても特別養護老人ホームは，核家族化した現代の日本の家庭で起きている介護地獄からの避難場所，駆け込み寺です。高齢者自ら認める生活力の減退と挫折，それを家族から指摘された時の本人の屈辱感，誰に向けようもない怒り，家族にして見ればかつて権威のあった親が今見せるこの情けない姿，幻滅，日々繰り返される身体的訴え，生理現象の始末，対応，限界に来た疲労，逃げ場のない家庭内で繰り返される葛藤，これが現代の介護地獄なのです。

　この現実を見て私は考えました。これが人間の最期のあり方か，こんな状況が許されてよいのか，施設をこのままにして自分だけ施設から逃げ出す，

これでは敵前逃亡ではないか，それこそ自分の保身，責任回避ではないか。施設は本来の使命を果たさなければならない，実態を考えよう，本音で話し合おう，家族も職員も願うことに違いはないはずだ，そう思ったら目指す方向は明らかでした。

13. 何をすべきか

　敬老の日に，内閣総理大臣名の大きな賞状を百歳の方に渡して太鼓を叩いてお祝い，それも結構だが，せっかくたくさんの家族もお集まりになる，職員も出席する，それなら3時から勉強会をしようと考えました。今はどんなに元気でも，いずれ誰しも坂を下って行きます。その行き着く先をみんなで考えておこう。そこで提案をしたのが「口から食べられなくなったらどうしますか」というテーマでした。

14. 助け舟

　人生というのはよくしたものです。問題に突き当たっても，しっかり目を開いていると何か助け舟が現れます。まさにそのようなことが起きました。
　三宅島が噴火しました。三宅島も東京都です。85歳のアルツハイマーのお母さんが芦花ホームに避難してこられました。数年が経ち，誤嚥してお母さんは病院に運ばれました。既に島に帰って働いていた息子さんに，もう「胃ろうを付けるしかない」と病院の医師から電話が入りました。息子さんは言いました。「三宅島では歳を取って食べられなくなったら水だけ傍に置いておきます。生きて行く力が残っていれば，手を伸ばして飲みます。今さら胃に穴を開けてまで栄養を入れないでください」と。医師は，それでは取りあえず鼻から管を入れて胃の中へ経管栄養を入れる方法があると言いました。息子さんはそれ以上断れませんでした。1週間後息子さんは船に乗って来て，鼻から管を入れられているお母さんの姿を見て，私の前で号泣した

のです。それを見た私は事の重大さに気づきました。

15．もう一人の助っ人

　続いてもう一人の助っ人が現れました。その人は以前からホームでは口うるさい人，要望の多い人として皆から敬遠されていました。8歳年上の姉さん女房を介護しているご主人です。そのご主人は子供の頃，2軒隣のお姉さんを綺麗だなーと思っていました。戦争に行きました。生きて帰ってきました。東京は焼け野原，バラックでお母さんと妹がそのお姉さんに面倒をみてもらって生きていました。思いが叶ってそれから60年，奥さんは夜マンションの窓を開けて「助けてー，殺される」と叫びます。向かいの窓が一斉に開きます。認知症でした。介護地獄が始まりました。それから5年，ご主人は二度奥さんの首に手をかけそうになったそうです。芦花ホームに入れてほっとしたのも束の間，誤嚥性肺炎で病院に入院，若い先生から「奥さんはもう口から食べるのは無理です。胃ろうを付けるしかありません」と言われました。ご主人は言いました。「今は自分のことも誰のことも判らなくなったこの女房を，胃ろうをつけてただ生かせたら俺は恩を仇で返すことになるからそれはしない」と言いました。それでは保護責任を問われると心配する医師に対して私は，責任はこちらが取るからと説得して奥さんをホームに連れて帰ってきました。今度はホームの職員が私を責めました。「もう口からは食べられないと病院が判断したのに，連れて帰って来て，誰が食べさせるのか」「我々が食べさせて誤嚥させたら，あの厳しいご主人に何を言われるか。先生はえらいことをしてくれた。どうしてくれる」と言うわけです。

　しかし今度はご主人が肚を決めていました。ご主人は職員に言いました。「もう皆に責任をとらせるようなことはしない。これからは女房の食事介助は自分が全部する」と言いました。そうして朝から来て，奥さんが寝ていたら無理に起こさない。起きて来て食べればその時だけ食べさせる。量にはこだわらない。ご主人は朝昼晩ホームに来て自分で奥さんに三食食べさせまし

た。介護士はそれを見ていて，時にはご主人を休ませてあげようと手伝い始めました。ご主人も加わったシフト表が作られました。ご主人を助けながら職員は学びました。本人が食べる意欲を示す時だけ食べさせればよいのだと。何と奥さんは1年半，自分の口で食べて生きていけました。ただし1日の平均摂取カロリーはそれまでは考えられない少ないものでした。1パック300Kcalのゼリー食を平均2パックと，お茶ゼリーなどの水分だけです。1日600Kcalです。皆びっくりしました。特に医者の私には考えられないことでした。しかしそれは事実でした。

16. 空腹は最高のスパイス

　それまでは，私が「摂食介助は一番難しい，無理して食べさせるな」と言うと，職員からは，「無理して食べさせるなと口で言うのは簡単だ」と私の言うことは一蹴されました。しかし今度は違ったのです。真剣なご主人の食事介助の姿勢を見て，それを手伝うことを通して彼等は学んだのです。本人のためにはどうしたらよいか，本当のケアとは何かを。それは心から本人のためを考えることだと気付いたのです。

　いつの間にか1年半が過ぎました。奥さんは段々眠ることが多くなりました。昼過ぎになってやっと起きて来て，少しだけ食べてまた眠ります。皆も無理に起こしません。遂に起きて来なくなりました。1週間眠り続けた明け方静かに息が止まりました。最期まで静かな呼吸でした。吸引器が要りませんでした。その上驚いたことに最期の日までおむつが濡れていたのです。おしっこが出ていたのです。

　全てが終わってご主人は職員に，「2人だけにしてくれ」と頼んで部屋の戸を閉めました。中からご主人の嗚咽の声が聞こえていましたが，声が止んで戸が開いて現れたご主人が，職員に向って「皆さん長い間本当に有り難う」と深々と頭を下げたのでした。とことん最期までやった男は爽やかでした。

17. 自然な最期

　我々医師は生かし続けることしか考えませんでした。点滴をしない，何もしないなんてそんなことは許されないと思っていました。しかし何もしないことが，こんなに安らかな最期を迎えさせるのです。「そうなんだ」，体の中の余計なものを整理して，片付けて，体を軽くして，高く天に飛んで行くのだ。我々は初めて知ったのです。自然な最期がこんなに穏やかなものであることを。

　私は芦花ホームに来て今年で10年目に入りました。その間一度も麻薬を使ったことがありません。ホームに勤めることが決まった時，私は病院では麻薬を使うことは若い先生に任せていたので自分ですることはありませんでした。ホームに来るとなって慌てて麻薬の使い方を勉強しました。しかし私はホームではまだ麻薬を使ったことがないのです。入所者が亡くなられる頃は次第に食べなくなって，眠って，眠って最期は穏やかに息を引き取られるのです。苦しみがないのです。

18. 平穏死の意味

　実はこれら食べなくなって眠って静かに最期を迎える人のなかには，がんが進行して末期になって，食べない人が居られるかも知れません。しかし，認知症になって遂に夢の中で静かに最終章を迎える，苦しんでおられないのなら，今さら調べて判ったところでお腹を開いて手術をしたり，抗がん剤を使って苦しめたりする必要があるのでしょうか。それが本人のためになるのでしょうか。もう人生の最終章，苦しんでおられない，それなら静かに逝かせてあげよう。何もしない方が楽に逝くことができるのならそのようにさせてあげよう。それがご本人のためではないか。調べていないからがんで亡くなる人がどれくらいいらっしゃるか実は判らないのです。

今は多くの国民がこのように考え始めています。命を延ばす方法があっても，それをしなくても訴えられない，責任を問われるべきでないと多くの国民が考え始めているのです。だから皆のコンセンサスをまとめよう，そのための旗を掲げよう，その旗印が「平穏死」という言葉なのです。

19. 肉親ほどつらい介護

　今，在宅介護が推奨されています。住み慣れた我が家，自分が築いた城，そこで最期が迎えられればそれに越したことはありません。しかしその実状は厳しいものです。認知症で判断力を失った親，核家族化した現在の家庭の実情。これまでの親に対する屈折した子供の思い，特に嫁と姑の関係は昔から難しいものです。ましてや政府自体が女性に就労を勧めているのです。家族に期待する介護は限界にきています。

　在宅介護のこの現実，一歩引いてこの泥沼から脱出するためには家族は自律することです。そしてこの泥沼を支えることは，仕事であるプロ達にまかせることです。この世界一の超高齢社会が直面している老衰に対する医療のあり方，認知症に対する支援，それこそ社会としてこの現実を支える職能グループがクールに活躍する時代が来ているのです。

20. 生き方

　命は地球よりも重い，方法があればしなければならない，延命至上一辺倒，本当にそれが誠意か，しかもそれによって，かえって本人が苦しめられているとすればそれは何なのか。生きるということには限りがある，限りあるならその限りにおいて一生懸命生きて，できれば穏やかに最期を締め括りたい，それが生き方というものでしょう。それなのにどうしてこんな単純なことに答えを出せないのでしょう。

　かつて日本には武士道がありました。生きるからには常に死の覚悟があり

ました。

　しかし先の戦争での特攻隊，誤った使命感を植え付けられ，若い命を死に追い立てました。戦後思いがけず巡って来た物質的な繁栄，欲望の拡大，留まることを知らない自己中心的な生き方，人生の最終章に当たっても，何か方法があればしなければならないとの強迫観念，その行き着いた先が「その義務感に追いつめられての一生」，これではあまりにも淋しい生き方です。

　誰もが人として基本的人権が保障されなければなりません。ある面では劣っていても別な面では思わぬ能力を示します。たとえそれが評価されなくても存在そのものが示す価値を誰も否定することはできません。他との対比ではなく，一人の人間として各人は自分の一生を自分のものとして，他から強制されない生き方をする権利と義務があるのです。

21．都合の悪いことを他人のせいにする

　しかしわが国で見られる光景は，弱者切り捨てだ，高齢者を見殺しにするのか，感情的な反応が幅を利かせています。正論を言うと二言目には声高に騒ぐモンスターに叩かれるのです。面倒なことに巻き込まれたくない，結局ここで起きているのは責任回避です。そして老衰末期に付けられる胃ろうなのです。

　利己的な価値観，そこから生まれるものは常に他人の目を気にしどう思われるか，責任を取らされはしないか，いつも受け身で，いつも何かに監視されている思いにかられます。これが今日本に跋扈(ばっこ)している自己愛です。これでは人生は最期に来て混乱します。

　その背景には我々が自律した生き方をしていないことが根底にあるのではないでしょうか。我々の人生は自分のものです。自分らしく生きて，いよいよ終点にきた時に胸に手を当ててこれでよかったと思って死にたいものです。どう生き，どう死ぬかは個人の問題です。

　よく平等，平等と言いますが，身体的な条件を同じにすることは不可能で

す。自分の人生をどう生きるか，それが何よりも大切です。人がどうしてくれるか，人からどう思われるか，これらは本質的な問題ではありません。一人一人が不確かな人生を，自分なりに生きる権利だけは平等に与えられています。自分に問うて恥ずかしくない一生を生きるかどうか，自分自身の生き方の問題です。何をしたかよりどう生きたかなのです。

22. 看取る者達は教わる

　どんなに欲張っても必ず最期が訪れます。死を怖れる者にとっては，死はすべての終わりです。すべての欲望は消え去り，そこは暗黒の世界，何もありません。一方，精一杯自分の人生を生きて来た者にとっては，自然な最期は永遠の休息，そしてそれは看取る者達に崇高な気持ちを呼び覚まします。人生の意味を教えます。

　長年タクシーの運転手をしていたジョウ助さんが，74歳の時アルツハイマー病になり，芦花ホームに入ってきました。大きな人でした。いい人でした。しかしじっとしていません。動き回り，テーブルに乗り，テーブルを持ち上げ，皆から親しみを込めて徘徊王ジョウ助さんと呼ばれていました。20年の歳月が過ぎました。歳月は確実に体力を奪って行きました。そして94歳になり，誤嚥性肺炎のために病院に送られました。奥さんが病院に呼ばれました。先生から「胃ろうを付けましょう」と言われました。奥さんは断りました。「それでは保護責任者遺棄致死罪になる」と言われましたが，奥さんと職員とでジョウ助さんをホームに連れて帰ってきました。一時は好きなうな重まで食べて元気を取り戻しましたが，2ヵ月後何も食べなくなりました。ジョウ助さんは起きて来なくなりました。もう先がないと思ったある看護師さんが，ジョウ助さんの最期が近い，皆で何か心に残ることをしたいと言いました。奥さんから明日が結婚記念日だと聞いた介護士が，そのことを伝えました。早速皆で話し合って，非番の人も呼んで夜遅くまで掛かって部屋に飾り付けをして，次の日に奥さんが部屋に入って来た時，7人の介護士

さんと5人の看護師さんと，入所者も1人参加して，皆で「てんとう虫のサンバ」を歌いました。奥さんは泣いていました。それは57回目の結婚記念日のパーティーでした。ジョウ助さんが生きて来たことの証でした。2日後にジョウ助さんは永遠の眠りに着きましたが，「てんとう虫のサンバ」をきっと聞いていたはずです。

　芦花ホームはすっかり変わりました。亡くなりそうになると皆病院に送っていた職員が今はこんなことをしていたのです。まさに本来の役割をしていました。ホームこそ心ある看取りの場所なのです。

　私は芦花ホームに平成17年12月1日に赴任しました。それから10年が過ぎました。はじめは亡くなりそうになると救急車を呼んで慌てて病院に送っていた職員達が，年々自然死を受け入れ，遂に医師の私には想像もできないような看取りをしていたのです。人間の自然な最期の意味をいみじくも演出していたのです。そこでは本来あるべき人生の最終章を見せられました。

23. 医師こそ自覚を

　高齢者の老衰による自然死は実に穏やかなものです。余計な負荷を加えなければ平穏な最期が迎えられます。それは誰しも望むところです。家族も施設の介護士も，病院の看護師も，医師も，そして誰よりも本人が望むところです。

　今つくづく思います。「命を延ばす方法があればしなければならない」と，未だにこんな考えをする人が居るようであれば，皆でよく話し合って変えなければならない時代が来ています。命の火はいずれ消えるのに，何とか消えないようにしなければならない，しないと訴えられる，病院へ送っておけばひとまず我が身は安心だと。

　一番責任があり，死亡診断書を書くのは医師です。それなのに医師までが病院へ送っておけと責任逃れをしていては，看護師も介護士も逃げ出しま

す。皆で病院に押し付けて，挙げ句の果てに大往生が不審死扱いされる。実は自然死なのに，誰にも責任はないのに，救急隊員，警察官，監察医務医，施設職員，家族など，多くの人々がお互いに責任の押し付け合いを強いられるのです。大変な無駄です。それ以上にこれは人間として恥ずかしいことです。

　この場で鍵を握るのは医師なのです。老衰の状態，医療の意味を判断できるのは医師しかいません。一人の人間の人生の最終章の様子を把握し，その人の死亡診断書を書くのも医師なのです。この世界一の高齢社会，2025年問題，死の高齢化の津波がもう足下を洗っている現在，医師こそしっかり自分の使命を自覚して役目を果たさなかったら，医師の権威は地に落ちてしまいます。私は人生最終章を迎える人々の館，特別養護老人ホームで先頭に立って責任を背負って平穏死の旗を振っているのです。

　平成17年以来の芦花ホームでの看取りの数は図1のように変わっています。

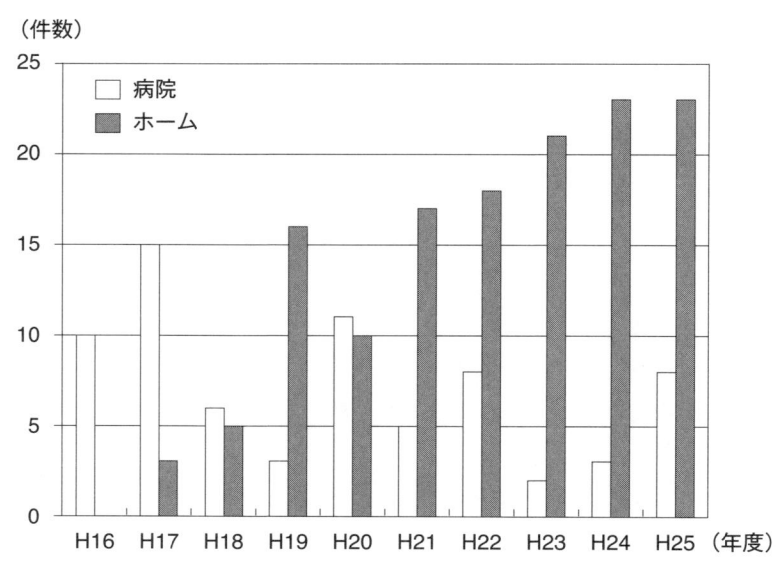

図1　芦花ホームにおける看取りの推移

24. おわりに

　私は外科医として，このまま医療が老衰に突き進むだけでよいのかと考えて，最終章を見る必要を感じて特養の医師になりました。何がこの組織の使命か，職員の生き甲斐かを考えました。そしてそこは，いろいろあった人生の最期をそれに手を貸す者達が集まって心を支える広場だと知りました。自然の摂理に従った最期は穏やかなものです。自分を知り，素直にそれを受け入れながら自分の人生を紡ぐ，私はそれを最期まで貫ければよいがと願いながら，毎日自分に言い聞かせています。

　今国民一人一人が声を上げるべきです。特に老人が率先して世論をリードすべきです。「年寄りに死ねと言うのか」なんて本当の年寄りはそんなことは言いません，年を取ったら死ぬのですから。今は自分の一生とその最期を選択できる時代です。国民一人一人が自律して生きて，自分の最期を納得してお仕舞いにできる時代なのです。生きて死ぬ，自然の摂理，「自然」とはそもそも「自ら然り（おのずからしかり）」，自然の法則に従って生きて，最期を受容することです。そしてこれでよかったと思いたいものです。

参考文献

石井映禧（1998a）「老人への医療は無意味か」『社会保険旬報』No.1973
石井映禧（1998b）「みなし末期という現実　上」『社会保険旬報』No.1978
石井映禧（1998c）「みなし末期という現実　下」『社会保険旬報』No.1985
広井良典（1997a）「福祉主体のターミナルケア　PART1」『社会保険旬報』No.1943
広井良典（1997b）「福祉主体のターミナルケア　PART2-1」『社会保険旬報』No.1946
広井良典（1997c）「福祉主体のターミナルケア　PART2-2」『社会保険旬報』No.1947
広井良典（1997d）『ケアを問いなおす』ちくま新書

広井良典（1998a）「ターミナルケア論議において真に求められる視点は何か」『社会保険旬報』No.1975

広井良典（1998b）「これからのターミナルケアに求められる視点」『社会保険旬報』No.1994

横井正利（1998a）「高齢者の終末期とその周辺」社会保険旬報 No.1976

横井正利（1998b）「高齢者の自己決定権とみなし末期　上」『社会保険旬報』No.1991

横井正利（1998c）「高齢者の自己決定権とみなし末期　下」『社会保険旬報』No.1992

横井正利（1998d）「高齢者の自己決定権とみなし末期　続報」『社会保険旬報』No.2004

訪問看護の実践からみた
地域包括ケアにおける看取り

―予防から看取りまで,
地域の中で最期まで生きることを支える―

秋山 正子

1. はじめに

　1992年（平成4年）老人保健法の改正で生まれた訪問看護ステーション（当時は老人訪問看護ステーション）制度は，2012年で21年目を迎え，新たな時代に突入している。2013年では，全国にその数，約7000ヵ所，初年度が全国200ヵ所だったことを思えば，隔世の感がある（図1）。

　しかしながら，2012年の看護職全国約154万人のうち訪問看護ステーション就業者33,649人，率にして2.2%と，なかなかその数を増やせずにいる（表1）。

　在宅医療の推進を目指して厚労省が掲げた「在宅医療・介護2012」の中に，「住み慣れた自宅や介護施設等，患者が望む場所での看取りを行うことのできる体制を確保すること」を挙げており，そのことは，4割を超える国民が願う「終末期の療養の場所ができれば自宅で」を叶えることへも通じて

いく。しかし，これを担う看護の人材や如何に，という現状がある（内閣府，2007）。

　筆者は，1992年から訪問看護に従事し，これまで，在宅で多くの方々の看取りに関わらせていただいた。訪問看護の立場から，地域における在宅での看取りを実現していくためには，①住民の意識改革（病院信仰からの脱却），②医療者の意識改革（在宅では無理だと医療者自身も考えている），③地域の医療連携体制の確立，④地域の介護体制の充実，⑤予防から看取りまでを包括的に捉えられる行政の体制整備といったことが重要ではないかと実感するに至った。これらのことを実現するには，表題に掲げた地域包括ケアが稼働する地域をつくることが必要であり，そのための窓口としての予防活動も含む「暮らしの保健室」は，前述した①②③を実践しつつ④⑤へも働

図1　訪問看護ステーション数の推移

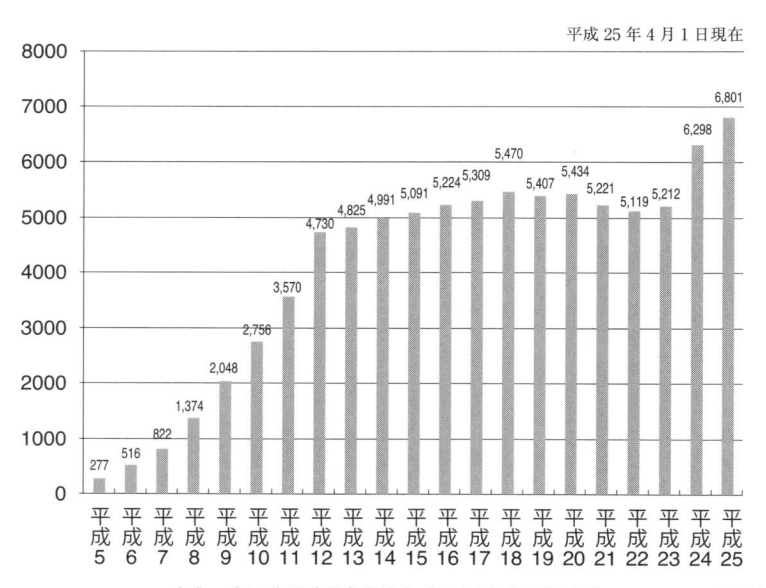

平成25年4月1日現在

年度	ステーション数
平成5	277
平成6	516
平成7	822
平成8	1,374
平成9	2,048
平成10	2,756
平成11	3,570
平成12	4,730
平成13	4,825
平成14	4,991
平成15	5,091
平成16	5,224
平成17	5,309
平成18	5,470
平成19	5,407
平成20	5,434
平成21	5,221
平成22	5,119
平成23	5,212
平成24	6,298
平成25	6,801

出典：全国訪問看護事業協会「平成25年訪問看護ステーション数調査結果」
　　　平成5年～平成11年　訪問看護実態調査（厚生労働省統計情報部）
　　　平成12年～平成23年　介護サービス施設・事業所調査（厚生労働省統計情報部）
　　　平成24年～平成25年　訪問看護ステーション数調査（全国訪問看護事業協会）

表1　看護師の就業場所

年次	総数	前年との比較増減	指数	保健所	市町村	病院	診療所	助産所
	人	人		人 (0.7)	人 (2.5)	人 (63.3)	人 (22.0)	人 (0.1)
平成15年末	1,268,450	34,654	100.0	9,156	31,221	803,393	279,298	1,707
平成16年末	1,292,593	24,143	101.9	(0.7) 8,894	(2.4) 30,724	(62.8) 811,538	(22.2) 287,238	(0.1) 1,739
平成17年末	1,308,409	15,816	103.2	(0.7) 8,888	(2.5) 32,762	(62.6) 818,580	(21.7) 283,623	(0.1) 1,694
平成18年末	1,333,045	24,636	105.1	(0.6) 8,534	(2.5) 32,702	(62.4) 831,921	(21.8) 290,929	(0.1) 1,646
平成19年末	1,370,264	37,219	108.0	(0.6) 8,381	(2.4) 33,311	(62.2) 851,912	(21.7) 297,040	(0.1) 1,636
平成20年末	1,397,333	27,069	110.2	(0.6) 8,108	(2.4) 33,480	(62.2) 869,648	(21.4) 299,468	(0.1) 1,742
平成21年末	1,433,772	36,439	113.0	(0.6) 7,932	(2.4) 34,393	(62.2) 892,003	(21.2) 304,247	(0.1) 1,720
平成22年末	1,470,421	36,649	115.9	(0.6) 8,502	(2.4) 34,723	(62.0) 911,400	(21.0) 309,296	(0.1) 1,926
平成23年末	1,495,572	25,151	117.9	(0.6) 8,393	(2.4) 35,171	(62.0) 927,289	(20.7) 309,954	(0.1) 2,004
平成24年末	1,537,813	42,241	121.2	(0.6) 8,857	(2.3) 35,397	(61.4) 944,640	(20.9) 320,800	(0.1) 1,850

年次	介護老人保健施設	訪問看護ステーション	社会福祉施設	介護老人福祉施設	居宅サービス等	事業所	看護師等学校養成所・研究機関	その他
平成15年末	人 (2.6) 32,372	人 (2.1) 26,872	人 (1.2) 15,216	人 (1.7) 21,333	人 (1.6) 20,917	人 (0.5) 6,341	人 (1.0) 13,305	人 (0.6) 7,319
平成16年末	(2.6) 33,991	(2.0) 26,434	(1.1) 14,060	(1.8) 22,892	(2.1) 27,089	(0.6) 7,626	(1.0) 13,381	(0.5) 6,987
平成17年末	(2.7) 35,494	(2.1) 27,266	(1.1) 14,131	(1.8) 23,427	(2.5) 32,228	(0.7) 8,738	(1.1) 14,056	(0.6) 7,522
平成18年末	(2.7) 35,963	(2.0) 27,307	(1.2) 15,641	(1.9) 25,505	(2.5) 33,923	(0.6) 7,613	(1.0) 13,637	(0.6) 7,724
平成19年末	(2.8) 37,995	(2.1) 28,494	(1.2) 16,354	(2.0) 27,348	(2.8) 37,695	(0.6) 8,294	(1.0) 13,859	(0.6) 7,945
平成20年末	(2.8) 38,741	(2.0) 27,662	(1.3) 18,541	(2.1) 28,806	(2.6) 35,826	(0.8) 10,857	(1.1) 14,792	(0.7) 9,662
平成21年末	(2.8) 39,796	(2.0) 28,082	(1.4) 19,502	(2.1) 30,179	(2.7) 38,866	(0.8) 11,411	(1.1) 15,228	(0.7) 10,413
平成22年末	(2.8) 41,367	(2.1) 30,301	(1.4) 20,590	(2.2) 32,231	(2.9) 42,946	(0.8) 11,251	(1.1) 15,943	(0.7) 9,945
平成23年末	(2.9) 42,736	(2.1) 30,903	(1.5) 21,958	(2.3) 33,920	(3.0) 44,395	(0.8) 11,750	(1.1) 16,294	(0.7) 10,805
平成24年末	(2.9) 44,291	(2.2) 33,649	(1.5) 23,387	(2.3) 34,824	(3.2) 48,600	(0.8) 12,265	(1.1) 17,226	(0.8) 12,027

注：（　）内の数は，総数に対する比率

出典：日本看護協会出版会編集「平成25年看護関係統計資料集」より

きかける機関となっている[注1)]。

　訪問看護での看取りの実践経験は，数で捉えるのではなく，個別ケアに徹底した個人およびそこに関わる家族または家族に代わる介護者との医療・介護の一体的な提供のプロセスである。その事実を大切にして，本稿を書き進めることとする。

2．訪問看護における在宅看取りの風景

1）その1　比較的若い末期がん患者の一例

　38歳　男性　単身　療養のために一人暮らしから実母と同居（主介護者は実母）

　スキルス性胃がん Stage IV 診断時に予後3〜4ヵ月にて，手術適応ではなく放射線療法・抗がん剤による化学療法を主体に入院治療を受け，その後は外来にて化学療法を継続し，約1年経過。病状の進行に伴いがん性リンパ管症が起こり，胸水・腹水の貯留が起こった。リンパ浮腫は，下半身全体に及び，ウエストから下腿は自ら「ゾウの足」と称したようにむくんでいた。その結果，足背に大きな水疱を形成し，そこが破れて糜爛（びらん）状態となり，そのケアが介護者である母親を困惑させ，母親が知人を頼って訪問看護に繋（つな）がってきた。主治医は大学病院の腫瘍内科医師。指示書はこの病院から発行された。

　はじめから在宅看取りを希望しているわけではなかったが，実父が半年前に同じ大学病院で食道がん手術後に経過が思わしくなく，入退院を繰り返した後，病院にて亡くなっている。このことにより主介護者である母親が，息子の時はできるだけ家でと希望された。

　訪問看護導入後，足背の糜爛症状は，毎日のスキンケアの提供により軽減

[注1)]　本稿の後半で解説する「暮らしの保健室」は，2011年に高齢化の進む団地の空き店舗を利用して開設されたワンストップ機能を持つ相談・支援の場所である。在宅医療連携拠点としても機能している。

し，腹部症状の改善とともに，下半身の浮腫の軽快にもつながり，一時は歩くことも困難であったところから，杖代わりのストックを持って歩けるまでになった。

症状の進行に伴って，疼痛緩和も図られた。とはいえ病状の進行を止めることは難しく，胸水の貯留により呼吸苦が出現し，在宅酸素療法の導入に至った。

この時に，大学病院の主治医から在宅訪問診療医へと，主治医が変更された。

亡くなる前日まで，意思表示ははっきりし，友人とも電話で話したり，メールで通信したりと活動性がベッド上ではあれ保たれていた。

排泄の自立の意思は固く，できるだけトイレでという要望を叶えるために，介護者の負担も考慮しながら，亡くなる前日まで，ベッド脇のポータブルトイレを介助にて使用することができた。

いよいよ全体の体力低下，ADLの低下がみられ意識レベルが下がってから約半日。ちょうど土曜日だったこともあり，大学時代からの親友にも連絡が取れ，実母，弟家族，親友に囲まれて，静かに息を引き取られた。

訪問看護師は最後の1週間はほぼ毎日の訪問と緊急コールに応えていた。前日の21時に訪問後，当日の意識レベル低下の緊急コールにて訪問。直前までのケアと，家族支援を行いながら，主治医との連携に努め，主治医は外来勤務の後，往診，死亡確認を行い死亡診断書の交付を行った。

この家族には，亡くなった後の遺族訪問も併せて行っている。初回訪問から3ヵ月。当初は，ADLのかなり低下してきた状態でも，外来通院したいという本人の意思を尊重しながらの2ヵ月，最後の3週間を在宅医療を導入しながら看取りまでの支援を行った。

40歳前ということもあり，また，実母の友人も含めて，家族・友人の介護によって，公的な支援体制ではなく，介護用ベッドの導入などは自費対応であったが，短期間の利用のために，経済的な負担は比較的少なくて済ん

だ。医療費に関しては，病気休業に関わる傷病手当金の交付，生命保険の入院後の通院・在宅医療への保障にも該当しているために，その交付手続きも自ら行えていた。

若い年代は，医療費の負担も大きく，また，就労に関わる問題もはらむが，この事例は，職場の理解も得られ，また，本人がギリギリまで自分の意思でできることはやれる体制がとられたことは，残される家族にとっても救われるところである。

若い年代の在宅看取りに関しては，残される家族に，まだ小さい子供がいたり，親の世代へのフォローを含めて，遺族ケアも併せて取り組まなければならない。

在宅では，家族がケアを一緒にできることが，病院でのケアと違うところ。このことは遺族ケアにもつながり，悔いを残さず，わが手とわが言葉をもって向こうへ送り届けることができる家族や友人の姿がある。それをサポートするのが訪問看護の役割といえる。

後日談として，この看取りに立ち会った友人は，実母が難病と診断され，別の大学病院に長期入院になった時に「こんな身体で，だんだん悪くなるのを待つのであれば，家で死にたい」と母に泣きつかれた時に，思わず「家で死にたいのであれば，訪問看護にお願いしなければ」と思いつき，即座に電話で連絡をしたというエピソード付きである。

結果としては，その後，筆者が面会に行き，病院の方とも相談をして，リハビリテーション施設への転院調整，内服薬の減薬を試みてもらい，杖歩行にまで回復し，自宅療養が可能となった。

一度，訪問看護が関わった看取りの場面に遭遇すると，そのことが，ある意味「成功体験の蓄積と伝達」（表2）に繋がることを示唆する一例ともなった。

　

仕組みづくりに欠かせない要件は，システムとしての上意下達（トップダウン）のあり様だけではなく，地域内における，このような事例の積み重ね

表2　本人・家族の選択と心構え

「養生」のための動機づけ支援や知識の普及

- 地域包括ケアシステムでは，支援・サービスを提供するだけでなく，本人も，自発的に健康を管理する態度をもって健康な生活を送る「養生（ようじょう）」が求められる。
- 「養生」に努めるには，受動的でなく能動的に学び，多様なニーズや関心をもつ人達が情報やスキルを共有，健康管理や必要な支援・サービスの選択ができるようになるプログラムの提供，教育人材の確保・育成が必要。

自己決定に対する支援

- 世帯構成の変化，住み替え，ケア方針の決定といった様々な場面での意思決定に対する支援として，分かりやすい情報の提示，専門職の助言，支援・サービスの利用による効果の**成功体験の蓄積・伝達**が必要。
- 長年の信頼関係をもつ主治医や以前から関与しているケアマネジャー等の専門職が助言してこそ意味がある。特にターミナル期では，望まない治療や救急搬送が行われないよう十分なコミュニケーションが求められる。

下線・太字筆者
出典：地域包括ケア研究会（2014）p.2「地域包括ケアシステムの構成要素の具体的な姿」より抜粋

によるボトムアップを丁寧に積み重ねることであり，その体験を，共有できる仲間を増やしていくことでもある。

2）その2　一人暮らしでも看取れた肺がん末期の高齢者の一例

　76歳　男性　半年前に妻を亡くしてから一人暮らし　近所に長女が嫁いでいる

　肺がん末期，診断を受けた時点で，進行がんで手術は適応外。抗がん剤を試してみるが副作用が強く，かつ効果がないと評価され，症状緩和のための酸素療法と内服薬投与にて，症状安静を病院でしていた。

もともと病院内では無口であったが，ますます話さなくなり，何をしたいと思っているのかなどの意思確認が取れないまま，突然のように「家に帰る」と言い張ってきかない状態となり，退院時共同指導などの会議開催も間に合わないままに退院してきた。

　訪問看護への依頼は病院の連携室の看護師からで，とにかく明日帰ると言っているとの連絡で，退院前日に面会に行き，あいさつを交わし，病棟からの情報提供をもらった程度。退院した当日に，在宅チームが急きょ招集され，自宅でのカンファレンスが行われた。

　家族は嫁いだ娘が2人，両方とも仕事を持ちながら子供も育てている状況。

　キーパーソンは，近くにいる長女。しかしながら，娘2人共に，本人の意思とは違って，家で看るつもりはなく，少しでも早く病院へ戻ってほしいというのが本音であった。

　それには理由があり，半年前に母親を病院で看取った時に，状態が少し安定していると病院のスタッフに勧められて外泊を試みたところ，1日もすぎないうちに，疼痛を強く訴え，叫ぶようにするものだから，救急車を呼んで，病院に戻った後，3日ほどで亡くなったという体験があった。その時の母親の苦しそうな様子が脳裏から離れず，グリーフワーク[注2]が十分にできていないままに父親の看病に入ってしまった。あのようなことがまた起こるのではないかと怖くて仕方がない，末期がんの状態で自宅でなど，看られるわけがないというのが，娘たちの本心。

　しかし家に帰ってからは，病院とは打って変わって，来訪する介護・看護・医療スタッフに，近隣の話や，自分史のようなことを語りだすといった様子。まだまだ語りたいことがあると，「聞き書きボランティア」を導入し，

[注2]　愛する人を失った後で，自分自身で行う喪の作業をグリーフワークという。喪失体験が大きく，悲しみから抜け出せないまま，社会生活ができなくなったり，身体症状に出たりする場合もあり，専門家らによるグリーフケアの必要性が説かれている。

写真1　聞き書き本「つれづれなるままに」

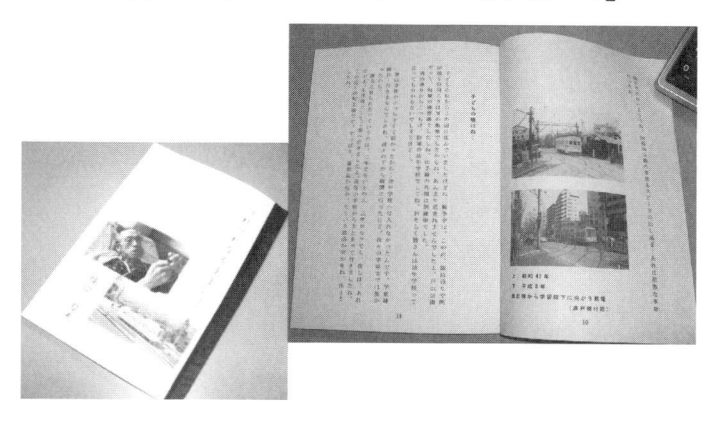

　亡くなる3日前に完成させた「つれづれなるままに」という冊子は，家族にとって，また友人にとって，かけがえのない遺産となった（写真1）。

　「同じようにベッドに寝て，酸素を吸っているのでも家が良い。一人でいる時間も必要なんだよ」と語りつつ，在宅ホスピスケアを約1ヵ月続け，最後は日曜日に，家族全員が揃って見送る中で看取られた。

　要介護4，介護保険での訪問介護・訪問入浴・福祉用具貸与，医療保険での訪問診療・訪問看護・訪問看護ステーションからの理学療法士の訪問・在宅酸素濃縮器の設置／吸引器の貸与など，介護保険や医療保険をフル活用し，かつ，家族の支援，インフォーマルなサービスとしての「聞き書き」ボランティアの支援も受け，本人の望み通りに在宅看取りが実現できた。家族の支援は同居ではなく別居の状態であるので，一人暮らし世帯である。

　最期の場面に居合わせた中学生の孫が，「おじいちゃんらしい旅立ちの衣装は？」と尋ねた訪問看護師に「やっぱり，ラジオ体操の指導員の洋服だ」と答えて，地域活動に熱心だったこの人らしく，真っ白な指導員のユニホーム姿でお見送りをした。

　この中学生の孫が，エンゼルケア[注3]を終わって，退室する訪問看護師にしっかりとお礼を言い「おじいちゃんのためにありがとうございました」と

お辞儀をしたとのこと。

　在宅での看取りの意味は，これからを担う人々へ，子供を含めて人が亡くなるとはどういうことかを身をもって教える「いのちの教育」の場面であり，「看取りの文化」を語り継ぐ場面にも繋がるものと考えられる。

　母を見送った時の凍りつくような思いを，父の看病の経過で融けさせた娘たちは，母の時にも訪問看護が使えると教えてもらっていたら，あんな思いはしなくて済んだのにとつぶやいた。

　この事例の時には外泊時には適応にならなかったものが，平成24年の医療保険報酬改定[注4]で認められるようになったことは，今後の在宅療養の推進，ひいては在宅看取りを希望する方々への第一歩として活用されることも期待される。

　この後で，退院した病院の病棟に，この事例を報告しに行った時に，病院スタッフから聞いた言葉に衝撃を受けた。「一人暮らし・肺がん・男性，この3拍子揃ったら，在宅の話は一切しない。初めから無理と思っているし，里心をつけさせてもかえってかわいそうだから」というものだった。「この人は，口数が少ないのに，どうしても帰ると言い張ったから実現できた，こんなチームがどこでもできるとは限らないし，ほとんど無理でしょう」と。

　「ダメもと」でも，本人の希望を聞いて，退院調整をしてもらえたら，在宅側でもチームを組んで努力したいと意思表明して戻ってきた。

　はじめに書いたように，在宅看取りを実現していくには，②医療者の意識改革，③地域の医療連携体制の確立，④地域の介護体制の充実が重要であることがこの事例からも明らかである。

　病院関係者にとって，在宅の看取りのケアの実際をなかなか想像できず，結局のところ，急性期病院から転院，施設への入所のあっせんという形をとり，在宅看取りにつながっていかない現実がある中で，このような形での在

[注3]　臨終後，看護師が，生前のその人らしい容貌や装いに整える処置（死後の処置）。

[注4]　診療報酬改定2012年版

宅側からのフィードバックは，医療者の意識を変える一助となることを期待している。

3）その3　14年間の経過の中で重装備にならない見送り方をした96歳の一例

　天寿を全うする老衰の方の看取りも，途中で施設入所の誘いの時期があったり，家族の介護疲れがピークに達してしまい，本人の望んだ形にはならなかったりと，結構難しい展開が多い。そんな中で，夫を前立腺がんの末期で，訪問診療・訪問看護を利用して看取られた後，一人暮らしになった83歳の慢性心不全，貧血などの症状がある高齢の未亡人に認知症の初期の段階からの関わりができた事例を紹介する。結果として亡くなったのは96歳，自宅での看取りであり，ちょうど訪ねてきた娘が介護している最中に，すっと息を引き取ったという経過である。

　これは，暮らしの保健室で行う定例の勉強会に事例として提示したもので（図2），かつ，このことを活かして，地域住民へ向けた在宅療養の推進を目指した公開講座でのシンポジウムを企画した。

　この事例の特徴は，配偶者を亡くし一人暮らしとなった高齢者を，グリーフケアの目的で訪問した（この訪問は，医療保険，介護保険の対象ではなく，訪問看護ステーションの独自の活動として行っている）ことから，初期の認知症ではないかとのアセスメントがなされたことである。

　食事を中心とした生活支援を，同居はしない状態での家族の介護とも合わせて介護保険を活用しながら行っていったこと。頻度が低くても，訪問看護が引き続き入ることで，医療的な視点と，生活を支える医療の介入が早めにできたことから，ご近所の見守りの力も得ながら認知症が進む中で，穏やかな経過をたどることができた。

　90歳の時に，脱水を起こしたが，救急車で病院へという医療の介入ではなく，在宅で補液を行い，軽度な状態で重度化を防ぐことができた。

　この時点で，要介護3。多くの場合，転倒しやすくなり，このような身

図2 重装備にせずに終末期を支援

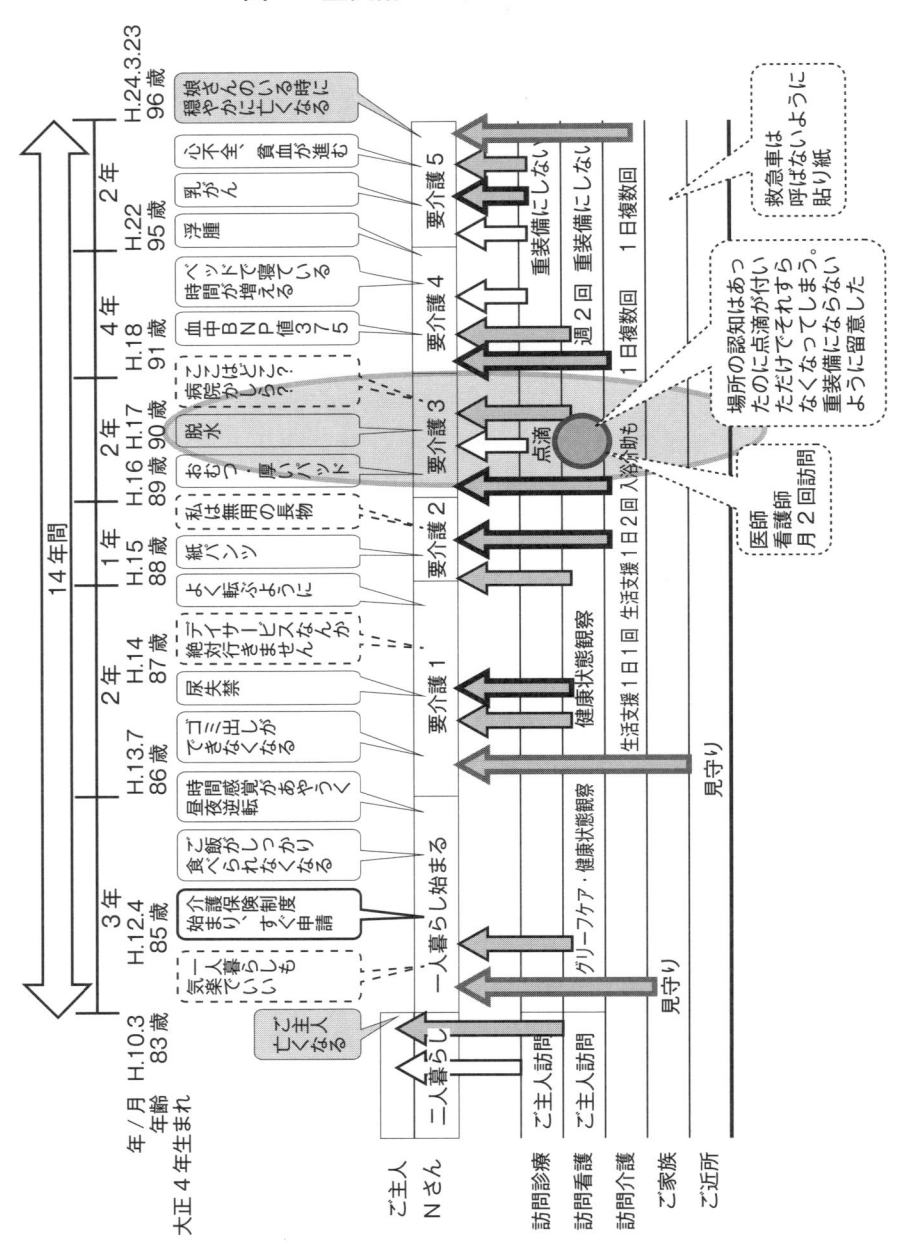

130　第1部　人生の最期をどう生きるか，どう支えるか，どう迎えるか

体上の変化も起きやすい一人暮らしの認知症は，ケアマネジャーが家族へ施設入所を勧めてしまうことも多く，この時期が在宅継続の分岐点とも言われる。

本事例の場合，この時期を乗り越え，その後も6年間の在宅生活を経て，主介護者の次女がちょうど尋ねてきていた時に息を引き取られた。

医療処置を特別に付けることもなく，重装備にならない状態で見送れた例である。

亡くなった後に，この家族に長い期間御苦労さまでしたと伝えると，「あーら，短かったわよ。終わりよければすべてよし，楽しかったわ」という言葉と笑顔が返ってきた。

看取りを通して，家族は介護という人生経験を，決して暗いものではないものと実感している。地域の公的なサービス，私的なサービス，ご近所の力をネットワークすることの効果を感じ，成功体験として活かしていくことに繋がる好事例である。

14年間，一度も入院していないのは，本人が病院嫌いであったからという理由だけではなく，在宅サービスをその時期その時期に応じて適切に組み合わせることで，本人の意思を尊重した，エンドオブライフ・ケアがなされ，重装備にならない見送り方ができたのではないかと考えられる。これは在宅ならではのアプローチと言える。

この事例を病院関係者に提示すると，多くの方が，このように穏やかに看取っていきたいし，看取られたいと思うが，病院ではこうはいかない，何か医療処置をせざるを得ないですから，と答えられた。

超高齢者の終末期に関しては，病院関係者自らが，今のままでいいのだろうかとのジレンマの中にいるのではないかと推察された。

4）その4　胃ろうの高齢者の在宅看取りの一例

89歳でくも膜下出血　失語　右麻痺　ほぼ寝たきりになり胃ろう造設その後7年間の在宅生活を経て老衰にて自宅で看取られた

この事例では，胃ろうになっても，口から食べる喜び・食べさせる喜びをあきらめない関わりを続け，嚥下評価のために歯科医を在宅訪問チームに巻き込んだことが特徴である（図3）。

　また，胃ろう造設後は，在宅でのサービスが使いにくいことも多く，ことに短期入所生活介護＝ショートステイが取りにくい状況がある。

　この人の場合も，地域にある6ヵ所の特別養護老人ホームの中の1ヵ所のみ，これに応じてもらえ，介護者の腰痛悪化時に対応しながら，その後も定期的に利用でき，長い期間介護する介護者も支えるネットワーク構築に役立った。

　胃ろうになれば，多くの場合，在宅は無理でしょう，と病院側から療養病床を勧められたり，胃ろう状態の人を専門にみる介護施設をあっせんされるのが現実である。

　また在宅を選んだとしても，今度は，在宅のサービスが使いにくくなるという現実。

　こういったことを考えると，胃ろう造設時に考えることも必要かと思うが，たとえ胃ろうになったとしても，経口からの食事摂取をあきらめないアプローチを試みることも可能にする地域ケアを大事にしていきたい。

　こういった現状を踏まえ，看護が主体になって運営する看護小規模多機能型居宅介護（複合型サービス）に期待されるところは大きい。医療処置のある要介護者のみならず，ターミナルステージになったので家では無理だが，病院に行ったために本人の望んだ以上の医療処置がなされることは避けたいなど，地域で最期まで暮らしたいというニーズを引き受ける地域密着型のサービスである。

　ただ，まだまだ数が少なく，ケアマネジャーの変更なども伴うことなどから，できても利用されない等で赤字経営のところもあり，新サービスとしての伸び悩みがみられる。今後はこのサービスの地域で果たす役割への理解が進み，生活の場で，地域を変えずに看取りを行えることに寄与していくことを期待している。

図3 口から食べる喜び・食べさせる喜びをあきらめない介護
―長期戦（14年間）に対応する家族を中心としたチームケア―

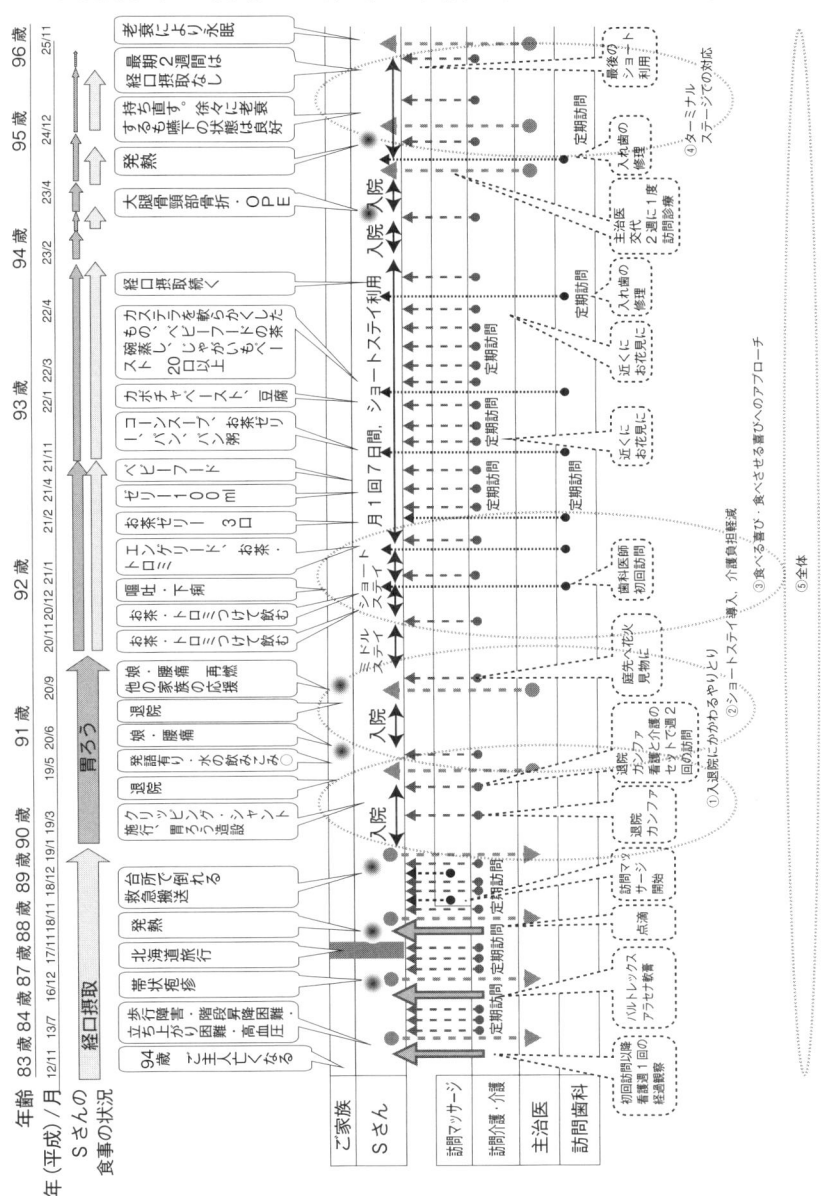

地域の中での資源の掘り起こし，必要な専門職をチームの中に巻き込んでいく努力を惜しまず，本人の思いや，家族の思いにいかに寄り添い，地域での在宅での看取りを実現可能にしていくかが何より重要である。

　このようにして生まれた看取りを経験した新しいチームは，今度は別の方にもこの成功体験を応用していける。このことは専門職のみではない。

　この事例の家族は，長年にわたる介護の経験を，周りの友人や，近所の方に語り継ぐ看取りの伝道師になっている。その時に，決して押し付けずに，いろいろ事情は違うでしょうから，まずは，早目にしかるべきところに相談に行ったほうがよい，特に訪問看護は早目から入ってもらったほうがよいと，体験談と共に語っている。

　「この近くに住む友人と，おしゃべりしていたら，みんな介護を必要としている家族を何人か抱えている年代だから，自然とそんな話になって，自分の経験を少し話しながら，大変だけどやり終えたら満足が残る。このあたりは，ちょっと頑張れば最期まで暮らしつづけられる地域よねって，お互いを励まし合っているのよ」と，最近の話題として話してくれた。

　まさに住民の意識改革の進んだ姿である。この人々は超高齢者が病院へ運び込まれたらどうなるのかをよく理解し，できるだけ重装備にならないように，先へ先へと見通した予防の視点を習得しつつある状態なのだとも解釈できる。

　新宿区内の2014年の調査で，要支援・要介護者への「この先どこで療養を続けたいか？」という質問への回答が「いまのままで」とした人が，全体では80%であるのに，牛込地区のことに筆笥地区では92%と高い数値を示している。

　牛込地区は新宿区の中の東の地域，筆者の訪問看護ステーションが平成23年度24年度と厚労省の在宅医療連携拠点事業の指定を受けて，以前から行っている在宅医療推進をさらに推し進めた地域でもあり，すべてを反映しているとは限らないが，こういった反応や数字には評価を得られたようで嬉しく思っている。

3. フレイル（虚弱状態），そして
サルコペニア（加齢性筋肉減弱症）という概念

　訪問看護における在宅看取りの風景を4例提示した。
　筆者は，実践者の立場から，このように1例ずつを提示，解説し，振り返ってみると，初めに述べたように在宅看取りを実現するための条件の5つが改めて見えてくる。
　それだけではない。最近取り入れられ始めたフレイル（虚弱状態）の考え方にも，迫ることができる。
　看護・介護を提供していく過程で，最期までできるだけ穏やかに，自然な形でと願いながらケアを続けていくと，最期に至る過程がそれなりに予測できるようになる。
　ここまできたらお別れが近い，と感じ始めるのは，個別性の強い在宅ケアだが，ある一定のサインはある。そこをどう見逃さずにケアに活かすかが，ポイントである。
　このことを，もっとわかりやすく表現し，教育に活かせたらと願うものであり，こういった経験値の蓄積は，施設ケアであっても十二分に活用される内容ではないかと感じている。

1）納得のいくお別れをするには？
　がん末期の方は，最期のところは比較的短く，予想しやすいことが多いのだが，老衰の長い経過の中では，どこからが不可逆性を持った死にいたる過程なのか？　ここの判断は，家族にお別れの時間を作り，家族に関わってもらうタイミングを逃さないケアにも繋がる。
　100歳近い方に，いつまでも元気でいて欲しい家族の要望が通り，様々な医療処置がなされていくケース。「ぴんぴんころり」と逝きたい願いを多くの人が持っているが，いざ，「ぴんぴんころり」に近い状態で，ある朝発見

といった事態に遭遇すると，家族の気持ちを慰め，落ち着くのに結構時間がかかる．

　自然な流れの中で，納得のいくお別れをするにはどうしたらよいのか？それは，本人にとっても，見送る家族や友人にとっても大事なことだと感じる．

2)「老年症候群」というとらえ方
　超高齢社会に突入した21世紀，高齢期に多い病気の特徴とその経過から「老年症候群」という言葉が生まれた．加齢に伴う生理機能の低下や，運動の不活発さによる廃用症候群に，慢性疾患症状があいまって，そこに時折急性疾患症状も加わる．定義は，「高齢者に特有か高頻度に認める症状で，包括的な対処を要する」ものとされている．

　それぞれに絡み合う関連性があり，動けない⇒食欲の低下⇒低栄養⇒筋力低下⇒動けないという循環で，要介護状態に移行していく．

　このような「要介護疾病モデル」から一歩進めた，疾患ではなく状態としてとらえる「フレイル」という考え方が，登場した．

3)「フレイル（虚弱状態）」という考え方
　「フレイル」とは，年齢と共に徐々に坂道を下るがごとくに弱っていく状態のことで，生物学的老化を基盤に，多臓器の予備力低下が主要因と説明される．

　「要介護疾病モデル」は医学モデルで，身体障害はある種の疾病に起因し，病気にかかるたびに，階段を下るように弱っていく状態とされるが，これだけでは解釈できない状態があり，「フレイル」は社会学的な知見も入れて，疾患ではなく状態としてとらえられる．

　可逆性のあるフレイルの状態から，まず悪化予防を考え，健康寿命の延伸につなげるという見方と，一方でフレイルが重度の場合には，無益な治療で患者を苦しめず，エンドオブライフケアの考え方で十分な緩和ケアを行うア

プローチを推奨する方々も増えてきた。

「長寿医療センター病院レター第49号」には，「虚弱（フレイル）の評価を診療に」（佐竹，2014）としてフレイルの評価法についての解説がある。また，フレイルの評価法（SOF index 2008, Ensrud）は，「①体重減少（2年間で5％以上の体重減少），②起立（上肢を使用せず，椅子から5回連続して立ちあがることができない），③活力（最近，活気にあふれていると思いますか？　の質問に対して「いいえ」），の3項目中2項目以上あてはまるとフレイルに該当」という指標を示す文献もある。

筆者が聴講した講義では，フレイルの評価法として，「①体重減少，②疲労感，③活動量の低下，④身体機能の低下（歩行速度の低下，例：信号を渡りきれないなど），⑤握力の低下のうち，5項目中3項目に該当すればフレイル」とし，ストレスに弱く要介護状態に陥りやすく死亡リスクが高まる状態との説明がなされた。

どちらにしても，体重減少や動きが悪くなった，意欲がなくなったという状態は見逃さず，健康寿命を延ばそうということに繋がっていく。このフレイルの状態が不可逆的になった時には，老衰の状態に入ってきている，そろそろお迎えのことも考えましょうという，準備を始めるきっかけになるのではないか。

個人差が大きく，単純に「高齢者だから」という考え方では割り切れず，それぞれの個別性を最重視することが必要だ。過剰な医療は回避するとしても，必要な医療が受けられるようにしなければならない。日常生活をよく知ったものが，きちんと情報提供し，本人の代弁をしないと危ない方向に向かいかねないという危惧も抱く。

4）フレイルの中核にあるサルコペニア

さらにフレイルの考え方の中に，サルコペニア（加齢性筋肉減弱症）という概念も生まれた。フレイル（虚弱状態）の中核をなすと考えられ，動かなくなり，食欲が低下し体重が減少し，低栄養になり，筋肉量が減る，そうす

ると運動量が減りと，悪循環になる，これがフレルティ・サイクルだと。
　予防法は，単純に言えば「しっかり食べて，歩くこと」。どうも，これに尽きるようだ。
　元気に過ごしてきた高齢者の，食べる量が減ってきた，食べても身に付かない状態で痩せが目立ってくる，皮膚状態が変化する（隠れた脱水も進み，乾燥気味），心肺機能が落ち，ちょっとしたことでの浮腫の出現など。これはそろそろ次のステージに入りはじめたと思える状態が，臨床的にある。寄り添って観察を続けていくと，そうなってから老衰で亡くなるまでの期間や症状の変化を，ある程度予測できないかと考えている。重装備にならずに，最期まで口から食べることをあきらめない，褥瘡（じょくそう）などは無縁で，しかもお別れの時間は長すぎず，短かすぎずに家族や友人がお世話に参加できる。こんな見送られ方・見送り方を，在宅の現場からの発信で増やしていきたいと思っている。
　先日，テレビで東近江市の花戸貴司医師の活動がドキュメントされていた（NHK「大往生を看取る」）。花戸医師は，日頃から「食べられなくなったらどうしたい？」「どこで暮らしたい？　つまりはどこで亡くなりたい？」といった会話を続けるうちに，本人の意思がはっきりし，それを周りもわかった上で暮らす，そんな地域を作っていた。この活動は，介護職や地域のメンバーとの「顔が分かる関係」を越えた「腹の中も見える関係」の「三方よしの会」があってのことと伝わってくる。
　看取りから見える予防の世界，最期を迎える時の穏やかで重装備でないケアの組み立て方，いま，私たちが在宅ケアの真髄をしっかり表現していかなければ，在宅ケアの軸が揺らいでしまうと危機感を抱いている。

4．「暮らしの保健室」の試み

　在宅看取りを進めるには，在宅療養そのものが，使い手である住民にきちんと浸透していかないといけないし，その情報は，元気なうちから，直接届

くことが必要である。

　また，そのためには，日々の暮らしの中での医療・介護にまつわる様々な小さな不安に対応していくことが必要と考えるに至った。

　そこで，2011年7月，新宿区内にある都内有数の大規模団地の一角に（平成26年8月1日現在，約6,000人が住み，高齢化率約50%，高齢者単独世帯は約4割に上る）「暮らしの保健室」をオープンさせた。

　ここでは，看護師やボランティア（専門職を含む）が常駐し，暮らしや健康，医療，介護に関する相談を気軽に無料で応じているほか，住民同士の情報交換や，簡単なアクティビティなども行っている。

　また，住民への普及啓発や，在宅療養に関わる多職種連携を推進するなど，地域における医療と介護の連携拠点の一翼を担っている。「暮らしの保健室」に相談に訪れた人たちからは，「通うのが楽しみ」，「気持ちが楽になる」，「相談先ができて，むやみに救急車を呼ばなくなった」，「希望に応じた医療・介護サービスにつないでもらって安心した」などの声が寄せられている。このように，高齢者等の在宅生活の不安に寄り添い，地域でつながり支え合う場は，住み慣れた地域で安心した暮らしを長く続けていくために，必要とされる地域の中での生活の拠点ともなっている。

　「暮らしの保健室」の取り組みの例を以下に示しておく。

① 暮らしや健康，医療，介護に関する相談窓口
- 地域の医療・介護状況を熟知した相談員（医療・介護従事者）が，暮らしや健康，医療，介護に関する様々な相談（在宅医療，入退院，薬の飲み合わせ，栄養，暮らしの困りごとなど）に対応
- 病院での医療，在宅での医療を理解した看護師が相談を受け，病院と地域の医師の橋渡しを実施
- がん患者とその家族の相談に対応
- 地域包括支援センターと連携し，地域に暮らす人々を支援
- 介護，福祉に関する幅広い情報を，地域の人々や地域の医師に提供
- 医師，看護師，ソーシャルワーカー等からの相談に対応

②地域における医療・介護の連携拠点
- 住民への普及啓発として，在宅療養シンポジウムやミニ講座を実施
- 相談事例や訪問看護で経験した事例などをもとに，多職種連携のためのケース勉強会を実施
- 個別ケースにおける地域ケア会議を実施
- 区内における多職種を対象に出前研修（学習会）を実施
- 地域の多職種連携を進めるに当たって，課題の抽出と解決策の検討を行う検討会を実施
- 在宅療養推進に携わる人材の質の向上を図るため，在宅療養推進の先行事例を学ぶ勉強会を実施

5．おわりに

　地域包括ケアの推進は，高齢者のみならず，すべての生きづらさを抱えた人々，ひいてはすべての市民にとって住み続け人生を終えられる地域づくりに繋がるものと確信する。

　"Aging in place"は，いまや"Living in place"であり，住み慣れた地域の中で，多少の住み替えや移動はあったにせよ，安心して暮らし続けられる，そして看取ってもらえる地域ができたならどんなにか素晴らしいものとなるのではないか？

　20年間，地域の中で「寄りそ医」をしてきたという福井県おおい町名田庄の中村伸一医師の実践現場を見せてもらった時に，この地域には病床もないし，特養のベッドもない．でも，予防から看取りまで一貫して取り組んできた結果，この地域で暮らすお年寄りの多くは自宅や，小規模多機能施設を利用して見事に人生を終えていく，そう言いながら案内してくれた小規模多機能施設に通う高齢者の表情は皆穏やかだった。

　安心を得られる地域づくりとは，自宅での看取りも含めて，グループホームや，小規模多機能施設での生活の場を利用した暮らしの中での看取りの推

進が図られていくことではないだろうか？

　民意に頼るのみではなく，各区市町村独自に，地域特性を生かした予防から看取りまでを支える仕組みづくりを行政としても後押ししてもらいたいと念願するものである。

参考文献

秋山正子（2012）『在宅ケアのはぐくむ力』医学書院
秋山正子（2012）「在宅ケア　もっとやさしくもっと自由に！　No.39：介護度に関
　　わらず在宅で　信さんに学ぶ　前編」『訪問看護と介護』17（12）:1078-1079
秋山正子（2013）「在宅ケア　もっとやさしくもっと自由に！　No.40：介護度に関
　　わらず在宅で　信さんに学ぶ　後編」『訪問看護と介護』18（1）：68-69
佐竹昭介（2014）「虚弱（フレイル）の評価を診療の中に」『長寿医療研究センター
　　病院レター』49：1-4
地域包括ケア研究会（2014）「地域包括ケアシステムを構築するための制度論等に
　　関する調査研究事業報告書（概要版）」
内閣府（2007）「平成19年　終末期医療に関する調査及び高齢者の健康に関する
　　意識調査」
日本看護協会出版会編「平成25年看護関係統計資料集」

地域の中でホスピスケア（緩和ケア）

―ケアタウン小平チームの取り組み―

山崎 章郎

1．はじめに

　1991年から東京都小金井市にある聖ヨハネ会桜町病院ホスピス（緩和ケア病棟）で，14年間にわたりホスピスケア（緩和ケア）に取り組んできた私がそのケアを通して学んだことは，全人的ケアといわれるホスピスケアのあり方は，末期がんなどの生命を脅かす疾患のみならず，人生の困難に直面している全ての人々に必要な，普遍的なケアのあり方である，ということであった。その普遍的なホスピスケアを「がんの方にも，がんでない方にも」提供したいと考え，2005年10月より，人口17万人の東京都小平市で開始したケアタウン小平チームの取り組みについて報告したい。

2．ホスピケア＝緩和ケア

　現代ホスピスの創始者でもある，シシリー・ソンダース女史は，例えば末

期のがんのような命を脅かされるような状況にいる人々が直面する苦痛を全人的苦痛といい，それらは身体的苦痛，社会的苦痛，心理的苦痛，スピリチュアルな苦痛からなり，ホスピスケアは，それら全人的苦痛に対する全人的ケアのことであると提唱している。

　また，WHOは2002年「緩和ケアとは，生命を脅かす疾患による問題に直面している患者とその家族に対して，疾患の早期より，痛み，身体的問題，心理社会的問題，スピリチュアルな問題に関してきちんとした評価を行い，それが障害とならないように予防したり対処したりすることで，QOLを改善するためのアプローチである」と定義した。

　緩和ケアで求められるものも，ソンダース女史の提唱する全人的苦痛に対する全人的ケアそのものであることが分かる。すなわち全人的ケアをキーワードにすれば，ホスピスケア＝緩和ケアなのである。

　したがって，ただ単に鎮痛剤でがんの痛みを和らげただけでは緩和ケアとは言えない。

3．ホスピス（緩和ケア病棟）で学んだこと

①身体的苦痛症状を緩和することの大切さ：人は身体的苦痛症状がひどければ，その苦痛からの解放のみを考え，限られた時間をどう生きるかなど考えられない。しかし，がん性疼痛や呼吸困難などは適切な薬剤の使用（WHO方式など）によってかなり解決できる。そして，人は身体的苦痛から解放されて，はじめて人間らしくなれるのである。
②嘘をつかないことの大切さ：苦痛症状から解放された患者さんたちの焦点は，限られた時間をどのように生きるかに当てられる。そのために必要な医療情報は，悪い情報も含め患者さんの求めに応じて，相手の状態に配慮しつつも，嘘はつかずに適切に伝えることが大切である。
③チームケアの大切さ：緩和ケアの定義にもあるように，治癒困難な状況にいる患者さんたちは身体的，心理的，社会的，スピリチュアルな問題など

多様な問題に直面していることが多い。そのような患者さんを,医師や看護師,薬剤師などの医療職だけで支えることは難しい。栄養士,ソーシャルワーカー,さらには宗教者やボランティアなどの参加も必要となってくる。

④ボランティアはチームの一員:患者さんたちの人生をトータルに支えるには,厚生労働省が示している施設基準に基づいた人員配置では不十分である。ホスピスの理念を十分に理解したボランティアがチームに参加していれば,専門職だけでは支えきれない患者さんたちの大切な日常生活を実りあるものにすることも可能である。本来的なホスピスケアを提供しようとするのであればボランティアの皆さんとの協働は不可欠になる。

⑤死に関する話題を避けないことの大切さ:死に直面している人々の関心事はもちろん「死」である。どのように死んでいくのか。死ぬとき苦しむのか。死んだらどうなるのか。あるいは,自分の葬儀のこと。散骨も含め埋葬の希望等々である。患者さんがそのような話を話題にしてきたら,逃げることなくきちんと向き合い,共に考えることは大切なことである。そのような思いを表出しただけで,その後の時間を平穏に過ごすことが可能になる場合も少なくない。

⑥スピリチュアルケアの重要性:身体の苦痛症状が緩和されていたとしても,病状の悪化により,衰弱が進んでくると,それまでできていた自力での排泄,入浴,食事などの基本的日常生活が困難になってくる。そして,「そのような状況における自己の在り様が肯定できず」,結果として「もはや,生きる意味が分からない。早く楽になりたい」等と訴え始めることが多い。このような苦痛をスピリチュアルペインというが,ホスピスでは,そのスピリチュアルペインに対して,適切なケアを提供する。そのケアを通して,その状況における自己肯定が可能となり,生きる意味を再発見する患者さんも少なくない。このようなスピリチュアルケアはホスピスケアにおける本質的ケアである。

⑦グリーフケア(家族や遺族の悲嘆に対するケア):家族は,必ず遺族にな

るのである。患者さんが存命中は,目の前にいる大切な人が間もなく亡くなっていくという予期悲嘆の中におり,遺族となってからは喪失の悲嘆の中で,その後の時間を過ごすのである。そのような家族の心情に配慮したケアは,ホスピスケアには欠かせない。

4. ホスピスケアを在宅で提供できる条件

　先述してきたような普遍的なホスピスケアを,がんであろうが,なかろうが,誰にでも提供するためには,そのケアをホスピス(緩和ケア病棟)のように制度に縛られることのない,その人の住んでいる家で展開すればよい。その条件について考えてみたい。
① 本人および家族が在宅での療養を希望していること。
② 在宅療養中の介護力があること。これは後述もするが,様々な工夫が可能である。
③ 全人的ケアであるホスピスケアの専門性を持ち,24時間対応できる訪問診療,訪問看護の存在。
④ 適切に苦痛症状が緩和できること。
⑤ 一般のデイサービスでは,その利用が断られてしまう医療ニーズの高い利用者に対応できるデイサービスの存在。
⑥ レスパイトも含めた入院可能なバックアップ病院やホスピスとの連携。
⑦ 末期がん患者の病状変化を理解するケアマネジャーの存在。

5. ケアタウン小平チームの取り組み

　さて,上記の条件に基づいたケアを地域で展開していくためのケアタウン小平チームの取り組みは次のようなものである。

1）スムーズなチームケアを可能にする仕組み

　ホスピスのメリットの一つは，ホスピスケアの理念を共有した職種がいつも身近にいて，いつでも情報交換やカンファレンスができるという物理的環境である。これは在宅とて同じことと言える。適切な在宅ホスピスケアのためには，それを提供するチームが，随時，顔を合わせながら情報交換や問題の共有を行い，その過程や結果を速やかにそれぞれの立場で患者さんやご家族にフィードバックできるような物理的環境は必須である。そして，必須職種が所属する事業体は，24時間対応の在宅専門診療所，同じく24時間対応の訪問看護ステーション，末期がんやALSなど医療ニーズの高い利用者にも対応可能なデイサービスや，居宅介護支援事業所等である。これらの事業体が1ヵ所に集約されてこそチームケアはよりスムーズになり，患者・家族のニーズに適切に応えられる質の高いホスピスケアが可能になると考えた。

　ケアタウン小平は，写真1のように3階建ての建物である。1階に後述する在宅ホスピスケアを支える事業所が集約しており，2，3階は主に，一人暮らしの高齢者や，障碍者を対象にしたアパート「いっぷく荘」がある。

　現在，ケアタウン小平チームを構成している事業体は建物全体を管理運営する株式会社「暁記念交流基金」，その「暁記念交流基金」と賃貸契約の下に入居しているNPO法人コミュニティケアリンク東京，この法人は24時間対応の訪問看護ステーションおよびデイサービスセンター，さらには居宅介護支援事業所を運営しているが，ケアタウン小平構想の中核として位置づけている。次に在宅療養支援診療所ケアタウン小平クリニック，これは私の個人開業診療所であ

写真1　ケアタウン小平外観

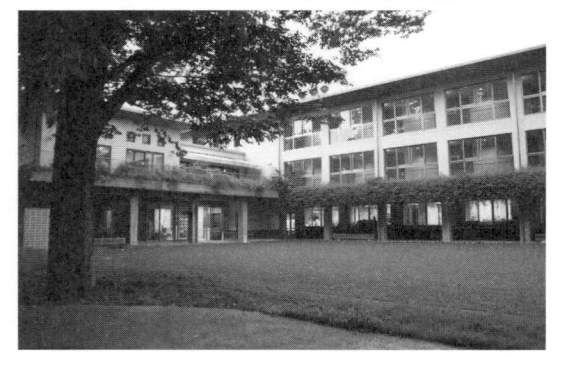

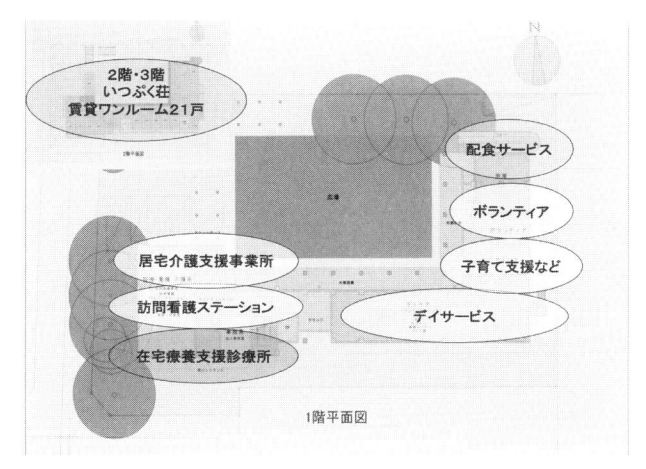

図1 スムーズなケアを可能にする仕組み

る。また，ケアタウン小平のアパートの入居者や，デイサービスセンターの利用者，各事業所のスタッフなどの食事を提供している配食サービス会社がある。これらの事業体はいずれも，すでに地域にあるものであり，それらを上手く1ヵ所に組み合わせたもの，とも言える。しかし，これら事業体はホスピスケアを在宅でという理念によって結ばれている。そして，図1のように，在宅ホスピスケアを支える事業所が1階に集約しているのである。

2）なぜNPO法人なのか－ボランティアの参加を求めて

先述したホスピスで学んだことの中で，ボランティアたちとの協働の重要性を訴えた。ケアタウン小平チームの取り組みも基本的には制度に基づいた事業体の集約である。制度の狭間を埋め，より良い在宅ホスピスケアを提供していく上で，ボランティアの参加は欠かせないと考えた。そこでボランティアが参加しやすい非営利の事業体であるNPO法人コミュニティケアリンク東京を立ち上げ，訪問看護ステーションとデイサービスの運営はNPO法人が担うことにしたのである。2014年12月現在，約90名がボランティア登録を行い，ケアタウン小平チームで活動している。その主な活動

図2 訪問エリア

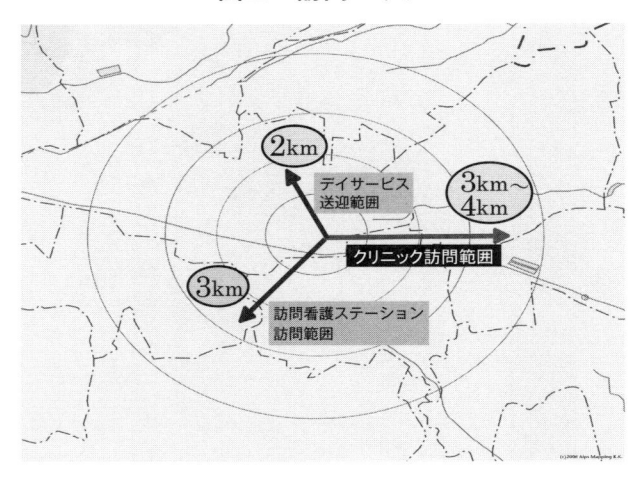

エリアはデイサービス，および「いつぷく荘」入居者が利用する食堂などである。しかしながら，現時点では準備が足りないため，いまだ，在宅その場での活動はあまりできていない。これからの課題である。

3）訪問エリアを設定した取り組み

　在宅ホスピスケアを支える中心職種は看護師である。訪問看護ステーションのスタッフたちと相談した結果，自転車で訪問することも多い，24時間対応の訪問看護エリアはケアタウン小平を中心とした半径3km以内とした（図2）。ケアタウン小平クリニックも，原則的な訪問診療範囲は訪問看護同様，ケアタウン小平を中心にして半径3kmであるが，やむを得ず半径4kmか5kmまで訪問することもある。デイサービスは送迎が必要であるため，その送迎エリアはケアタウン小平を拠点にして半径2km以内としている。

　質の高いホスピスケアを提供するためには，ケアを受ける側と提供する側が無理なく交流できる範囲であることが必要と考えた。半径3kmは，住宅密集地域で道路が細く，一方通行も多い，小平市の道路事情を考慮した距離

図3　在宅看取り率　直近3年間
（H23年10月～H26年9月）

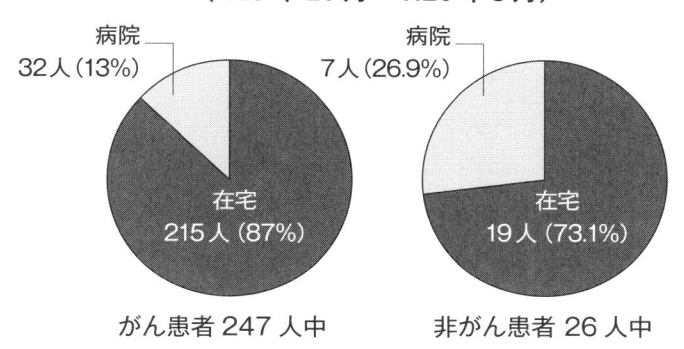

がん患者247人中
- 病院 32人（13%）
- 在宅 215人（87%）

非がん患者26人中
- 病院 7人（26.9%）
- 在宅 19人（73.1%）

であり，この距離が，それに相当すると考えている。

4）ケアタウン小平の成果

　ケアタウン小平を開設した2005年10月から2014年9月までの9年の間に，在宅で我々が関わった死亡患者さんの数は750人を超えている。そのうちの8割近い590余名の方を在宅で看取ってきた。直近3年間の在宅看取り率は図3のごとくである。在宅療養を開始したがん患者さん247人中215人（87%）を在宅で看取っている。残り32人（13%）の方はホスピスおよび一般病院で死亡している。入院を余儀なくされる理由の多くは介護の限界である。非がんの患者さん26人中19人（73%）は在宅で看取っている。

　ケアタウン小平のようなチームがあれば，在宅患者の7割以上は最後まで家にいることが可能なのである。なお，最後まで在宅に，と望んだ患者さんは，ほぼ100%最後まで在宅にいることができた。また，最後は介護力の問題などでホスピスか病院で過ごしたいと希望していた患者・家族も在宅療養を開始し，24時間対応の医療・看護を経験するうちに，何とか最後まで家にいられそうと，その想いが変化し，その結果在宅看取りとなることも少なくない。

写真2　ケアの木語ろう会

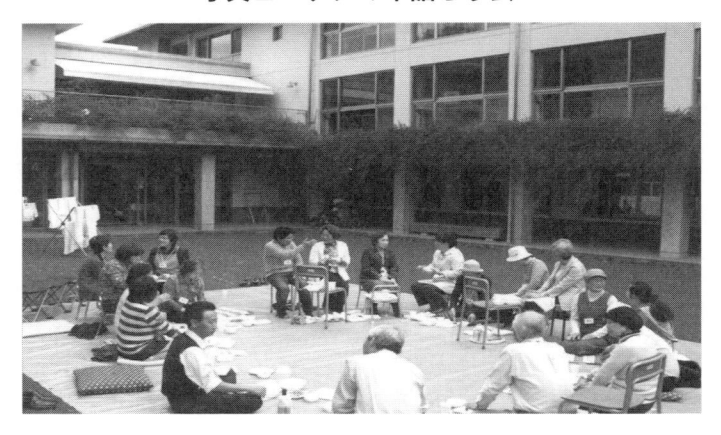

5）在宅遺族会「ケアの木」誕生

　ホスピスで学んだことの中で，グリーフケアについて触れた。どんなに納得した看取りであっても喪失の悲しみはある。その悲しみは同じような体験をした人同士でなければ，分かち合えないことも多い。ケアタウン小平チームは毎年，ご遺族との交流会を開催している。その交流会を通して，在宅遺族会「ケアの木」が誕生した。大切な人を在宅で看取ったという共通の体験を有している方々を中心とした会である。世話人の方々が協力して運営しているが，その活動の一つに写真2のような「ケアの木語ろう会」がある。これは会員が一緒に食事をしながら，それぞれの思いを，時に涙し，時に笑い合いながら語り合う会である。先述したケアタウン小平チームで活動している登録ボランティアのうち，その2割はご遺族である。チームがお手伝いした方々が，チームを応援してくれるのである。

　ところで，ケアタウン小平チームは，ケアタウン小平を中心とした半径3〜4kmエリアで，毎年70〜80人前後の方を在宅で看取っている。そのことは，同じエリアで，毎年在宅看取りを経験したご遺族が，その数の分増加していることを示している。病院やホスピスにお任せした死ではなく，自

分たちが中心になって関わり，参加した看取りを経験している方々なのである。そのような経験を積んだ人々が増加することによって，やがて，地域の文化が変わる可能性も感じている。

6. 見えてきた課題

1）独り残された私は誰が看取ってくれるのでしょう？

老夫婦2人暮らしの一方が，不治の病となり，その本人が希望して満足できる在宅死が実現できたとする。それは高齢とはいえ介護する人がいたから可能であった。しかし，在宅死の良さを実感した残された方が，自分の場合にも在宅死を望んだとしても，一人暮らしでは，誰が看取ってくれるのでしょう，という問題が生じてくる。

そこで，独居でも最後まで自宅で過ごせる条件を表1に示してみた。まずは24時間対応の専門的医療・看護は欠かせない。その上で，誰が介護するかであるが，表のように，介護保険の制度を上手く利用できれば可能な場合もある。しかし，この介護保険を利用できる事業所の数はいまだ少なく，誰もが利用できる状態にはなっていない。そこで，同居していない家族や，友人，知人，ボランティア，あるいは，自費によるヘルパーなどの活用が考えられる。ちなみに，自費によるヘルパーを利用

表1　独居でも最期まで自宅で過ごせる条件

1）24時間対応の専門的医療・看護があること
　　（医療保険）
2）亡くなるまで，何らかの介護があること
　　①定時巡回・随時対応訪問介護（介護保険）
　　②家族・親せき
　　③知人・友人
　　④ボランティア
　　⑤自費ヘルパー
3）費用負担　民間がん保険　在宅緩和ケア給付金
　　①アメリカンファミリー生命保険（2001年）
　　②プルデンシャル生命保険
　　③明治安田生命

する場合，表にも示したが，民間がん保険による在宅緩和ケア給付金を利用することもできる。

2)「いつぷく荘」という解決

先述したようにケアタウン小平には「いつぷく荘」という，主に一人暮らしの高齢者や，障碍者を対象にしたアパートがある。1階の在宅ホスピスケアを支える事業所のケアを受け，ここを終の棲家にされた方が，9年間で16人（16人中15人はがん，お1人は老衰）おられた。

「いつぷく荘」はアパートであり，介護はついていない。すべて，外付けの介護であったが，制度に基づく介護では24時間対応はできない。その介護保険の狭間を埋めたのが，同居していない家族や，親族，知人，友人，ボランティア，そして，自費のヘルパーであった。そのようなことが，可能であったため，一人暮らしのアパートを終の棲家にすることができたのである。

3)「ホームホスピス」という解決

「ホームホスピス」は，本誌別項で，詳しく紹介されているが，十余年ほど前より，宮崎で始まった取り組みである。空民家を改修した住宅に，衰弱や，病気，あるいは孤独など，一人暮らしが困難になった人々が，訪問介護などの日常生活支援を受け，共同生活を営んでいる。そこに，必要に応じて，訪問診療や訪問看護が参加し，そこを終の棲家にするという取り組みである。定員は5，6人で疑似家族のような形態の生活であるが，制度に基づいているわけではない。この取り組みも，冒頭に記したようなホスピス理念に基づいた取り組みであり，今後のホスピスケアの一モデルである。この「ホームホスピス」がケアタウン小平チームの活動エリアに2014年4月，誕生した。NPO法人ホームホスピス武蔵野が運営し，「楪（ゆずりは）」という。同年12月末までに，3人の方が「楪」より旅立たれている。

4）集中的ホスピスケア（緩和ケア）を必要とする在宅末期がん患者

　図4はケアタウン小平クリニックで在宅看取りをした患者が在宅療養開始から4週以内に亡くなった割合を示している。図に示すように在宅療養開始から2週以内に，全体の約25％が，4週以内に約50％が在宅死していることが分かる。この短い期間に死に向かう患者の様々な心身の苦痛症状に対処し，不安の中で戸惑う家族を支援する必要がある。そのためには，当然ホスピスケアについて専門性の高い医師や看護師が中心になった迅速かつ24時間対応のチームケアが求められる。また，がん患者の病状変化に熟知したケアマネジャーも必要になる。先述もしたが，ホスピスケアというからには全人的ケアが必要であり，家でがんの痛みを緩和し，看取ったというだけでは在宅ホスピスケアとはいえない。

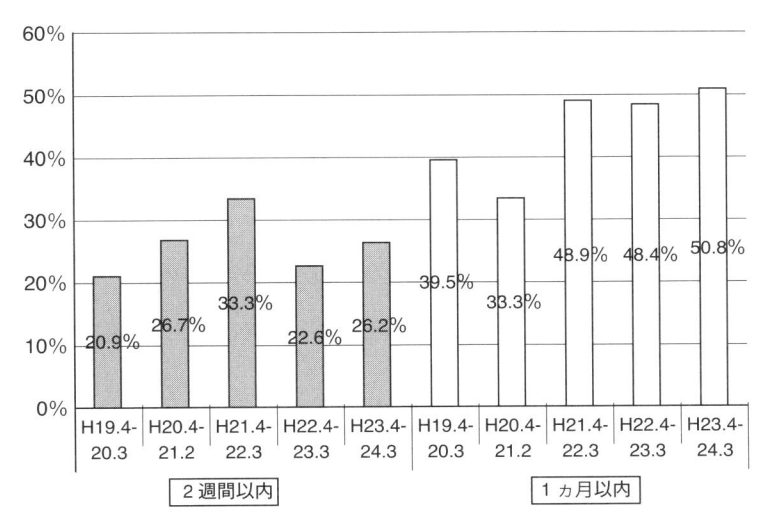

図4　在宅看取り（がん患者）5年間推移

期間	H19.4-20.3	H20.4-21.2	H21.4-22.3	H22.4-23.3	H23.4-24.3
2週間以内	20.9%	26.7%	33.3%	22.6%	26.2%
1ヵ月以内	39.5%	33.3%	48.9%	48.4%	50.8%

7．在宅ホスピスケア（緩和ケア）専門診療所の制度化を

1）課題の多い，機能強化型在宅療養支援診療所

　表2に機能強化型在宅療養支援診療所の基準要件を示してみた。在宅医療を担当する常勤医が3名もいて，年間在宅看取りの実績が4件以上となっている。4件以上とはなっているが，わずか4件でも，要件は満たしてしまうのである。この程度の経験で，患者・家族に対して短期集中的に全人的ケアが必要な在宅ホスピスケアが可能なのであろうか。大いに疑問である。ましてや，地域包括ケアシステムを支えることになる，外来中心のかかりつけ医が，末期がん患者の在宅ホスピスケアを適切に担うことは困難なのではないだろうか。

　一般病棟では困難な専門性の高いホスピスケアを提供する施設としてホスピス（緩和ケア病棟）が制度化され

表2　機能強化型在宅療養支援診療所

- 在宅医療を担当する常勤医師3名以上
- 過去1年間の緊急往診実績 10件以上
- 過去1年間の在宅看取り実績 4件以上
- 複数の医療機関が連携して上記要件を満たしても差し支えないが，それぞれの医療機関が以下の要件を満たしていること
- イ）過去1年間の緊急往診の実績4件以上
- ロ）過去1年間の看取りの実績2件以上

表3　在宅緩和ケア専門診療所の制度化を

- 機能強化型在宅療養支援診療所の特化型
- 主に短期間に死に向かう在宅末期がん患者を中心に診療する
- 非がん患者の看取りも行う
- 年間看取り数：40名以上（がん，非がん合わせて，地域差は考慮）
- 在宅看取り率：50％以上
- 緩和ケア対応訪問看護ステーションと一体（24h）
- 緩和ケア対応ケアマネジャーと一体
- 地域包括ケアシステムの一角に位置付ける

たように，在宅においても専門性の高いホスピスケアは必要なのである。そこで，表3のような一定の要件を満たした機能強化型在宅療養支援診療所を在宅ホスピスケアに特化した専門診療所として制度化することを提言したい。

8．在宅ホスピスケア（緩和ケア）センターを

　ホスピスケアが専門性の高い多職種チームであることは，先述したホスピスで学んだことの中で示した。そのことを地域の中で実現していくためには，図5に示したような在宅ホスピスケア（緩和ケア）専門診療所を中心とした在宅ホスピスケア（緩和ケア）センターの創設が重要と思われる。センターは24時間対応の医療・看護を中心に機能するが，地域の一般在宅医療機関や訪問看護ステーションの研修センター機能も持ち合わせ，コンサルティング機能も持ち合わせることになる。センターは先述した地域包括ケア

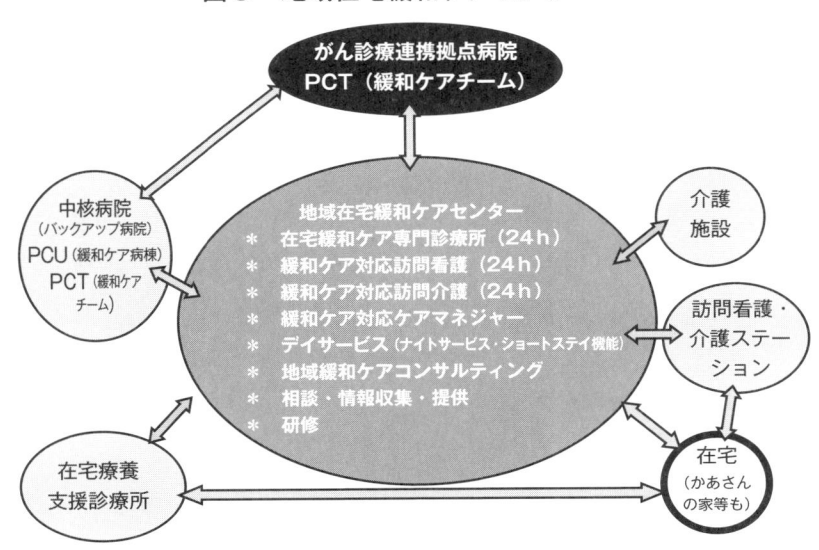

図5　地域在宅緩和ケアセンター

システムの不備を補う役割として，地域包括ケアシステムに不可欠なものとして組み入れられる必要がある。

9．子育て支援も視野にいれたホスピスケア

写真3　子育ておよび子供の教育に
関する相談支援事業
―あつまれ子供広場の日―

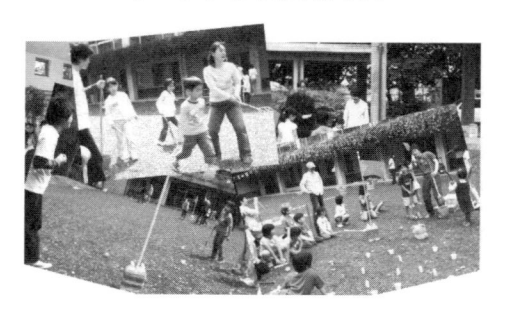

ホスピスケアを施設ではなく地域で展開しようとしている我々にとって，その直接的な利用者である患者さんだけではなく，そのご家族も，またそのご家族が住む地域の人々も視野に入ってくる。その延長線上に，地域での子育て支援があった。それは，核家族化した狭い空間の中で，子育ての最中に，様々な問題に直面し，どうしてよいか分からずに途方に暮れている親やその子供を支え得るケアとして，ホスピスケアのあり方は普遍化できると考えるからである。現在，毎月1回，日曜日の午前中ケアタウン小平の庭を使い近所の子供たちを集めて，「集まれ子供広場」と称した遊びの場を提供している（写真3）。近所の親子が気軽に参加し，自分たちも工夫しながら遊びを創り上げ，楽しめるように計画されている。ケアタウン小平に慣れてきた子供たちは，平日の放課後や，休日には，よく庭で遊んでいる。デイサービスでボランティアのような手伝いをする子供も出てきている。結果的にデイサービスを利用する高齢者と子供たちとの交流も始まっている。ケアタウン小平は様々な世代間の交流が可能な場に育ちつつある。

10. おわりに

　ホスピスケアはケアと名のつくものの普遍的なケアの形態である。我々はそのケアを提供するための拠点を，施設ホスピスから，ホスピスケアを必要としている人々が住む地域へと移行した。ケアタウン小平チームの取り組みは今10年目に入った。我々の取り組みは，利用者への直接的サービスのみならず，人間関係が希薄になり，崩壊しつつあるといわれている地域の再生に一役買えそうである。ケアタウン小平チームは，すでに10年前より，今政府が2025年問題を視野に入れて取り組みだした地域包括ケアシステムが目指していることを行ってきた。しかもその地域包括システムでは，零れ落ちてしまう可能性の高い末期のがん患者を中心に，しっかりと支えながら活動してきた。我々が目指していることは在宅医療ではなく，それらも含んだ専門性の高い在宅ホスピスケアなのである。しかしながら，見えてきた課題もある。そのことを克服するために，我々の経験を通して，地域包括ケアを具体的に支える一つのあり方として，在宅ホスピスケア（緩和ケア）専門診療所の制度化と，在宅ホスピスケア（緩和ケア）センターの創設を提言したい。

　以上のように，ケアタウン小平チームの取り組みは，地域に広がるホスピスケアとして，どんな状況になっても最後まで安心して住み続けられることを保証する社会モデルになり得るものと考えている。

参考文献

山崎章郎（1996）『病院で死ぬということ』文春文庫
山崎章郎，二ノ坂保（2012）『病院で死ぬのはもったいない』春秋社
山崎章郎（2012）『家で死ぬということ』海竜社

「暮らしの中で逝く」こと

− ホームホスピスの実践から −

市原 美穂

1. はじめに

　かつての日本では，人が亡くなる場所は自宅であった。厚生労働省の死亡場所の推移によると，1950年代には82.5%であった自宅死亡率が，2009年には，12.4%に減少し，病院での死亡が78.4%と，圧倒的に高い割合になっている。逆転したのは1970年代で，ちょうど日本が高度成長期にかかり，そのころから医療技術もCTなどの診断技術や治療法の開発など，病気を治す技術が高まっていった。

　私の祖母は1968年自宅で亡くなったが，父は1986年胃がんの術後ICUで亡くなった。この時の母の悲嘆は深く，残された人がこんなにも生きる意欲を失ってしまう医療とはなんだろうとの想いが，この後の様々な活動にかかわることになった。

　宮崎で「宮崎がんを語る会」が発足したのが1990年代に入ってからである。この研修会で当時淀川キリスト教病院・緩和ケア病棟を開設されたばかりの柏木哲夫氏の講演を聞く機会がありホスピスを知った。1994年当時，宮

崎県内にはホスピス病棟（緩和ケア病棟）を設置する医療機関がなかった。宮崎にもホスピスが欲しいと，夫をがんで亡くした主婦の願いから「宮崎ホスピスの会」が結成され，県内で3万5000人の署名をつけて宮崎県議会に請願書が提出された。

　時期を同じくして，病院から家に帰りたいというがん患者を支えようと，1996年在宅ホスピス協会宮崎支部として勉強会を開いた。このグループがホームホスピス宮崎の前身となる。往診をしながらがん患者を診ている医師，訪問看護師，薬剤師，それに自宅で看取った遺族，施設運営者，患者体験者など，様々な人から構成されていた。宮崎にホスピス病棟を作るのなら，在宅をバックアップするベッドが欲しいと，1998年，宮崎市議会と宮崎市郡医師会に「緩和ケア病棟及び在宅ホスピス支援センター設置の要望書」を提出した。これをきっかけに「ホームホスピス宮崎」を発足，2000年に特定非営利活動法人に認証された。

　翌年2001年，宮崎市郡医師会病院に緩和ケア病棟が開設された。2003年に宮崎市は，福祉のまちづくりを総合的かつ計画的に推進するために，「宮崎市福祉のまちづくり市民協働会議」を設置し，筆者も委員を委嘱された。その中で，終末期ケアのシステムの構築（保健・医療・福祉の連携）が施策推進の一つに挙げられた。終末期ケアに関する検討委員会が設置され，宮崎市の終末期ケア支援体制に関するアンケート調査（ホームホスピス宮崎事業委託）を行った。それを受けての検討委員会の課題に挙がったのが，高齢者がん患者の療養の場所であった。特に認知症を伴うがん患者は，病院でも対応できず，施設でもがんを理由に断られるという事例が報告されていた。

　2000年に介護保険が始まり，国は病院中心だった医療体制を在宅中心の医療へ向けて方針を転換したのだが，自宅に戻れない人の在宅に代わる受け皿はなく，治癒が望めなくなった人は退院を求められ，戸惑う人の相談が当会にも多く寄せられるようになっていた。

　それまでは，在宅ホスピスは「家に帰りたい」というプラスのイメージだったが，家に帰れないのに「帰される」というマイナスのイメージが付加

されるようになってきた。

　そこで，空いている民家を借りて，一人で暮らせなくなった人や家に帰れない人が集まって，馴染みの人たちとともに暮らすという発想で，「かあさんの家」を開設した。2004年6月，自宅でもなく施設でもない，新たな選択肢としての地域介護のかたちであった。

2．ホームホスピス「かあさんの家」のかたち

　「かあさんの家」は在宅ホスピスの一つの形態である。在宅ホスピスとは，病院ではなく家で看取ることをさす。「家」といっても必ずしも自宅に限らず，ホーム（home）は地域とか家族という意味も内包しているから，自宅に近いかたちでもう一つの家であればと考えた。そこに，ホスピスケア（hospice）のチームに入ってもらう仕組みである。

　「家」なので，どんな状況の方であっても，年齢も，病名も，利用の仕方も条件はない。制度にはどうしても利用条件があり，限界があった。それでこぼれる人たちの支えになることが目的であったから，制度の枠を越えたところでスタートした。利用者は医療依存度の高い人，がんで認知症があるために病院でも施設でも受け入れを断られた人，ターミナル期になり施設では看取りはできないと退所を求められた人，一人暮らしだったり重度の介護が必要になり家族では限界になった人などである（図1）。

　利用も，夜だけのナイトケアも，ご近所から通って食事だけでも，急な法事のための短期利用でも利用できる。1軒に5人から6人までの小規模の人数で，ここでは，住人も家族も介護スタッフも疑似家族の関係性を生み出す。いわば家族のような共同体で，ともに暮らす住まいである。

1）住まい

　まず家を探すことから始まった。空いている住宅を不動産屋の情報をもとに探したが，なかなか貸してくれる物件が見つからなかった。なぜなら，

図1 「かあさんの家」のかたち

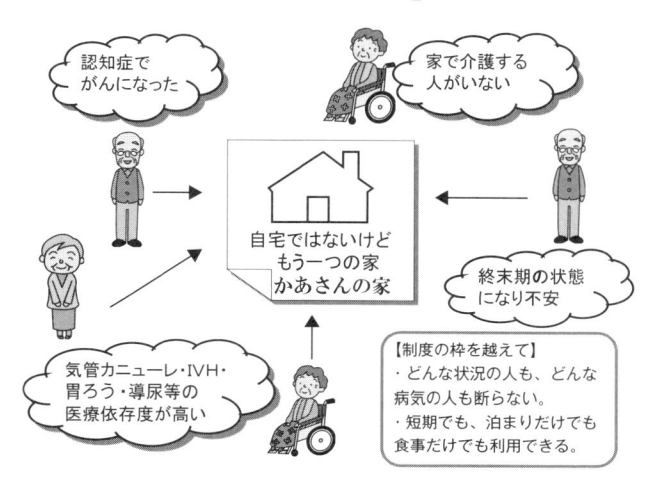

「ここに救急車が来るのは困る」「ここで亡くなる人が出れば，霊柩車が来るのですか，それは近所に迷惑になるし，家の資産価値が下がる」という理由だった。まだまだ「死」が病院の中で管理されていて，忌み嫌うものというイメージが強く，貸す側からすれば当然だったのかもしれない。

　そんな時に，認知症の親を介護していて，家族だけでの介護は限界になり介護施設に入居させていたが，みるみる生気を失い息子の顔もわからなくなった様子に心を痛めていたUさんの息子さんから，「家を貸すから父親を見てほしい」という申し出があった。

　介護施設から要介護度5のUさんを家に帰して，ケアスタッフを常駐するという形でかあさんの家はスタートした。以前から地域にある「家」で，Uさんが暮らしてきた家である。実は，後で認識することになるのだが，この民家が大きな力を持っていて，ホームホスピスケアに大切な要素になったのである。

　住み替え（Relocation）が，高齢者や特に認知症の方にとって大きなダメージを与えると言われているが，普通の民家はそれがなく，この環境が不安を減らしてくれるのである。どうしても一人で自立して暮らすことができ

なくなった時には，なるべく住環境が継続することが望ましいといえる。木造の日本家屋がもつ空間，ふすまや障子で仕切られたほどよいプライバシーを保つ部屋，家のどこにいても人の気配が感じられる，ご飯が炊けるにおい，洗濯機の回る音，隣で聞こえる話し声や犬の鳴き声，生活のにおいと音を包括した家の力は，住人の安心感につながり，それが生きる力を引き出していくのである。

　また，訪ねる人は医療者もヘルパーも管理者も，「ごめんください」と靴を脱ぐ。「いらっしゃい」と声をかけ，帰るときには「気を付けてお帰り」と挨拶が返ってくる。つまり，入居者は，みんながその家のご主人であり，家全体が自分の場所である。そして，血縁はないけれど，擬似家族になるのである。家にはナースコールはないので，スタッフは気配を感じて対応する。いつも誰かがいて見守ってくれているというのが安心感を与え，精神的に落ち着く。他の介護施設や病院などで，夜中に動き回って大きな声を出して騒ぐので，いわゆる問題行動があって，かあさんの家に来られた方がたが，ほとんど2週間を過ぎると穏やかになられる。民家の持つ空間の持つ力に助けられている部分が大きい。

2) 暮らし

　前述したUさんは，かあさんの家で生活を始めて2週間で手を添えれば歩けるまで回復した。まずケアスタッフが取り組んだことは，それまでの生活のリズムを取り戻すことであった。以前のUさんは，認知症の症状が出始めて息子夫婦が泊まり込んで介護をしていた。しかし，一晩中眠らないで常に呼ぶので，息子夫婦は不眠になり体調を壊した。これ以上は限界でグループホームに入居となった。Uさんにしてみれば，自分の居場所がなくなり，役割も失い，生きている意味もなくしてしまったのではないか。『死んでしまった方がましだ…』と思っていたと後で伺った。これは，その人の尊厳が失われたということではないか。それでは尊厳あるケアとは何かということになるが，このUさんの言葉を裏を返せば，"ここにいていいんだ"という

居場所があり，自分の役割があり，日々の生活の中に生きているということを感じる瞬間があるということであろう。

（1）日常の生活を整えるケア

　普通の生活を支えるということは，朝起きて，顔を洗い，食事をする，そして，気持ちよく排泄をして，ゆっくりお風呂に入り，安心して眠る。そんな普通の生活が手助けを受けて整えられる。どんな重篤な病を抱えていても，医療的な処置が必要であっても，病人ではなく，ここでは生活する人として，日々の生活の中に「幸せ」って感じられる時間がある。QOLはそんな幸せ度を意味している。

　Uさんのケアでまず最初にしたことは，これまでの生活のリズムを息子さんから聞くことだった。朝起きて顔を洗って，お仏壇に手を合わせることだったと伺ったので，お線香をもたせ，それに火をつけてあげるとお経を唱えたのである。これまでの生活習慣は体で覚えているのだと教えられた。その後は薄皮がはがれるように徐々に回復していった。Uさんは，日々の生活の中で，人間の五感を働かせて，治療や安静状態が続いたため見えなくなっていた能力を取り戻していった。ホームホスピスの生活の整え方は，個別の習慣や価値観を大切にして，最後まで自分が人生の主人公であることを，身体と心に働きかけるということである。

①最後まで口から食べるために

　五感の最も大切なことが「食べる」であろう。加齢によって生じる不具合に嚥下能力の低下がある。かあさんの家では，できるだけ最後まで口から食べるように支援する。水分と栄養を確保しながら，それぞれの嚥下の状態を考慮しながら介助する。小鉢に少量で盛り付け，なるべくたくさんの食材を使う。そして，口の中でばらけない調理の工夫をして，ソフト食を作って提供している。食事の介助も，できるだけ自分で口に運ぶように援助し，食べるときには床に足をつける姿勢を保てるようにし，そして，5人がテーブル

を囲む。食事は，栄養補給だけではなく，美味しそうという見た目も大切なので，盛り付けにも工夫する。

そして，ターミナル期になると，食べられるものを食べられるだけにして，ゆっくり坂を下っていくのを見守る。ご家族には，食べられなくなったら寿命だと思って欲しいと伝える。これには，かかりつけ医や訪問看護のサポートが必須であるが，それは後述する。

a，事例…Yさん（86歳）主病名：抑うつ状態／食思不振／認知症（要介護5）

嚥下性肺炎で入院したら胃ろうがつけられ，そのまま表情が消えて寝たきりになった。精神病院にて胃ろう設置後の母親の変化に心を痛め，胃ろうを外して口から食べさせたいと長女が入居依頼。胃ろうから栄養剤が逆流し，ギャッジアップ30度まで。食べることに関心がなく，発語はほとんどなかった。

まずVF検査を急性期病院に依頼し，能力を配慮しながら，嚥下訓練食からスタートする。胃ろうにて注入時も，みんなと食卓を囲むことで，食事に対する意欲を取り戻すことから始めた。それと口腔ケアの徹底，スタッフは歯科医から，嚥下機能を回復させるリハビリの指導を受ける。嚥下訓練，口腔ケアをしながら，徐々に口から嚥下訓練食を使ってソフト食を加えていった。これには栄養士の指導で，ソフト食の調理実習を何度も開いて学んでいった。同時に理学療法士の訪問リハをプランに入れて，座位姿勢が取れるように訓練。胃ろうは2回注入をして1回をソフト食，次第に口から食べる量を増やして，6ヵ月経過したら3回の食事が食べられるようになって，病院外来にて胃ろうを抜去した。体重は25kgから32kgに増加していた。8ヵ月後に，歩いてデイサービスに通えるようになり，言葉も増え，長谷川式スケールも上昇している。要介護度は5から3になって，明らかなQOLの改善が見られた。

この経験から，他に5名の胃ろうを外して，口からの摂取が可能になっ

た。口から食べることは，栄養を摂るだけではなく，その人の生きる意欲を引き出し，それが歩行への意欲につながり，表情が豊かになり，言葉数も増えてくることをYさんから学んだ。

②口腔ケア

　訪問歯科医の指導の下に，口腔ケアを徹底することでスタッフはケアの質を上げた。食べる前の嚥下訓練から始まり，食べた後の口腔内の清浄，乾燥を防ぐための保湿剤を塗るところまでのことを，朝食・おやつ・昼食・おやつ・夕食と1日5回実施している。当初は，大変だという意識が大きかったが，これがあたりまえになるとそれがケアの手順に入ってくる。その結果，嚥下性肺炎を起こさなくなり，居室の高齢者特有のにおいがしなくなった。言葉も増えてくるし，表情が豊かになる。

　このことは，ターミナル期の口腔ケアにも活かされる。痰が絡まる前に，口の中の唾液を丁寧に除去することで，頻回の吸引が減って苦痛が少なくなる。口腔内の乾燥を防ぎ，細菌の繁殖も少なくなり，肺炎など熱発が少なくなる。これは，医療職ではなくて介護職ならではの仕事であろう。

③排泄のケア

　かあさんの家では，一人一人の生活リズムチェックを個別ケアの基本に据えている。前述の食事の量や水分摂取を記録し，そこに排泄の状況も横に添える。排泄は，個別ケアの最も必要な部分であり，毎日の記録を1ヵ月に落とし込んだものから，一人一人のパターンを見つけて，それに合わせてケアを組み立てる。例えば，いつもの時間帯にトイレに誘導することで，腹圧をかけて排尿，排便ができる。そうすると，日中はオムツが外れてパンツにパッドで過ごせる。大方の方が入居後にオムツの使用量が半減している。水分摂取量と排便コントロールは密接に関係しているので，なるべく緩下剤を使用せずに排便ができるようにしていくと，それは本人にとっても快適である。

④睡眠のケア

　睡眠剤を使用すると，昼間に十分に覚醒しないため，食事がとれなかったり，嚥下がうまくいかないことにつながる。できる限り，常用するのでなく必要に応じて使用する。レビー小体型認知症で，夜間眠らない方には，一晩中でも介護職は付き合う。無理に寝かせようとすると不穏になり問題行動と言われる症状が続く（本来問題行動などはなく，必ず理由があるのであるが）。その人の状態に寄り添っていくと，そのうちに就寝される。朝がきたら，カーテンを開け光を入れ風を入れ替える。昼間は日光にあたり外気に触れる。自然に沿って五感を刺激しながらの生活がリズムを整えていく。

　前述のUさんも，夜間に寝ないでナースコールを何度も押すので，以前の施設では，眠剤が3種類，向精神薬3種類処方され，歩けなくなり食べられなくなり，言葉もなくなり，要介護度5の状態であった。まず，すべての薬を抜くことからはじまり，最終的に必要だったのは，時々の緩下剤のみであった。10分おきに尿意を訴えスタッフを呼んだ。それにいつでも応えていくと1ヵ月後には，落ち着いて穏やかな時間が持てるようになった。呼べばいつでもだれかが来てくれるという安心感が必要だっただけなのかもしれない。

3）連携

　個別の病状に合わせて，フォーマルサービスの医療保険と介護保険を外づけで利用している（図2）。サービスの外づけは，いろいろな職種，いろいろな事業所が入ることを意味している。その人の状態に合わせて，医療面では，かかりつけ医が過不足のない医療を提供する。その指示で訪問看護，訪問薬局，訪問リハが入る。医療面のケアが欠かせず，病状の厳しい状態で病院から移ってくる人が多いので，常により細かな対応と細心の注意が求められる。

　スタッフは，受け入れ前に施設や病棟に伺い，できるだけ情報を得て，ご本人ご家族との信頼関係も作るようにする。介護職は，24時間の様子を見

図2　かあさんの家の仕組み

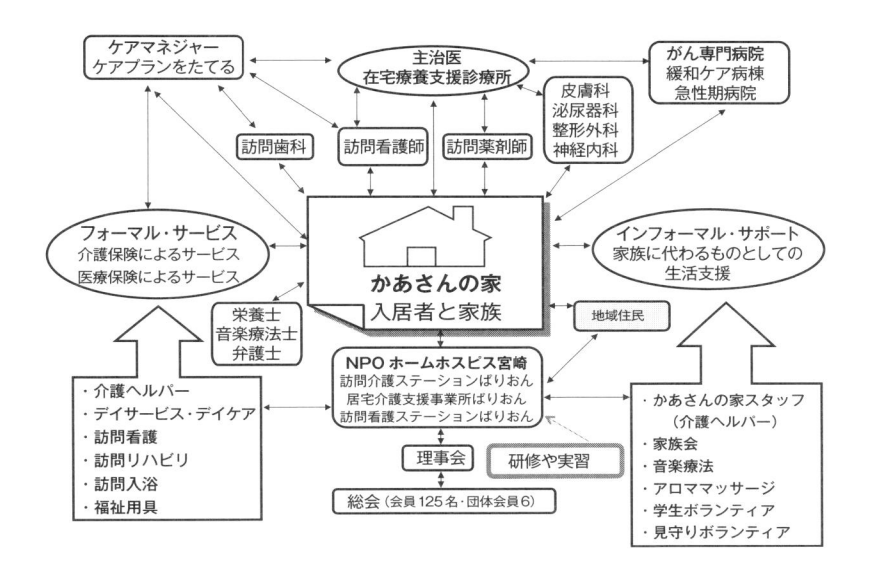

```
ケアマネジャー ←→ 主治医 ←→ がん専門病院
ケアプランをたてる   在宅療養支援診療所   緩和ケア病棟
                                    急性期病院
                    皮膚科
                    泌尿器科
                    整形外科
                    神経内科
    訪問歯科 訪問看護師 訪問薬剤師

フォーマル・サービス    かあさんの家      インフォーマル・サポート
介護保険によるサービス   入居者と家族      家族に代わるものとしての
医療保険によるサービス                    生活支援

    栄養士                         地域住民
    音楽療法士
    弁護士
            NPO ホームホスピス宮崎
            訪問介護ステーションばりおん
            居宅介護支援事業所ばりおん
            訪問看護ステーションばりおん

・介護ヘルパー    理事会  研修や実習    ・かあさんの家スタッフ
・デイサービス・デイケア                  （介護ヘルパー）
・訪問看護     総会（会員125名・団体会員6）  ・家族会
・訪問リハビリ                         ・音楽療法
・訪問入浴                            ・アロママッサージ
・福祉用具                            ・学生ボランティア
                                    ・見守りボランティア
```

図3　緊急時の報告シート　S.B.A.R.

- 緊急時の報告シート
  　月　　日　　時間　　　　　報告者
- Situation（状況）・今　　さんが　　　です。
  　気づいたこと気がかり，不安なこと
- Background（背景）・熱　　　血圧　　　脈
  　食事　　　水分　　　排泄
  　表情
- Assessment（判断）・私は（安定・悪化・緊急）思います。
  　今　　　　　　してます。
- Recommendation（提案）・訪問看護師さんへ　主任へ
  　指示をください。（内容　　　　　　　　　）
- 家族への報告

るのであるから，「いつもと何か違う」という気づきを，的確に医療者につなぐという役割を磨いていかなければならない。そのためには，常に観察し，それを報告して相談する。一人で判断しないでねと伝えている。緊急時には，夜間であっても必要な情報を訪問看護に伝える。電話の傍には緊急連絡シートが常においてある（図3）。

このような連携には，介護職は，医療的センスを磨くことが必要であり，

同時に看護職は生活を見る視点が求められる。介護と看護の一体的な支援があって初めて連携といえる。

　介護保険は，個々のケアマネジャーがプランを立てる。それぞれの介護保険の枠内で訪問看護，訪問入浴，訪問リハなどを使いながら，他事業所のデイケアやデイサービスにも出かける。常駐する介護スタッフは，当会が運営する訪問介護事業所から派遣されて，1軒あたり5～6名の介護スタッフが，夜勤1名，日勤2名で，24時間2交替の勤務体制で日々の暮らしを支えている。そして，このケアスタッフが外部の医療や介護のチームと密に連携を取ることで，入居者の個別サービスが保障されている。

　急変時や専門医の診断が必要な時には，かかりつけ医の紹介で受診あるいは入院治療もある。そういう意味では，宮崎市内の多くの事業所の技のサポートを受ける。かかりつけ医である在宅療養診療所は6医療機関，訪問看護ステーションは8事業所，訪問薬局3ヵ所と連携している。介護保険のケアプランは5ヵ所の居宅介護事業所のケアマネジャーが担当し，3ヵ所の通所介護，訪問入浴など，個別のプランでサービスを提供している。このネットワークは宮崎市内につながっており，これは，これから求められている地域包括ケアシステムの形である（図4）。

　しかし，フォーマルサービスはスポットであり，ターミナル期になるとどうしても24時間の見守りが必要になる。かあさんの家では，家族に代わる形で生活を支援するヘルパーが，インフォーマルサポートとして入っている。つまり，介護ヘルパーはフォーマルなサービスを提供し，その他の時間はインフォーマルサポートとして常駐する。

　サービスを提供して対価をいただくというのを doing だとすれば，そこにいて見守ることは being を支えることだろう。前者だと，ケアをしてあげる人とケアを受ける人の関係性だが，後者は，疑似家族としてともに暮らす関係性を作り出す。

図4　かあさんの家のネットワーク（数字は事業所の数）

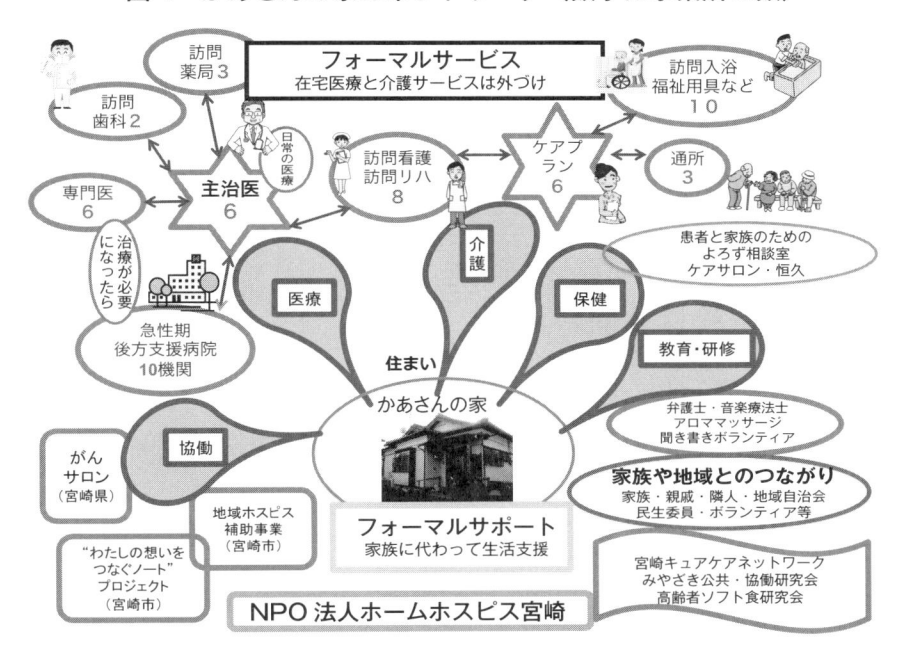

4）看取り

　「最後はどこで，どのように迎えたいですか，誰に看取ってもらいたいですか」と地域の自治会や民生委員の勉強会に出前講座に行くと必ず質問をする。そうすると，約7割の人が「できれば家で，延命治療をせずに，苦しまないで…」と答える。そして，「できれば家族に看取ってもらいたいが，迷惑はかけたくないので，それは無理でしょうね」との答えが返ってくる。最後まで家にいたい，馴染みの関係の人に囲まれて静かに逝きたいと願っているのに，たいていの人がそうはならないのではとの懸念を持っている。

　病院で亡くなる人が8割を超えるようになると，死ぬのに病院でなければ死ねないのではないかと考えている人が多くなった。看取りは医療の専門家にしかできないという思い込みがあり，住み慣れた場所で最期を迎えたいと願っていたのに，いざ呼吸が止まるとあわてて救急車を呼び，願っていたよ

うに最期を迎えることができなくなってしまう。

　しかし病院の管理下におかれた「死」はブラックボックスで，そのプロセスが見えない。家族は，傍に居てモニターを見て，デジタル化された臨終のプロセスを見ている。そういう意味では，自然に人が亡くなる過程を見たことがない人が増えているのである。自宅で看取ってやりたいと思っても看取った経験のない家族は，症状の変化にどうしてよいかわからないし，どのタイミングで医療者を呼べばいいのかがわからなくて不安である。横にいてどうすればいいのか，寄り添い方がわからない家族もある。

　45年前に祖母を見送った時には，自宅で亡くなり自宅で葬儀をだし，そこには地域共同体での看取りの文化が残っていた。医療技術の進歩で長寿社会を実現し，加齢に伴う様々な不具合があっても医療の技術で生命を維持することができるようになった。しかし，人間が生命体である限りは，病気や死は逃れることのできない必然である。そうであるなら，最後を医療に管理されるのではなく，生活の中で自然な経過をたどっての看取りがこんな時代だからこそ必要なのではないかと考える。

　在宅での看取りは，手を握って，息遣いを感じながら看取る。つまり五感を使ってのアナログの看取りだ。ご家族は，その時々の暮らしぶりに加わり，緩やかに衰えていく様子を見ながら，それでも日々の暮らしの中に輝く時間を持ち，ゆっくりと看取りの準備をされていく。ターミナル期になると，主治医から病状のことを説明してもらう。その時期に来ていること，これ以上医療を施すことは本人にとって負担になることなど，医師としての見解を伝えてもらうことは重要だ。その上で，かあさんの家での看取りを再確認する。医師の意見，家族の思い，介護者の葛藤などをお互いに話しながら合意していく。この過程が悔いなく看取るベースになる。

　「最期まで"聴く力"はあるといわれています。聞きなれた声は最後まで届いていますよ」，「手を握ったり，体をさすったり，語りかけたりしてあげて……，大切な時間です。聞いておきたいことや伝えておきたいことがあれば，伝えてくださいね」と傍でアドバイスする。数時間あるいは数日そんな

状態が続くが，次第に，「頑張って」ではなく「よく頑張ったよね」にかける言葉が変わっていく。こうして，次の世代に命のバトンを渡して逝かれるのである。

　家族は預けっぱなしではなくて，家族には家族の役割があるので，それを持ってきてくださいと入居時にお願いしている。「優しさを持ってきてください。そして，その時がきたら，看取るのはご家族ですから，傍に寄り添って看取ってください」とお話しする。

　ホスピスとは，建物ではなくて，誰が傍らにいるかだと思う。だから，看取りのときには，その人が一番そばにいて欲しい人に寄り添ってもらいたいと思っている。もちろん家族のいない人もおられる。いても遠方に暮らしていたり，仕事で寄り添えないという方もいる。その場合は，お見舞いに来られた時に「今日これが最後だと思って会ってくださいね」と声をかける。

　これまでご家族の看取りにかかわりながら，家族の悲嘆（グリーフ）のケアは，死後のものではなく，生前の関わりの中から始まっているのではないかと思う。「寂しくなったら，かあさんの家に来ます。母は居ないけど，ここに来るとなんだか癒されるのです」と言って，ご遺族が他の入居者の話し相手をしている光景に出合うこともある。今後，多死社会に向かい臨終の経験がない家族が増える時代だからこそ，地域の中に，家族の看取りを補完する場所が必要なのではないだろうか。

5）地域づくり

　当会は1998年発足以来「宮崎をホスピスに」という合言葉でまちづくりを進めている。ホスピスの原点は，死に直面している患者やその家族に対する暖かいもてなしの心。そんなホスピスの心が宮崎の地に広く浸透し，市民が安心して最期まで生きていける環境を整えることを目指してきた。

　最初にはじめた"大切な人を亡くした方の集い（グリーフケア）"をはじめ，"緩和ケア病棟園芸ボランティア"，傾聴を発展させた"宮崎聞き書き隊"，がん病棟に闘病記などを出前する"患者らいぶらり"，昔の縁側のよう

に気軽に集う"ケアサロン恒久","心ゆるゆる患者サロン"などのボランティア活動は,40名余りの登録ボランティアによって地道に継続されている。また,終末期ケアの人材養成のための講座を毎年開催してきた。ケアする人のためのスキルアップ講座やホスピスケア市民公開講座など,市民の啓発のための学びの場を提供している。

　このような地域を耕すことを継続してやっていきながら,そのプロセスの中で,かあさんの家の開設につながった。しかし,定員5人という小規模で5人から6人のヘルパーを配置し,1対1の体制を取る仕組みは,運営上は非常に厳しい実情があり,経済的な基盤を確立することが課題であった。

　そこで,2011年(平成23年3月)宮崎市に要望書を提案した。「宮崎市エンドオブライフ・ケア支援センター設置事業」である。当法人が運営している4ヵ所の「かあさんの家」の運営を強化し,その経営ノウハウを蓄積することで,市内の公民館区ごとに「地域ホスピス」を順次設置していけば,国民健康保険料や介護保険料の抑制に資すると考えることから,この事業に対する補助金の交付を受けたいという要望であった。

(1) かあさんの家での医療費のコスト

　要望書の中で,かあさんの家で看取った事例から,医療費のコストを提出した。(2011年時点の診療報酬)

①がんの方の在宅医療,最後の1ヵ月の場合

　Aさん…大腸がん,肺転移,脳転移

　　在宅末期総合診療料の場合(まるめのため訪問看護を含む) 疼痛緩和治療および在宅酸素含む。医療保険優先なので介護保険サービスはなし。

　　1,495点×30日＝44,850点

　　みとり加算料　10,000点×1回＝10,000点

　　合計54,850点　　548,500円

②非がんの方の最後の1ヵ月の場合

Bさん…脳梗塞後遺症，認知症，乳がん術後
　医療費　往診　18,000点(実日数2日でターミナル加算2,000点含む)
　訪問看護　14,090点（特別指示書2週間）
　介護保険　6,690点
　合計 38,780点　387,800円
Cさん…認知症，心不全
　医療費　往診　28,588点
　（実日数4日　ターミナル加算含む）
　訪問看護　8,505点
　介護保険　3,920点
　合計 41,013点　410,130円

③がんの方の安定期の3ヵ月の場合
　Dさん…食道がん，リンパ節転移，認知症
　医療費（訪問診療）
　19,184 + 11,980 + 15,587 = 46,751
　介護保険（訪問看護）
　3,421 + 2,516 + 2,865 = 8,802
　合計　55,553点　555,530円
　（1ヵ月平均 185,177円）
　ただし，症状が安定しているため，訪問看護は介護保険

④非がんの方の安定期の3ヵ月の場合
　Eさん…アルツハイマー型認知症，脳出血，胃ろう
　医療費（訪問診療）4,600 × 3ヵ月　13,800点
　介護保険（介護度5）
　5,680 + 5,404 + 5,353 = 16,437
　合計　30,237点　302,370円
　（1ヵ月平均 100,790円）

上記のように，医療費のコストで考えれば，非がんの方が一般病床に入

「暮らしの中で逝く」こと　173

院の場合，または，がんの方が緩和ケア病棟に入院の場合と比較すると，その有益性は明らかである。地方自治体は，今後高齢化による医療費や介護費の高騰が予想され，そのことからしても，ホームホスピスを地域で育てることは，補助金という形で宮崎の土壌に肥料を与えることではないかと提案した。もちろん，費用削減が目的ではないが，それなりの負担で高尊厳が実現できることは，「絆づくり」を提唱する宮崎市にとっても実現可能な企画だと考えたのである。

(2) 地方自治体の裁量で「地域ホスピス事業」

　翌年の平成24年度より，宮崎市地域ホスピス支援事業がスタートした。その目的は，がんや認知症等の終末期の患者で，医療機関での積極的な治療を望まず，施設ではなく在宅で過ごしたいと望む市民のために，より家庭的な雰囲気の中で，最後まで安心して暮らし，安らかに看取られることのできる施設（「地域ホスピス」という）を運営する者に対して補助金を交付するというもので，家賃の半額（5万円を限度）が運営主体のホームホスピス宮崎に補助されるようになった。これは「かあさんの家」にとって，運営的なことだけでなく，行政がこの形を認めてくれたということであり，なにより大きな励ましとなった。

　翌年は，兵庫県で，ホームホスピスへの援助が始まった。開設時の改装資金補助（主に消防設備費）と人材養成のための研修費が補助される。兵庫県は，この後ホームホスピスの開設を志す人が次々に開設し，準備に取り掛かっている。これから地域包括ケアシステムの構築が叫ばれているが，地域自治体の裁量を発揮して，その地域独自で福祉の充実を図ることが求められているのではないだろうか。全国的に見ても宮崎市の地域ホスピス支援事業は画期的だと考える。これが前例となって全国に波及していけばいいなと願う。

表1　ホームホスピスの広がり（2014年10月現在）

名称	設立年月	都道府県	備考
かあさんの家	2004・6	宮崎県宮崎市	4軒
神戸なごみの家	2009・2	兵庫県神戸市	3軒
愛逢の家	2009・11	兵庫県尼崎市	
われもこう	2010・4	熊本県熊本市	2軒
たんがくの家	2011・1	福岡県久留米市	2軒，複合型サービス施設
オハナの家	2011・3	長崎県上五島市	
ひなたの家	2011・6	兵庫県姫路市	
熊本縁の家	2012・4	熊本県和水市	グループホーム
癒居の家	2012・4	兵庫県加古川市	
まろんの家	2012・12	広島県広島市	
もりの家	2013・3	青森県八戸市	
ほほ笑みの森	2013・4	兵庫県姫路市	2軒
ハートの家	2013・4	東京都葛飾区	
にじいろの家	2014・4	宮城県仙台市	
YUZURIHAの家	2014・4	東京都小平市	
結びの家くるみ	2014・4	福島県福島市	
ゆずの家	2014・4	広島県広島市	
ほのぼの	2014・7	福岡県大野城市	
歩歩歩の家	2014・9	大阪府堺市	

3．ホームホスピスの広がり

　いま，ホームホスピスをつくろうと，日本の各地域で取り組みが始まっている（表1）。どのホームホスピスも周囲を動かす強い思いと行動力にあふれている。共通しているのは，老いや病，そして死を地域社会で抱え，生活の中で最期まで支えようとする理念を持っていることだ。しかし，運営は極めて現実的で決して楽ではないことと，制度の縛りで有料老人ホームに申請をするようにとの行政の指導など，抱える課題は多い。それでも，自分たち

の住む町で，人の死を社会から遠ざけたところに置くのではなく生の延長線上に置いて，私たちが生きる日常の中で大切に受け止めていこう，そんな思いで奮闘している。

（1）ホームホスピス推進委員会発足

2011年12月，立ち上げて3年が経過した5つのホームホスピスの管理者5名が集まって，ホームホスピス推進委員会を発足させた。ここでは，まずはケアの質を上げるために合同の研修会を開くこと，その上で，制度を取っていないのであるから，ホームホスピスの基準をさだめ，自己評価をしながら，第三者評価の仕組みを作っていくことを申し合わせた。

2012年第1回合同研修会は熊本で開催されたが，全国から関心のある方々200名が参加され熱気に包まれた。2013年第2回は宮崎で開催され，どこにも受け入れができなかった困難事例の方が，暮らしの中で見事に復活される実践報告で感動が広がった。2014年神戸大会は，改めてムーブメントとしてのホームホスピスの果たす役割をみんなで共有した。

（2）セカンドステージへ

日本財団は，常に日本の医療福祉分野でパイロット的な事業を民間レベルで支援して，実績を積んでいる団体である。その中で，2013年より「在宅ホスピスケアのリーダー養成プログラム」がスタートした。看取りを含む質の高い在宅ホスピスを担う人材を養成する研修制度である。その一つとしてホームホスピスを立ち上げたいと希望する人のリーダー養成事業が始まった。

要件として専門職としての5年以上の経験があり，地域リーダーとなることが期待される人物であること，そして，6ヵ月の研修期間の参加が可能であることである。受け入れ機関には，ホームホスピス推進委員会の5人の所属機関があたり，研修受け入れ費用として，研修者1名あたり月45万円が助成される。うち15万円は研修費にあてられ，残りの30万円で研修者の

図5　ホームホスピスの概念図（ホームホスピス推進委員会作成）

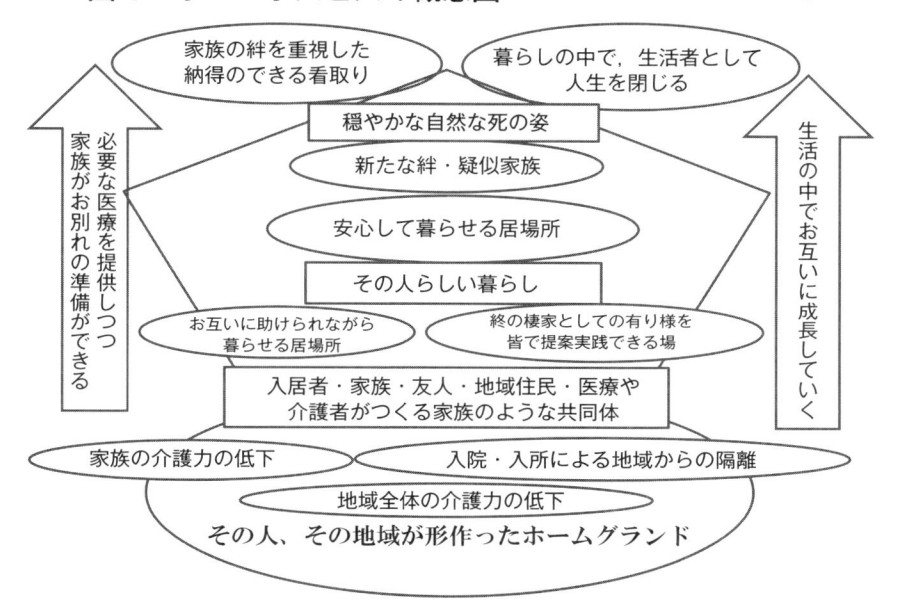

- 家族の絆を重視した納得のできる看取り
- 暮らしの中で，生活者として人生を閉じる
- 必要な医療を提供しつつ家族がお別れの準備ができる
- 生活の中でお互いに成長していく
- 穏やかな自然な死の姿
- 新たな絆・疑似家族
- 安心して暮らせる居場所
- その人らしい暮らし
- お互いに助けられながら暮らせる居場所
- 終の棲家としての有り様を皆で提案実践できる場
- 入居者・家族・友人・地域住民・医療や介護者がつくる家族のような共同体
- 家族の介護力の低下
- 入院・入所による地域からの隔離
- 地域全体の介護力の低下
- その人，その地域が形作ったホームグランド

生活を保障していく。この研修制度を利用してすでに8名が修了して準備中である。また現在研修中および予定者を含めると18名になり，すでに開設されたところを含めると30ヵ所余りになる。そういう意味で，ホームホスピスはセカンドステージに入ったと言っていい。

広がるにあたっては，ケアの質を担保して似て非なるものから守りたいという思いから，2013年10月に「ホームホスピス」を商標登録した。これは「ホームホスピス」を勝手に使用しないでほしいと狭義でいうのではなく，称するからはホームホスピスのケアの基準を守ってともに仲間として研鑽していってほしい等の思いからである。いずれは，第三者評価委員会を作って，ケアの質を担保する仕組みを作りたいと検討している。

ホームホスピスの概念については，5ヵ所のホームホスピスで働いている介護職，ご家族，運営者にヒアリングをして，そこから浮かび上がってきた言葉をカテゴリー別に分けて図に表した（図5）。

4．おわりに

　2004年に，家族だけでは介護が困難で，家で自立して暮らせなくなった一人の人からスタートした「かあさんの家」が，ちょうど10年を迎えた。その時に取り組んだケアは，今もホームホスピスの理念となって全国に広がっている。それは，その人に合わせる個別ケアであること，家族もケアする人としてその力を奪わないこと，看取りは家族が主体的にやれるように補完することである。

　また，地域には資源がいっぱいである。空き家の活用もそうであるが，人材も合わせて，地域の多くの事業所と連携をしていくことで，常に透明性を持つことになる。地域住民にもボランティアやコンサートなど，いつでも利用できるし，相談の拠点にもなっている。また災害時などの救援などでは，強力な応援団になってもらっている。

　なにより「ホームホスピス」は地域づくりからだと思う。「自分も行く道だから」と，自分の住む地域に「かあさんの家」があって良かったと言ってもらえるように，住みやすい地域のサポーターになることである。「かあさんの家」の実践を通して，人生の最期の時間を，どこで，どのように過ごし，誰に看取ってもらいたいかを，意識して考える機会を持つことにつながっている。死を身近に考える機会を作り，市民の死生観の醸成を進めることこそ，地域で包括的に支える社会づくりの基礎になると思うからである。

記者として，がん患者としての視点から

本田 麻由美

1．はじめに—がんを経験して

　治る見込みがなくなった時，何を大切にしたいか—。
　私には，この「問い」に，自分のこととして真剣に向き合った時期がある。2002年春，34歳で乳がんの告知を受けてからの数年間だ。
　見つかった時にはステージⅡ。腫瘍の大きさは，手術前日には3.5cmに及んだ。「乳房切除」が恐怖で耐えられず，「部分切除なら」と手術に臨んだ。だが，がん細胞が思いのほか広がっており，1ヵ月後に乳房全摘出手術となった。半年後には局所再発が見つかり，3度目の手術を受けた。その間，抗がん剤治療，放射線治療，ホルモン療法と，治療とその副作用に振り回される日々。腫瘍マーカーの値が突然ポーンと上昇したり，CT検査では「肺に影あり」などの結果が出たり，検査のたびに不安が増した。さらに，1年後には「卵巣がん」の可能性まで指摘され，「自分の死」が足音を立てて迫ってくるのを感じた。
　当時の私は，新聞記者として地方支局を経験した後，厚生省（当時）担当として，2000年の介護保険制度スタート前後の動きを取材。その後も高

齢者介護の現場や，医療制度の取材に取り組み，がん患者にも接してきた。だが，自分がこの年齢でがんになると考えたことは一度もなかった。もちろん，「自分の死」を現実のこととして考えたこともなかった。突然，目の前に突きつけられ，ただ，残された時間がどれくらいあるのか，その間に何をしたらいいのかと焦り，夫や両親に申し訳なくて涙に暮れていた。

　この状況で，何を支えに，どう生きたらいいのか。当時の私には「闘う」以外に，分からなかった。一日でも長く生きたい。まだ，やりたいことがたくさんある。つらい治療でも挑み，他の治療法も勉強し，とにかくもがいた。一方で，治る見込みがなくなった時のことが，頭から離れなかった。やはり，それでも一日でも長く生きるために闘い続けるのだろうか。そんな気力があるだろうか。友人に尋ねてみると，「何かに追われて汲々とする日々から解放され，できるだけ普通の日常を穏やかに過ごしたい」という言葉が返ってきた。「30歳代でそんな風に達観できるだろうか」と考えさせられた。

　それから10年。結局，私はどうしたいのか，見出せていない。ただ，先輩患者や家族が，何を考え，どう選択しようとしたのかについて，取材を続けている。「自分の死」に直面した時，どう生きるのか。自分なりに納得できる死を考えるために参考になると思うからだ。

2．最期まで闘う生き方

1）あるがん患者の願い

　昨年10月，東京都の植田潤さん（享年58）が突然，逝った。

　「根治は不可能でも，今の治療で少しでも時間を稼げれば，また次の治療が開発される。治験にも参加できる。それを繰り返せば……。家族のためにも，まだ絶対死ねない」

　そう私に力強く語ってくれたのは，亡くなるたった3週間前。進行した腎臓がんの骨転移治療のため，入院していた国立がん研究センター中央病院（東京・築地）の談話室でのことだった。「他のがん患者の参考になるよう，

これまで約20年間の自分の闘病体験をまとめたい」とも話していたが，死の前日の夕方まで「メモを取り出し，つらい中でも書いていました。父らしい姿でした」と，後でご家族に聞いた。最期まで，治療に希望をつなぎ，これからの自身の「生」に意欲的だった姿が思い浮かぶ。

　私が植田さんに出会ったのは2010年。国立がん研究センターがん対策情報センターで「再発がん患者向けの情報冊子」を製作するプロジェクトに参加した際だ。再発がん経験者8人と，がん治療やケアの専門職らが議論し，「もしもがんが再発したら」（英治出版，750円税別）という本をまとめた（PDFを同センターのホームページで無料公開）。植田さんは再発・転移した腎臓がんの治療中で，私は乳がんの局所再発経験者として，定期的に意見交換をした仲だった。

◆

　植田さんのがんが見つかったのは1995年，39歳だった。勤務先の米国支社で課長として働いていた時，定期健診で偶然発見されたという。「自覚症状もなくピンとこなかった」が，一時帰国して，左腎臓全摘出手術を受けた。

　「手術で取り切れたと言われたし，盲腸を切ったのと同じ程度に思っていた」。翌年には東京本社の営業部に異動となり，「企業戦士」として毎日，夜遅くまで働く忙しい日々を過ごした。仕事も体調も順調だった。

　ところが，2001年夏に膵臓や胆のう，右肺などへの多発性転移が見つかった。手術から5年が過ぎて「逃げ切った」と思った矢先だった。医師は「複数臓器に遠隔転移しているので，手術はできない。根治は不可能で，延命を目指しての治療になる」と言った。セカンドオピニオン，サードオピニオンを求めたが，どれも同じだった。この時，「初めて死を意識した」と言う。

　「それでも何とかなると，少しだけの希望は持ちたいと思った」。治療と両立しやすい部署に異動し，インターフェロンの治療を続けた。だが，がんが次第に大きくなり，胆管が詰まりやすくなったため，胆管を通すステントの入れ替え手術のため入退院を繰り返すようになった。欧米で承認された分子

標的薬の臨床試験にも参加した。その間，様々な副作用に悩まされつつも，通常の仕事をこなし，関連会社の人事部長，執行役員と昇進も果たした。

2013年春，さらに，頸骨や恥骨などへの多発性骨転移が見つかった。がんの痛みに悩まされるようになり，なかなかコントロールがつかない。私が病院で会った時も，痛みの治療のため入院したばかりの頃だ。「痛みは人の思考を奪う」。何度も，そう訴えていた。

◆

それでも，仕事は続けた。目に見える社会とのつながりが，心の張りにつながる。家族を養う父親として，経済的な問題もある。妻に病気が見つかったこともあり，「まだ絶対死ねないと気持ちを新たにした。これまで支えてもらった分，これからは私が妻の面倒もみたい。娘が結婚する姿も見たい」。だからこそ，治療をあきらめることは「考えられない」と断言。20年に及ぶがんとのつきあいの経験を生かした活動もしたいと言った。

そんな彼に敢えて尋ねてみた。最近，世の中で「2，3ヵ月の延命のために1クール何百万円もかかる高額な抗がん剤治療をする意味があるのか。日本の公的医療保険が破綻するじゃないか」と指摘されているが——と。植田さんは「それは難しい問題です」と厳しい表情を見せた。だが，「まだ社会に貢献できることがある。家族への責任もある。これまでの経験を生かし，がん患者や家族の相談にも乗りたい。語弊はあるかもしれないが，やはり現役世代のがん治療と，80歳代や90歳代といった高齢患者の治療を，同じに議論されるのは正直つらい」と思いを打ち明けてくれた。

「新しい治療法の開発に希望をつないでいる。今，一番怖いのは，『もう次の手がない』と言われることです」

その宣告を受ける前に，突然，病状が悪化して旅立った。

2）「がん対策基本法」の背景にも

「使える薬剤の種類が多いほど，生きる希望の光が増す。ドラッグ・ラグを解消し，国際的な標準治療を受けられるようにしてほしい」

2001年2月，国内での承認の遅れが目立つ抗がん剤等のドラッグ・ラグ解消を求め，がん患者団体「がんと共に生きる会」が厚生労働省に「緊急措置請求書」を提出した。当時，同会会長だった広島県の故・新山義昭さん（63歳で膵臓がんと診断，享年68）を取材した際，「患者が闘わないで誰が動く」と語った言葉が印象的で，静かな迫力に圧倒されたのを今でも覚えている。

　彼らはその後も，医療界や行政，政治に訴えかけ続け，その活動に共鳴した全国のがん患者や家族，支援者らが2005年5月，大阪で大集会を開催。「ドラッグ・ラグ解消」や「患者の治療選択に役立つ情報センターの設立」などを求める大会宣言をまとめ，駆けつけた尾辻秀久厚生労働大臣（当時）に手渡した。大集会には4000人を超える参加希望が殺到したほどで，こうした声が社会を動かす原動力となり，前述の植田さんがプロジェクト参加した国立がん研究センターの「がん対策情報センター」発足につながった。さらに「専門的ながん治療を担える医療従事者の育成」「一日でも長く普通の暮らしができるよう支える緩和ケアの普及」といった目標も加わり，2006年の「がん対策基本法」成立を後押しした。

　新山さんも，大集会会長を務めた故・三浦捷一さん（60歳で肝がんと診断，享年66）も，前述した植田さんと同様に最期までがんと闘い，医療の改善や患者・家族支援に取り組んだ。新山さんの後に「生きる会」の会長となり，三浦さんと並び活動のリーダー的存在だった島根県の故・佐藤均さん（52歳で大腸がんと診断，享年56）も，その一人だ。

　私が，取材相手であり「がん友」でもあった佐藤さんを最後に見舞ったのは2005年6月，亡くなる1週間前だった。その日は調子が良く，多弁だった。5月の大集会に「病状からみて出席は無理だ」と主治医に言われたが，「命に期限があるなら，無理をしてでも賭けなければならないことがある」と"強行出席"した思いを語ってくれた。自分の姿を見せることで，「患者，家族が声を上げなければ，患者が望む医療は実現できない」と，多くの国民に訴えたかったのだという。病室を去る時，佐藤さんが治療で使っていた薬

の空瓶を手渡された。国際的には標準治療だが国内未承認の抗がん剤のものだった。「まだまだ道半ば。やるべきことがたくさんある」というメッセージを託されたのだと感じた。

◆

　その後，ドラッグ・ラグの問題を含め，がん対策は当時に比べ大きく前進した。今では，新薬開発や先端医療研究の推進，臨床への早期導入などが，政治的にも「成長戦略」と位置づけられ，国を挙げた取り組みとなった。
　だが，一方で，超高齢社会を迎える現在，患者本人のQOLの観点から，さらには，最新の抗がん剤など高額な医療費の負担をどうするのかといった問題も絡まって，最期まで積極的な治療をすることの是非が議論されている。
　もちろん，後述するように，最期まで病気と闘い，治療に挑み続けることは，必ずしも本人にとって「良い死」と言えない現実がある。人生の最終段階の生き方，医療のあり方，患者・家族の支え方を，考え直す時期にきていると思う。
　しかし，それでも，植田さんや佐藤さんらのような現役世代がん患者らの中には，「最期まで闘う」生き方を選択する人もいる。そんな患者に対し，「もう治らないんだから，そんなつらい治療はやめて家でゆっくり過ごすように説明しているのに，言うことをきいてくれない」と言う医者に，説得して欲しいと頼まれたことがある。もちろん，本人が許容できる程度に副作用がコントロールされ，十分な説明と理解に基づく本人の意思が前提だが，そのうえで選択した生き方が，非難されるような社会になり出してはいないか。私自身，いつ同じ境遇になるかもしれない立場の一人として，危惧を感じてもいる。「その時」にどうしたいかはまだ分からないが，選択できることが安心に思えるのだ。
　国立がん研究センターの最新統計によると，2013年のがん死亡者数は36万4872人で，うち65歳未満は17.5％。それが2025年になると39万人を超え，65歳未満は12〜13％程度と推計される。罹患数では，現役世代の

比率はさらに低くなり（高齢者の比率が高まり），2010年に新たにがんと診断された人は80万5236人，うち65歳未満は30.1%のところ，2025年には92万人を超え，65歳未満の割合は男性の場合13%，女性の場合27%程度と推計されている。がんは今後，ますます高齢者の病気という様相が高まるだけに，がん治療全体が高齢者への治療のあり方中心に語られる可能性がある。

3．"Death with Dignity"を巡って

1）「巻子の言霊」

「生きること」「死ぬこと」に，長く向き合った夫婦がいる。富山市の松尾幸郎さん（78）と，妻の故・巻子さん（享年70）だ。

交通事故で全身麻痺になった妻を8年間看病していた松尾さんに，私が初めて会ったのは2014年5月。その1ヵ月前に私が書いた終末期の医療のあり方に関する記事に，松尾さんが手紙をくれたことで，取材を申し込んだ。そのちょうど1週間後に巻子さんは永眠。松尾さんは「尊厳ある，満足できる死だったかと言うと，そうではなかったと言わざるを得ない」と言う。だからこそ，「8年間，巻子が耐えてきた苦闘を多くの人に知ってもらい，尊厳死について考えてもらいたい」と訴える。

◆

松尾さん夫婦は2001年10月，米国での勤務先を退職し，20年ぶりに故郷の富山市に帰ってきた。「老後は故郷でのんびりと」と考えてマンションを購入し，リビングから見える桜並木をよく散歩する仲の良い夫婦だったという。その5年後の2006年，米国で暮らす娘に初孫が誕生し，夫婦で喜び勇んで会いに行った。だが，用事を片づけるため米国に残った松尾さんより一足先に帰国した巻子さん（当時62歳）が，富山市内を運転中，センターラインを超えてきた対向車と正面衝突。松尾さんが急ぎ帰国し，駆けつけた時には，意識不明で人工呼吸器につながれていた。

写真1
会話補助機で巻子さんの「言葉」をつむぐ松尾さん

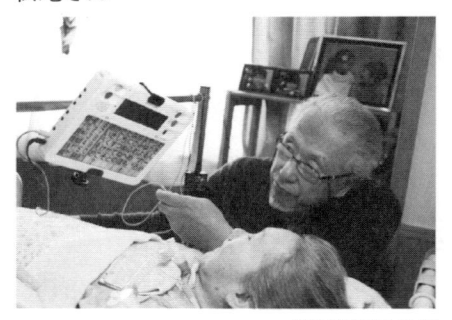

（松尾幸郎さん提供）

2週間ほどして，巻子さんは目を開けたものの，声帯も含めて全身が麻痺し，体を動かすことも話すこともできない。もちろん，自分で食べることも呼吸することもできない。胃ろうや呼吸を助けるための横隔膜ペースメーカーをつける手術が行われたが，意思疎通はできないままだ。そこで，巻子さんが唯一動かせるまぶたの動きを基に，松尾さんが会話補助器のスイッチを押す共同作業をあみだし，やっと巻子さんの「言葉」を引き出すことができた（写真1）。事故から2年9ヵ月がたっていた。

◆

「せかいいち　とやまけんいち　あいしています」「いつもありがとう」

初めは夫婦の愛情や感謝の言葉が綴られた。1文字選ぶのに1分弱。20～30分もかけて，「あなたのねんれいで　まいにち　よゆうがありますかごくろうです　きをつけて」と，毎日病院に通う夫の体を気遣う思いも表現された。巻子さんの紡いだ言葉を，松尾さんは手作りのノートに書き留めていった。表紙には「巻子の言霊」と記された。

ところが，しばらくすると悲痛な心の叫びが増えていった。

「まみいを　ころしてください」「まみいと　いっしょに　しんでください」「まきこは　しにたいの」—。

松尾さんは大きなショックを受けた。なぜ，こんな「言葉」が出てくるのか。だが，何度も繰り返されるうちに，「機械と薬に生かされ，病院の天井だけを見て24時間ずっと考えているんだ。体が衰えて死を待つ以外に何もできない自分を。だからこそ『死ぬほどつらい』のではなく『死ぬよりつらい』んだ」と思った。事故当初は「助かるかもしれない」と考え，人工呼吸

器も胃ろうも巻子さんを救うためのものだと思っていた。しかし，補助機で「会話」をするうちに，巻子さんを救うための処置が，逆に苦しみを与えているのではないか。「機械や薬によって，ただ生かされていることは，本当に巻子を救うことになるのだろうか」と考えるようになった。

しかし，一度始めた延命治療を中止することは，今の日本では難しいと知った。

「せめて私が死んだら，妻の意思で死なせてやりたい。日本では，延命のための薬や機械を止めると罪に問われるかもしれないというが，本当に犯罪と言えるのか。巻子は死にたくても死ねないんですよ」

◆

こうした思いを多くの人に伝え，尊厳死について議論を深めてもらいたい。

松尾さんは，そう考え，2011年から巻子さんの「言葉」を伝える講演活動を開始。巻子さんは衰弱のため，2013年1月を最後に「言葉」を綴れなくなったが，講演は，巻子さんが亡くなる2014年5月までの3年間で計75回行われ，多くの人に「生きるとは何か」「尊厳ある死とは何か」を問いかけてきた。「どうすれば心安らかに死ねるのか。それが私たち夫婦の命題でした」と松尾さん。衰弱が進み，死が間近と思える時点でも，「病院では，血液検査で鉄分が少ないと鉄分を入れようとし，血圧が下がってきたら血圧を上げる薬を使おうとした」と言い，「医者としての務めを最大限果たそうとしたのかもしれないが，一方で，本人の苦しみを長引かせることになるのに」と憤りを隠さない。

昨年末には，米国人ジャーナリストのリチャード・コテーさんの「安楽死」をテーマにした英語の著書『安らかな死を探し求めて』（In Search of Gentle Death）を日本語に翻訳し，自費出版（アマゾン・オンデマンド，税込7992円）した。終末期の生死の選択権を求めて闘った世界各地の医師や弁護士らを紹介したものだ。松尾さんは，巻子さんの闘病中に「日本尊厳死協会」に入会し，2012年にスイスで開かれた世界尊厳死大会に参加して講演したことがあり，そこでコテーさんと知り合った。

「原書を読んで，巻子の姿と重なるケースもあった。諸外国で私たちと同じような苦痛の中にいる人たちが『尊厳ある死』を求めて取り組んできたことを，日本の人たちにも知ってもらい，日本でどうすべきか考えてもらいたい」。松尾さんは，そう問題提起する。

2）「尊厳死」と「安楽死」
(1) ブリタニーさんの宣言

2014年，全米で「死ぬ権利」の是非を巡って大論争が起きた。きっかけは，末期がんで余命半年と宣告されたブリタニー・メイナードさん（享年29）の「尊厳死」の宣言だ。

米メディアなどによると，彼女は結婚式を挙げて間もない2014年1月，脳腫瘍が見つかった。4月には余命半年と宣告され，いくつもの病院で診察を受けたうえで，モルヒネでもコントロールできなくなる激しい頭痛，それに伴う人格の変化，愛する家族も分からなくなる苦しみを考え抜き，自ら人生を終わらせることを決意。暮らしていたカリフォルニア州では医師の介助による死が認められていないため，夫とオレゴン州に引っ越した。

2014年10月6日に動画サイト「ユーチューブ」で「11月1日に尊厳死を実行する」と公表したことで，ウェブ上で話題となり，各国の新聞やテレビでも報道され，国境を越えて賛否の議論が巻き起こった。

予告通り，11月1日（現地時間）に医師から処方された薬を服用し，自宅のベッドで家族に囲まれて息を引き取ったというブリタニーさん。亡くなる前，ソーシャルメディア「フェイスブック」に，「私は今日，尊厳死を選びます。この世界は美しい場所。旅は私の偉大な先生で，親友や両親は多くを与えてくれた。さようなら，世界」などと書き込んだ。

日本でも，11月4日付の朝刊各紙で「『尊厳死』宣言　薬飲み実行」（読売新聞），「米女性，予告通り安楽死」（朝日新聞），「『尊厳死』宣言の女性死亡」（毎日新聞）などと報道され，大きな関心を呼んだ。ただ，「尊厳死」と「安楽死」という言葉が入り交じり，混乱した人も多かったのではないか。

欧米と異なり，日本では尊厳死と安楽死を区別しており，ブリタニーさんの「尊厳死」は日本で言う「安楽死」にあたるからだ。

(2) 尊厳死と安楽死の違い

　1981年に発表された「患者の権利に関するリスボン宣言」(世界医師会)には，「尊厳をもって死ぬことは患者の権利である」と明記され，1995年に「患者は，人間的な終末期ケアを受ける権利を有し，またできる限り尊厳を保ち，かつ安楽に死を迎えるためのあらゆる可能な助力を与えられる権利を有する」と改められた。「このころから，欧米では，尊厳を保ち，かつ安楽に死を迎えるための医師の助力(自殺ほう助)を合法化する運動が盛んになった」と，一般社団法人「日本尊厳死協会」の岩尾総一郎理事長は指摘。こうした流れから，欧米では，尊厳(ある)死を意味する「Death with Dignity」という概念が安楽死に包含されているのだと言う。ちなみに，英語で「安楽死」は「Euthanasia」で，語源はギリシア語で「good death (幸福な死)」だという。

　一方，日本では1995年，家族の要望を受けた医師が末期のがん患者に薬物を注射して死亡させた東海大学病院の安楽死事件の判決(横浜地裁)で，安楽死の概念が整理された。即ち，①苦しみを長引かせないため延命治療を中止・差し控える「消極的安楽死」，②苦痛の除去・緩和を主目的とした医学的に適切な治療だが，結果として生命の短縮が生じる行為を「間接的安楽死」，③患者の意思に基づいて致死量の薬物を処方するなどして死を早める「積極的安楽死」—の3類型だ。患者を死なせるという積極性に大きな違いがあることから，日本では①②を「尊厳死」，③を「安楽死」と呼んで区別されている。

　文部科学省が2010年度に改定した医学教育モデル・コア・カリキュラムにも，医師の基本的資質として「尊厳死と安楽死の概念を説明できる」ことが求められている。また，最近では，超高齢社会を迎えて「より良い死」を考える機運が広がり，日本の尊厳死は，「自然死」や「満足死」「平穏死」と

いう言葉でも語られるようになった。

(3) 諸外国の制度の動き

　欧米各国では，日本で言う「尊厳死」や「安楽死」の合法化が広がりつつある。

　岩尾理事長によると，米国で1976年，ニュージャージー州最高裁判所が，世界で初めて持続的に植物状態の患者から生命維持装置を外すことを認め，初めて「Death with Dignity」という言葉が用いられたという。この判決を受けて，同年，カリフォルニア州で上記の裁判と同様の処置を認める「カリフォルニア州自然死法」が制定され，「18歳以上の者が判断能力のある間に，末期状態になった時に生命維持装置を中止するか取り外すようにと医師に文書で指示する書面を作成しておく権利を州民に認める」と定めた。リビングウィルが世界で初めて法的に確立されたもので，全米諸州でも同様の法整備がなされたが，各州の法律の整合性を図るため，1985年に「終末期患者の権利に関する統一法（Uniform Rights of the Terminally Ⅲ Act）」（1989年改正）が制定された。その後，1990年に連邦政府が「患者の自己決定権法（The Patient Self-Determination Act）」を制定したことにより，1996年までに50州全てでリビングウィルを始めとする事前指示が法制化された。

　米国では，日本の「尊厳死」は「自然死」とも捉えられて全米で認められているが，積極的安楽死については賛否の議論が巻き起こっている。まず，ブリタニーさんが転居した地，オレゴン州が1994年，責任能力のある住民が回復の見込みのない疾患にかかった際，自発的に死を早めるための薬の処方を医師に求め，受け取ることができると法律で規定した（医師による自殺ほう助）。次いでワシントン州が2009年に，バーモント州も2013年に「医師による自殺ほう助」を容認する法律を制定。モンタナ州やニューメキシコ州では，医師がそうした状況で患者を安楽死させることを認めた州最高裁判例がある。一方で，「医者の介助による死は殺人だ」「終末期の緩和ケアがな

いがしろにされる」など反対も根強い。

　欧州では，オランダが国として世界で初めて積極的安楽死を認める法律を2001年に制定。ベルギーが2002年，ルクセンブルクが2008年に続いた。オランダなどでは，自殺ほう助だけでなく，医師が薬剤を注射するなどして患者を死に至らしめる積極的安楽死を認めている。また，スイスでは長く自殺ほう助が定着しているという。

　これに対し，フランスでは2005年に尊厳死法を制定し，医師が末期患者の延命治療を停止して，死を早めてでも苦痛除去を優先できると定めたが，積極的安楽死については，キリスト教団体を中心に反対が根強く，認められていない。英国やドイツでも，患者の意思で延命治療の停止を容認する一方，医師による自殺ほう助は違法だ。ただ，これらの国々から，自殺ほう助を認めるスイスに渡航し，安楽死を求める患者が後を絶たず，フランスでは昨年，国の有識者会議が「患者の希望に基づく自殺ほう助を認めるべきだ」と政府に答申するなど，現行法の改正を求める議論が高まっている。

（4）日本では

　日本では，医療現場で患者・家族の意思に基づき，延命治療を控えたり，中止したりする例が水面下ではあるものの，尊厳死や安楽死を規定した法律はない。そのため，患者を死なせる目的で医師が薬剤を処方する「積極的安楽死」はもちろんだが，延命治療を中止する「尊厳死」の場合も，殺人や自殺ほう助の罪に問われる可能性が否定できない。一方で，医療技術の進歩で回復する見込みのない状況でも生命維持装置によって命を永らえさせることが可能となり，それが前述の松尾さん夫婦のように大きな苦痛となっているケースは少なくない。

　実際，1995年に東海大学病院の安楽死事件（殺人罪が確定）に続き，2004年には北海道立羽幌病院，2005年には富山県射水市民病院で医師の呼吸器外しで書類送検された事件（いずれも不起訴）などが公になった。そうした中，現場の医師らから「本人が希望すれば，延命措置を中止しても犯罪にな

らないと法律で担保してほしい」など,明確なルールを求める声が上がった。

　射水市民病院の事件を受けて,厚労省は 2007 年に終末期医療を中止する際のプロセスについてガイドラインを作成した。ただ,人工呼吸器を外す際の具体的な条件に踏み込んでいないなど内容があいまいで,医師が刑事責任を問われないかどうかを判断するには不十分との指摘がある。同省が 2014 年 3 月に行った調査では,ガイドラインを参考にしている医師は 2 割に満たず,3 割強が「ガイドラインを知らない」と回答している。

　高齢化の急速な進展による必要性もあってか,医療界では終末期の治療中止に関する指針策定の動きが活発化。2007 年に日本救急医学会がまとめた指針を基に,2014 年に同学会と日本集中治療学会,日本循環器学会の 3 学会が延命措置の中止に関する指針を統一した。2012 年には日本老年医学会が胃ろうなどをやめることも選択肢とする指針,2014 年には日本透析医学会が,人工透析を始めないことや中止も選択できるとする提言をまとめた。だが,実効性は不透明だ。

　そうした中,超党派の議員連盟が,患者が文書などで意思表示していることを条件に尊厳死を認める「終末期の医療における患者の意思の尊重に関する法律案」を 2012 年にまとめた。だが,提出の見通しは立っていない。尊厳死を認めるかどうかは倫理や死生観にかかわる難しい問題で,障害者団体などから「医療や介護の負担に耐えられない患者を死に追い込む」などの反対意見が根強い。また,「人間の生死を法律で規定できるものではない」「今はあうんの呼吸で行われている延命措置の中止が,法律で規定されるとしにくくなる」など,様々な意見があるためだ。

　こうした状況に,松尾さんは「医療の進歩で様々な処置ができるようになったからこそ,尊厳を持って最期まで生きるために,その人に何をして何をしないかを考えることが重要になってきている」と強調。「積極的安楽死と違い,リビングウィルに基づく尊厳死は欧米各国で認められている。日本でも,終末期の患者が尊厳を失わず,人間らしい最期を迎えることができる法律の担保が必要だ」と反論する。

4．超高齢時代を迎えて

1）「希望」共有への取り組み

　死ぬ権利の議論の一方で，超高齢社会を迎え，これまでの「救命・延命」中心の医療から，人生の最終段階を穏やかに過ごし，本人が望む最期を迎えられるよう支える医療へ変わろうと模索する動きもある。その最前線となる在宅医療の現場を追った。

◆

　「もし，寝たきりとかになって，ご飯が食べられんようになったら，どうしたい？　病院，行きますか？」

　滋賀県東近江市にある永源寺診療所。花戸貴司医師は，「風邪でせきがつらい」と外来を訪れた女性（85）に，診察の最後に，そう尋ねた。

　診療所のある永源寺地区は，三重県との県境に近い山あいに集落が点在する。人口約 6000 人，高齢化率は約 30% で，高齢の夫婦のみ世帯や独居も目立つ。

　「独りやし，どこかお世話にならなあかんのやろ？　大阪におる娘も心配するし」周囲を気遣い病院や施設に入所せざるを得ないと考える女性に，花戸医師は問いかける。

　「おばさん自身は，本当はどうしたいの？」

　「…そりゃ，できるなら家に居たいわ。気楽やしなぁ。病院で死んだお父さんも『帰りたい』って何遍も言わはった。病院は，もうええわ…」

　「それなら，僕も訪問しますし，家で困らんようにヘルパーさんとかにも助けてもらえるよう皆で考えましょ。どうですか？」

　その言葉に，女性は笑顔を見せ，「それは心強いわ」とうなずいた。診察を終え，女性が立ち上がると，花戸医師は「娘さんにも話してみてや」と送り出した。

　花戸医師は，外来や訪問診療の際，折に触れ，終末期の意向を聞くようにし

写真2
花戸医師（左）は，日々の訪問診療でも「食べられなくなったらどうしたい？」と尋ね，患者の希望を共有している

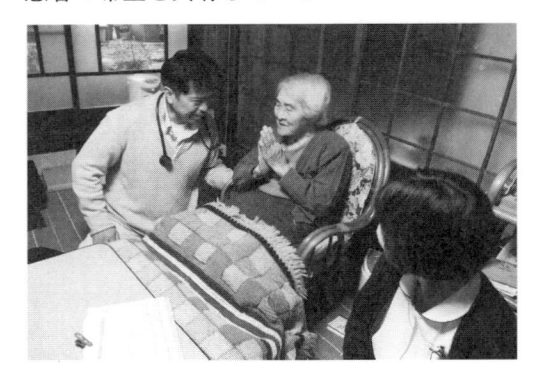

ている。家族が一緒の時は，家族の前で尋ねる。希望は電子カルテに書き込み，病状や家族状況，薬の指示などと一緒に印刷して「お薬手帳」に張り付ける。なじみの薬剤師や介護関係者とも話題にしてもらい，いざという時にできるだけ希望に沿えるように情報共有するためだ（写真2）。

◆

　花戸医師が，こうした問いかけを始めるきっかけとなったのは，2000年に診療所に赴任して数年たった頃，初めて患者を自宅で看取った時の体験だ。

　その患者は長く寝たきりで，次第に食べられなくなり，点滴してもむくむばかりだった。ある日の訪問時，状態が改善しないため，効果があるのか疑問に感じつつも次の治療や薬の変更を考えていた。最新の検査や治療をして延命に力を尽くすことが医者の役目だと思っていたからだ。

　その時，背後から「もう，あかんな」と家族が言った。驚いて振り向くと，患者の状態の変化を長く見守ってきた家族は，人間の自然な過程として死を受け止めているようだった。その後ろからのぞき込む近所の親戚や地域の人たちも，同じ目をしていた。

　「治療のことばかり考えていた自分だけ，その場にふさわしくない存在に思えた」と，花戸医師。医療のあり方を考え直さなければならないと思ったという。

　それ以来，元気なうちから何度となく本人に希望を聞いてみることにした。「病院でとことん治療したい」のか，"お迎え"に逆らわず，苦しまな

いよう支えてほしい」のか──。最後の最後に聞いたのでは，本人は答えられない。家族に聞いても，大抵の場合，「どうしたらいいか決められない」との返答が返ってくる。「病院につれて行かないと（遠くの）親戚に何て言われるか」と困惑するケースも多かったためだ。

「どう死にたいか」と聞いて「縁起でもない」と気を悪くされないだろうか。そう思って，最初は怖々(こわごわ)尋ねてみた。だが，「皆さん，まじめに考えて話してくれる。もちろん，何が何でも在宅が良いというわけではない。ただ，普段から死をタブーにせず，繰り返し尋ねることで，本人の希望を引き出し，家族と話すきっかけを持ってもらえればいい。これも，かかりつけ医の仕事の一つ」と，花戸医師は言う。

2）「死」と社会保障

「QODを高める医療」──。政府の社会保障制度改革国民会議が2013年夏にまとめた報告書で，こんな言葉が盛り込まれた。

QODとは，「Quality of Death」の略で，直訳すると「死の質」だ。QOL（Quality of Life）を高めようと最期までより良く生きることを支えることが，死の質も高めることにつながるという考えに基づき，欧米諸国で1970年代後半から「エンド・オブ・ライフ・ケア」「ホスピス・ケア」と同様の意味合いで使われ出したとみられる。2000年代に入り，生前に本人が希望したような最期を迎えられたかどうかを表す指標にも使われるようになった。

国民会議の報告書では，急速な高齢化の進展で，医療のあり方も変化を求められていると強調。それは「死すべき運命にある人間の尊厳ある死を視野に入れた『QODを高める医療』も射程に入る」とした。「どう生きるか」だけでなく，今までタブーとされてきた「どう死ぬか」を大切にした医療に真剣に取り組む必要があると宣言したのだ。

同会議の委員を務めた大島伸一・国立長寿医療研究センター名誉総長が解説する。

「私が医者になった1970年ごろは『死を語るな』と教育された。心臓マッ

図1 高齢化の推移と将来推計

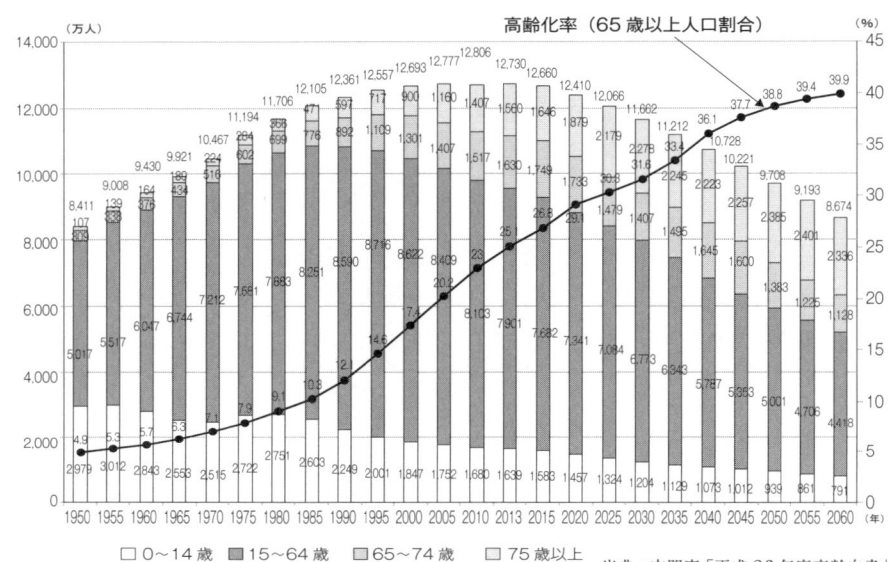

出典：内閣府「平成26年度高齢白書」

資料：2010年までは総務省「国勢調査」，2012年は総務省「人口推計」（平成24年10月1日現在），2015年以降は国立社会保障・人口問題研究所「日本の将来推計人口（平成24年1月推計）」の出生中位・死亡中位仮定による推計結果
（注）1950年〜2010年の総数は年齢不詳を含む。高齢化率の算出には分母から年齢不詳を除いている。

サージで骨が折れようが，とにかく1分1秒でも長く生かす努力をする。それが科学の進歩や技術開発，生命の延長につながると信じてきた」

　その結果，平均寿命は1970年に男性69.3歳，女性74.7歳だったのが，2013年には男性80.2歳，女性86.6歳と世界トップクラスの水準を達成した。気がつけば，世界の最先端を行く超高齢社会となり，慢性の病気を複数抱える高齢者が圧倒的に増えた（図1）。今後は「多死社会」を迎え，年間の死亡者数は1970年代の70万人程度から，現在は126万人に達し，2040年には167万人に上ると予測されている。亡くなる場所は，現在は病院が約8割で自宅は1割強と，この半世紀で逆転。今後の死亡者の増加に対し，財政の制約もあって病院や施設を増やすことは難しく，在宅医療・介護の強化がなければ"看取り難民"が出るとも危惧されている。今や，どこでどの

ような死を迎えるかは,「個人的な問題」を超えて,「社会的な問題」になっているのだ。

「そんな時代に,これまでの救命・延命中心の病院完結型医療でいいのか。人生の最終段階を自分らしく過ごし,納得いく最期を迎えられるように支える地域完結型の医療に転換していく必要がある」と,大島名誉総長は強調する。

同時に,今や終末期医療の問題は,国の社会保障費や医療財政といった政治的・経済的背景を抜きにして語れない。国民医療費の3分の1を75歳以上が使い,その割合は2030年には半分近くに達するとの推計もある。ただし,高齢者医療の改革は,「必要な治療まで制限されるのではないか」という疑念を生みやすく,政治的にも難しい課題だ。2008年に75歳以上を対象とした後期高齢者医療制度がスタートした際にも,医師が終末期医療の相談を受けて内容を書面にすれば診療報酬を払う「後期高齢者終末期相談支援料」を導入すると,「延命やめたら医師に2000円!」などと揶揄され,3ヵ月で凍結に追い込まれた。

だが,65歳以上人口が2013年に4人に1人となり,2035年には3人に1人になると推計される中,終末期の医療にどれだけお金をかけ,誰が払うのかという議論は避けて通れなくなってきている。政治と同様,メディアとしても扱いにくいテーマではある。それでも,先送りにすればするほど将来世代に禍根を残す。国民会議の報告書は,こうした議論も「視野に入れていく必要がある」と訴えかけている。

3) 自分事として考えるには

「終末期の延命のための医療を受けたいと思うか」。2013年9月に行った読売新聞社の全国世論調査(面接方式)では,「そうは思わない」人が81%に達した。がんの末期など回復が見込めない状態になったら知らせてほしいと思う人も83%に上り,人生の終幕と向き合い,できるだけ穏やかに最期を迎えたいと願う意識の高まりがうかがえた。一方,終末期医療について

「家族と話をしたことがある」人は 31% にとどまり，70 歳以上でも 38% しかいなかった。

　いざ希望が伝えられなくなった時，家族が突然の意思決定を迫られることになる。

　「何とか助けてください！　後は面倒をみます」。三重県内の急性期病院に 80 歳代の男性が救急搬送された際，県外から駆けつけた家族は，そう懇願した。病院で人工呼吸器と胃ろうの処置が行われ，状態が落ち着くと退院に向けて痰の吸引の練習を始めることになった。すると，家族は「酸素ボンベを家に置けばいいと思っていた。そんな大変なことはできない」と拒否。結局，行き場を失った男性は，遠方の療養型の病院に移るしかなかった。担当したソーシャルワーカーの女性は，「命は助かったけれど，男性にとって本当に幸せだったのか。縁もない遠方の病院では，家族の見舞いも減っていくことが多い。希望を伝えておけば違う道もあったかもしれない」と溜息をつく。

　こうした例は少なくない。在宅医療に力を入れる滋賀県の小鳥輝男医師は「病状の変化など普段の様子を知らない遠くの家族は，とことん手を尽くすことが親孝行だと勘違いしている。家族が病院に連れて行くと決めた時，薄れゆく意識の中で『行きたくない』と言って手を握られたこともある」と打ち明ける。

　石川県にある芳珠記念病院でも，以前は救急搬送された患者の延命治療を巡りトラブルが起きていた。普段の病状や本人の意思を知る家族から「延命はしないで」と言われても，別の親族は考えが違い，もめた。「家族がそろうまで何とか持たせて」と懇願されて人工呼吸器を装着したのに，退院できるまで持ち直すと「外せると思っていた。これでは介護できない」と言われたこともあった。

　そこで 2008 年から病院独自の「意思確認書」を導入。容体が急変した時の延命治療や自分で食べられなくなった時の栄養補給には，どんな選択肢があるかを説明し，どこまで治療を望むのか本人や家族に考えてもらい，書面

で提出してもらうようにした。長期入院や入退院を繰り返す高齢患者が主な対象で，病状や気持ちの変化により何度でも変更可能だ。同病院の青島敬二医師は「言葉で説明しても，人工呼吸器を酸素マスクと勘違いして，気管挿管してから後悔する家族もいた」と言い，約10種類の緊急時の延命治療などについて写真付きの説明書も作成。患者や家族に「口から管を25cmほど挿入」「装着すると原則外せない」などと各処置を具体的に説明しているという。以来，トラブルはほとんどない。

　こうした取り組みは広がりつつあるが，まだ各病院等が試行錯誤しているのが実情だ。厚労省が2013年3月にまとめた調査でも，自分で判断できなくなる場合に備え，どのような治療を受けたいか，受けたくないかなどを記載した「リビングウィル」等の書面をあらかじめ作成することに，一般国民の69.7％，医師の73.4％が賛成する一方，実際に作成しているのは1割未満だ。

　延命治療は受けたくないが，家族とは話していない。リビングウィルの作成には賛成だが，自分は作らない。この矛盾の背景は何か。私自身に置き換えると，①自分の問題としてなかなか捉えられない，②自分の意思とはいえ，何をどう考えて決めればいいのか分からない――ことがある。核家族化や病院死の増加で，「死」は身近なものではなくなった。誰にでも平等に訪れるものでも，直面するまで「自分事」とは考えられない現実がある。

　この溝を埋めるのが，前述の花戸医師らの在宅チームや芳珠記念病院の取り組みだ。また，厚労省が2014年度に，延命治療の選択など人生の最終段階における医療に関して患者や家族の相談にのる相談員を配置するモデル事業を全国の10病院で実施。患者の希望に応じてリビングウィルの作成支援や関係者の調整を行い，今後，患者の意思を尊重した終末期医療の実現に向けた体制整備のあり方を検討するという。より多くの医療機関等で，患者の不安に寄り添い，自分の意思を表明できるような支援が広がることを期待したい。

5．おわりに

　人生の最期をどう迎えるか。様々な選択があるのは当然で，取材を通して各ケースに真剣に向き合ってみて，私は，きちんと考えた上で望む場合，日本でも欧米のようにリビングウィルに基づく尊厳死を認めていいのではないかと素直に感じた。私自身，乳がんの抗がん剤治療に臨む際に怖くて悩んだら，「やってみて副作用がつらくて耐えられなかったら，いつでも中止していい」と医師に言われたことで，勇気が出て治療を完遂することができた経験がある。尊厳死という選択が与えられることで，自分をコントロールする力が得られ，逆に前向きに生きることにつながるのではないかとも考えたからだ。

　だが，法制化すればいいかというと，そう単純でもない。既に現在，「あうんの呼吸」で尊厳死に近い処置が現場で行われているが，法制化することで，自分の意思を示していない人にはそれができなくなり，とことん治療せざるを得なくなると懸念する声が多かった。それでは逆に「不本意な死」が増えかねないとも言える。日本では，欧米の文化や教育と異なり，自分の明確な意見を持つことに慣れていないこともあり，「意思表示を」と言われても，どう考えたらいいのか難しいという背景もある。また，いつからが「不治かつ末期」なのかといった定義の問題などもあるだろう。

　とは言え，「2040年問題」とも言われる多死社会の到来は目前だ。既に500万人と推計される認知症など，判断能力が失われた時にどうするのか。高齢者の単身世帯は今後，急増し，2035年には7世帯に1世帯になるという。家族のいない人も増えると見られ，今後，親族の意見すら聞けず，本人の意思も聞いていない中で，「あうんの呼吸」でいいのだろうか。誰と誰の「あうんの呼吸」なのか，考えると少し恐ろしい。病院ごとに独自のルールに基づき対応が違うということになっても，国民の信頼は揺らぐだけではないか。

そうなる前に，何らかのルールを設けることが必要ではないだろうか。そのために，まずは最低限，「自分はどうしたいのか」を考えられるような支援を広げて行かねばならない。同時に，家族やかかりつけの医療者と対話し，口に出して伝えていくことが，必要な制度やサービスなどの体制整備につながる，もしくは，つなげていく必要がある。

高齢者ケア政策の実践

―柏プロジェクトからの報告―

辻 哲夫

1．はじめに─超高齢社会の到来

　日本においては世界に例のない高齢化が進んでいる。
　今私たちは，人生90年時代を迎えつつある。平均寿命は，男性80歳，女性86歳だが，65歳を迎えた人は，平均的に男性84歳，女性89歳まで生きる。人が亡くなるのが最も多い年齢は男性85歳，女性90歳だという。このような時代に私たちはどのように老いを迎え，社会はどのようなシステムを創ればよいのか。とりわけ，団塊の世代が後期高齢者（75歳以上の者）になり後期高齢者人口が概ね5分の1を占める2025年を一つの目安として社会の常識やシステムの変容も迫られている（図1）。

　まず今日の日本人の老いの姿を自立度という視点から見たい。東京大学高齢社会総合研究機構特任教授の秋山弘子先生が20年かけて行われた調査によると，日本の男性の高齢期の自立度の形は3パターンに分かれることが分かる。60歳代ごろから急激に重い要介護になるパターンが2割程度，75歳

図1 人口ピラミッドの変化（2012, 2030, 2055）－平成24年中位推計－

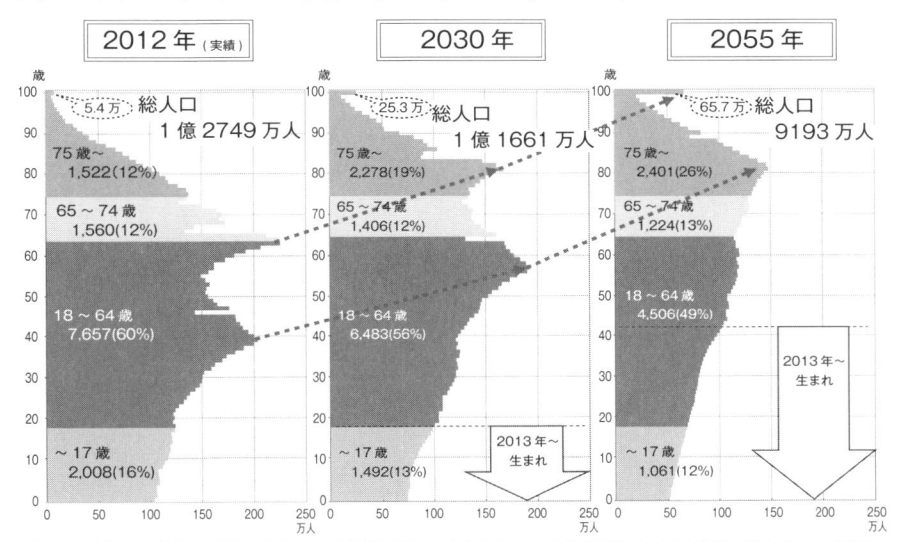

| 2012年（実績） | 2030年 | 2055年 |

2012年 総人口 1億2749万人
- 5.4万
- 75歳～ 1,522(12%)
- 65～74歳 1,560(12%)
- 18～64歳 7,657(60%)
- ～17歳 2,008(16%)

2030年 総人口 1億1661万人
- 25.3万
- 75歳～ 2,278(19%)
- 65～74歳 1,406(12%)
- 18～64歳 6,483(56%)
- ～17歳 1,492(13%)
- 2013年～生まれ

2055年 総人口 9193万人
- 65.7万
- 75歳～ 2,401(26%)
- 65～74歳 1,224(13%)
- 18～64歳 4,506(49%)
- ～17歳 1,061(12%)
- 2013年～生まれ

注：2012年は国勢調査結果。総人口には年齢不詳人口を含むため，年齢階級別人口の合計と一致しない。2030・2055年は国立社会保障・人口問題研究所「日本の将来推計人口」の出生中位・死亡中位仮定による推計結果

図2 自立度の変化パターン（男性）　　図3 自立度の変化パターン（女性）

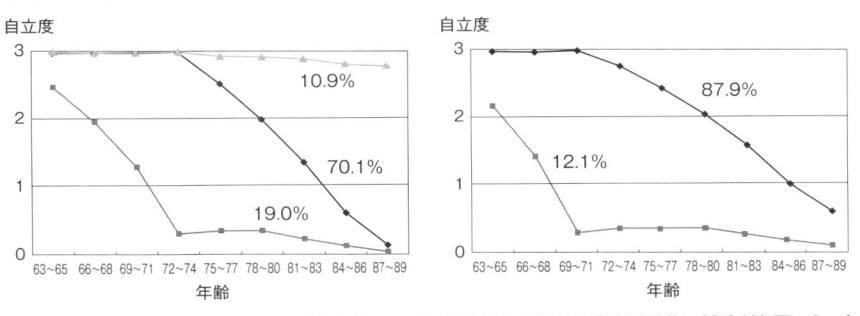

図2：男性　10.9%、70.1%、19.0%
図3：女性　87.9%、12.1%

0：死亡　1：手段的日常生活動作に援助が必要　2：基本的＆手段的日常生活動作に援助が必要　3：自立

出典）秋山（2010）

あたりを境にかなりの自立度を持ちつつ徐々に自立度が落ちていくパターンが7割程度，残りの1割くらいは90歳ぐらいまでほぼ完全自立を維持している（図2）。

　一方，女性は，急激に自立度が落ちるパターンは1割強と男性より少な

く，徐々に自立度が下がっていくパターンが9割を占め，男性のようにほぼ完全自立が90歳ぐらいまで続いているパターンはあまりない。これは，ひざが痛いという程度でも完全自立のパターンのグループに入らない分類になっていると思われ，女性は男性に比べ総じて足腰から弱りやすいということが推察される。しかし，決して女性の自立度が低いというわけではなく，総体としては男性より高い自立度を維持していると言える（図3）。

　急速に自立度が下がるグループは，生活習慣病を中心とする病気を原因とするものであると考えられ，もう一つの徐々に自立度の下がるグループは，加齢に伴う虚弱化によるものと言える。前者については，生活習慣病の予防が重要であり，後者については，虚弱を遅らせることが重要である。先に述べた秋山弘子先生の調査は，以上述べたような予防政策が，今後の超高齢社会における社会システムの王道であることを示しているが，もう一つ大切なことを物語っている。

　いわゆるピンピンコロリは，まれで，誰もが人の世話になるような虚弱な期間を経て死に至るのが普通のことなのである。しかも，その過程において，通常は様々な病気を持っているといえる。このような状況である中で，生きていて良かったと言えるような生活の質をどのように確保するかが，大きな課題となっている。

2．ケア思想の変遷と地域包括ケア

　在宅福祉，在宅ケアという言葉は，これまでは一般的には高齢者と他世代の同居家族のいる世帯に対する概念と受け止められてきた。しかし今後は，高齢者世帯は，一人暮らしか夫婦だけの世帯が普通となる。このことは，日本のケアの理念にも大きな変容を迫ることとなるのである。

1）ケア思想の変容

　我々は，これまでの経験から，ケアということに関して，大きな社会的

な発見をしたと言える。ユニットケアの実践がその大きな転機だった。スウェーデンで研究をしてきた今は亡き外山義さんが，日本の特別養護老人ホームでユニットケアを導入し，それまでの6人部屋におられた高齢者がどのように変容するかについてタイムスタディをされた。多くの人は，1人部屋に移すので閉じこもると危惧したが，結果は逆だった。6人部屋の時に比べて，歩く歩数も会話量も増えたのである。要するに，年をとってもその人らしいそれまでの生活様式を持続することが，自立を維持するためにも良いということが明らかになったのである。

　先に述べた通り今後2025年に向けては，高齢者世帯は一人暮らしや夫婦だけの世帯が中心となるので，その場合でも，住み慣れた住まいで生活し続けられることを基本とする政策，すなわち「地域包括ケア」を目指すという方向にケアの思想は大転換しつつあるのである。

2）地域包括ケアという概念

　「地域包括ケア」とは，30分程度の範囲内で駆けつけられる日常生活圏単位に，「住まい」「生活支援（見守り，食事，相談等）」「介護（看護）」「医療」「予防」がシームレスかつ包括的に確保され，高齢者が住み慣れた地域で住み続けられるようにするという概念である（図4）。

　その基本は，まず元気でできる限り自立し続けられることである。このためには，まず生活習慣病対策が第一である。生活習慣病は，放置すると要介護に結びつきやすい経過をたどるが，メタボリックシンドロームという構造が明らかになった。特定健診，特定保健指導というハイリスク・グループに対するアプローチに加えて，より川上で早期に発症を防止する一次予防を中心とする地域社会全体の対応が今後重要である。あわせて必要なのは介護予防である。介護予防の推進を徹底しようとすると，「虚弱」という概念をより解明しつつ，生活習慣病予防と同様，より川上で，一次予防としての虚弱化予防に地域社会全体で取り組む必要がある。

　この場合強調したいことは，今後は，地域住民の「運動（身体活動）」「食

図4　地域包括ケアシステム

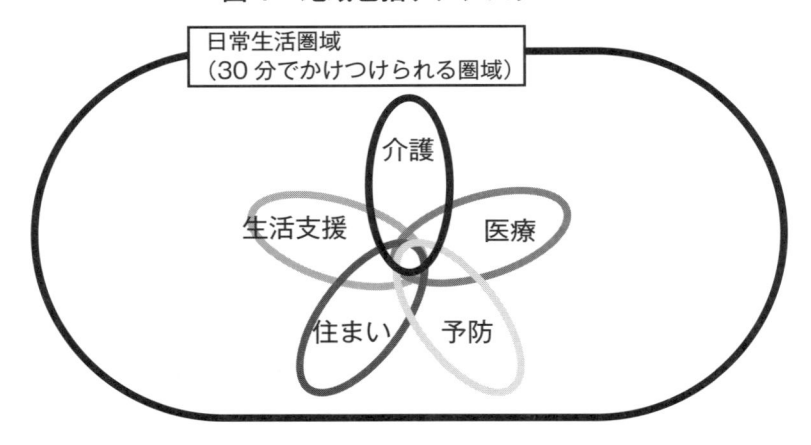

日常生活圏域
（30分でかけつけられる圏域）

介護　生活支援　医療　住まい　予防

【地域包括ケアの5つの視点による取り組み】
地域包括ケアを実現するためには，**次の5つの視点での取り組みが包括的**（利用者のニーズに応じた①～⑤の適切な組み合わせによるサービス提供），**継続的**（入院，退院，在宅復帰を通じて切れ目のないサービス提供）**に行われることが必須**。

①医療との連携強化
・24時間対応の在宅医療，訪問看護やリハビリテーションの充実強化。

②介護サービスの充実強化
・特養などの介護拠点の緊急整備（平成21年度補正予算：3年間で16万人分確保）。
・24時間対応の在宅サービスの強化。

③予防の推進
・できる限り要介護状態とならないための予防の取り組みや自立支援型の介護の推進

④見守り，配食，買い物など，多様な生活支援サービスの確保や権利擁護など
・一人暮らし，高齢夫婦のみ世帯の増加，認知症の増加を踏まえ，様々な生活支援（見守り，配食などの生活支援や財産管理などの権利擁護サービス）サービスを推進。

⑤高齢期になっても住み続けることのできるバリアフリーの高齢者住まいの整備（国交省）
・高齢者専用賃貸住宅と生活支援拠点の一体的整備，・持ち家のバリアフリー化の推進。

資料：2012年7月11日厚生労働省 在宅医療連携拠点事業説明会より

（バランスの良い食事と口腔機能）」「社会参加」の３つの取り組みを，一次予防として社会全体のシステムの中に組み込んでいくことの重要性である。とりわけ，「高齢者が閉じこもらないまちづくり」が基本である。地域包括ケアにおける「予防」を考えるにあたっては，出歩きやすいまちの構造と就労機会の確保を含めたイベント性に満ちたまちづくりが重要になる。

一方，虚弱な期間におけるケアのあり方については，先に述べたようにユニットケアの導入などの経験から，高齢者はそれまで馴染んできた日常生活を繰り返すことが，より自立の維持に繋がることが明らかとなった。したがって，高齢期に弱ってもできる限り日常生活の土台である自らの「住まい」に住み続けることを基本に置いて，外部から住まいへやってくる「医療」，「介護（看護）」等の在宅サービスを組み合わせるという方向が基本となる。

具体的な政策手法としては，2011 年の改革で，一人暮らしに不安のある高齢者などに対する生活支援サービスの付いた「サービス付き高齢者向け住宅」や 24 時間対応の「定期巡回随時訪問看護介護サービス」といったシステムが制度化され，地域包括ケア政策は体系的にはかなり整いつつあるが，改めて医療のあり方が問われている。

３．在宅医療の意義

ここで，今後の医療のあり方にかかわるものとして，超高齢社会に至る過程で注目されるデータをいくつか見てみたい。

１）生存曲線の変化—大部分が長命化

１つ目は，祖父江先生の著書（祖父江, 2009）で引用されているグラフである（図５）。この生存率の推移を示す曲線が，かつてはゼロ歳の生存率100 パーセントから年をとるに従い斜めに下っていた（各年齢でかなり等分に亡くなっていた）のが，近年は四角形に近いかたちに近づいているという趣旨の説明がなされている。要するに早死にが大幅に減り，高齢者の長命化

図5 日本人女性の生存率の推移

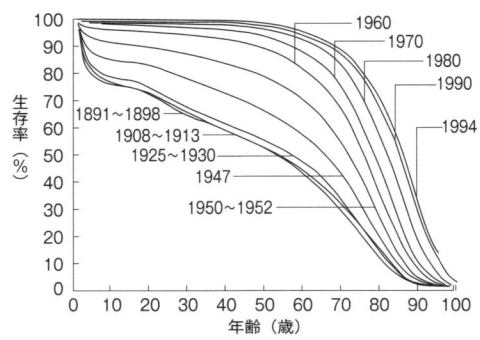

高柳涼一「予防医学」『日本内科学会雑誌』93(12), 2004年から
祖父江逸郎『長寿を科学する』岩波新書 新赤版1209, 2009

図6 医療機関における死亡割合の年次推移

医療機関において死亡する者の割合は年々増加しており, 昭和51年に自宅で死亡する者の割合を上回り, さらに近年では8割を超える水準となっている。

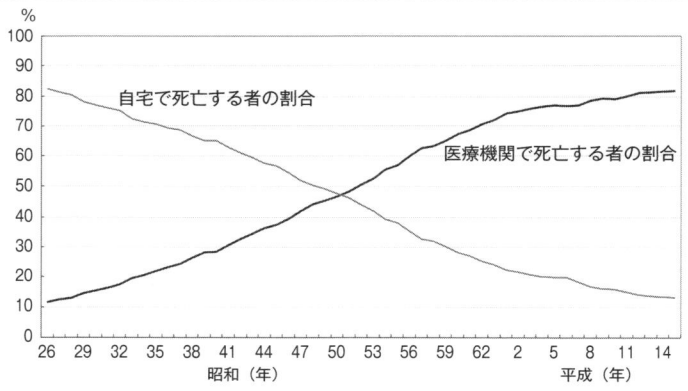

資料:「人口動態統計」厚生労働省大臣官房統計情報部

が進んでいる。つまり, 誰もが長命となり老いたがゆえに亡くなるという人生を過ごすようになったのである。

2) 病院医療の進展

2つ目は, 日本人の死に場所である (図6)。終戦直後は, 家で亡くなるのがあたりまえで, 病院で亡くなるのは1割程度に過ぎなかったのが, 現在は

図7 死亡数の年次推移

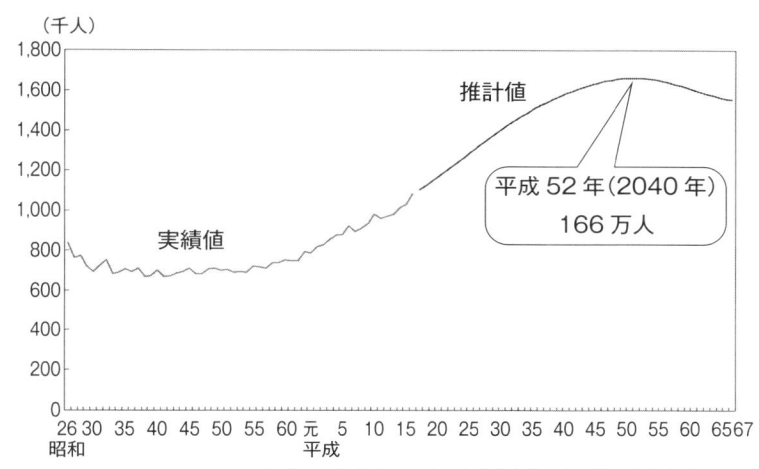

資料）平成17年までは厚生労働省大臣官房統計情報部「人口動態統計」
平成18年以降は社会保障・人口問題研究所「日本の将来推計人口（平成18年12月推計）」
（出生中位・死亡中位）

8割程度が病院で亡くなっている。この変化は，なぜ起こったのか。私は，病院信仰の歴史の結果と考えている。昭和30年代後半あたりから病院を中心として医学医術が大発展し，目覚ましい成果をあげ，若死には著しく減った。我々はこぞって病院に行き，年老いた親も入院してもらってできる限りの治療をお願いした。その過程で，多くの方が病院で亡くなるようになったと言っていいだろう。この間，医学関係の学会数も大幅に増加したことからも分かるように，病院医療は，「病気には原因があり，それは臓器で特定される。そして特定された臓器の病気を治す」といういわゆる臓器別医療であるとも言えよう。そして，目標は，救命，延命，社会復帰と言えるが，社会復帰の難しい高齢者にとっての病院医療の究極の目標は，「救命，延命」であると言える。あえてデフォルメしていえば，我々は，老いて死に向かう過程においても，死との戦いを基本とする医療を行う病院で戦って死ぬという姿が普通になっているのである。

3つ目のデータは日本人の死亡件数の推移である（図7）。団塊の世代が90歳を迎えるころには170万人弱が死亡することが予想される。注目すべ

高齢者ケア政策の実践　209

きが，死亡者の年齢である。昭和40年頃は，75歳以下の者が3分の2を占めていた。それが現在は3割程度となっており，死亡件数がピークとなる時代には，2割程度となる。病院医療の進展とともに，若死には著しく減り，大部分の人が，ピンピンコロリではなく，老いたがゆえに，大なり小なり虚弱な期間を経て亡くなるという社会となったのである。

3）病院医療と生活者

　アメリカの社会学者が「病人役割」という言葉を使っているそうだが，病院は，治療（病気と闘うこと）の場であり，入院患者には病人役割が課せられる。常に，病んだ人として，自己を認識しふるまわねばならない。

　これまで述べたような長命が一般的に可能となった今日，そのような病院医療だけでよいのか。

　がん末期の人を想定してみよう。入院していれば，常に死から遠ざかることを目指して過ごす病人であるが，同じ病状でも，在宅，つまり生活の場にいれば，ペットは足元をうろうろしている，大音響の音楽も聞ける，匂いの立ち込める鍋物も食べられる，気分がよければアルコールを飲んでも叱られない。一義的には病人でなく生活者なのである。痛いというときだけ病人だが，在宅医療が訪問看護等とともに在宅に及んでいれば，その人は，自分らしくその人生を生き切る生活者を続けられるのである。

　人が老いて死ぬことは治すことはできない。その過程を私たちは生活者として過ごせてこそ，長生きして良かったと言えるのではないか。在宅の看取りについては多くの場で語られている。病人としてではなく生活者として逝き，孫が在宅の枕元で自然に死者に頬ずりするなどのシーンを「命のリレー」という形で語られたり，看取りの前後で地域の人々が自然な形で別れを告げに在宅を訪ね，亡くなった者の地域の人々との関わりが遺族に継受され，改めて新しい地域の絆ができたといった話も語られている。ややもすれば生理的な死に立ち会うという観のある病院の死と異なり，日常性の中で，看取る人々がその死を共有するということの意味ははかり知れないものがあり，こ

のように生活者として生き切れるようにすることが，我々の高齢期の不安を和らげるのではなかろうか。

　我々誰もが概ね老いたがゆえに死ぬということになったのは，病気を治す医学医療（病院医療）が素晴らしい成功を収めた結果と言えるが，我々は，病院医療に加えて，「生活を支える医療」である在宅医療を必要としているのである。

４．柏プロジェクト

　大都市部の急速な高齢化は，極めて深刻な様相を呈する可能性がある。とりわけ，ベッドタウンとして急速に人口が流入した地域においては，今後20年程度の期間に後期高齢者の急増が進み，入院需要は急速に増大する。それは，津波にもたとえられるものであり，病院で受け止めきれず大きな混乱が生ずることも懸念される。このような意味でも在宅医療の普及が不可欠であり，その実現が迫られている。もとより，我々が生活者として生き切るためにも，この大都市圏の問題を端緒として在宅医療の普及を通した医療改革が始まらねばならないと考えるのである。

１）地域包括ケアシステムを目指す試み

　東京大学高齢社会総合研究機構は，都市の高齢化の最前線といえる千葉県柏市で，柏市，UR 都市機構とで研究会を作り，この５年間，柏市行政を中心に，「柏プロジェクト」として地域包括ケアのまちづくりに取り組んできた。なお，当初は，地域包括ケアという言葉がなかったので，「エイジング・イン・プレイス」という言葉で構想のイメージを表した（図８）。

　プロジェクトの大きな１つ目の柱は，かかりつけ医を基本とする在宅医療を含む多職種連携のシステムのモデル化である。２つ目の柱は，地域包括ケアシステムの具現化の端緒となるようなわかりやすいモデル的拠点を展開することである。なお，地域包括ケアの「予防」に相当するものとして，

図8　Aging in Place：コミュニティーで社会実験

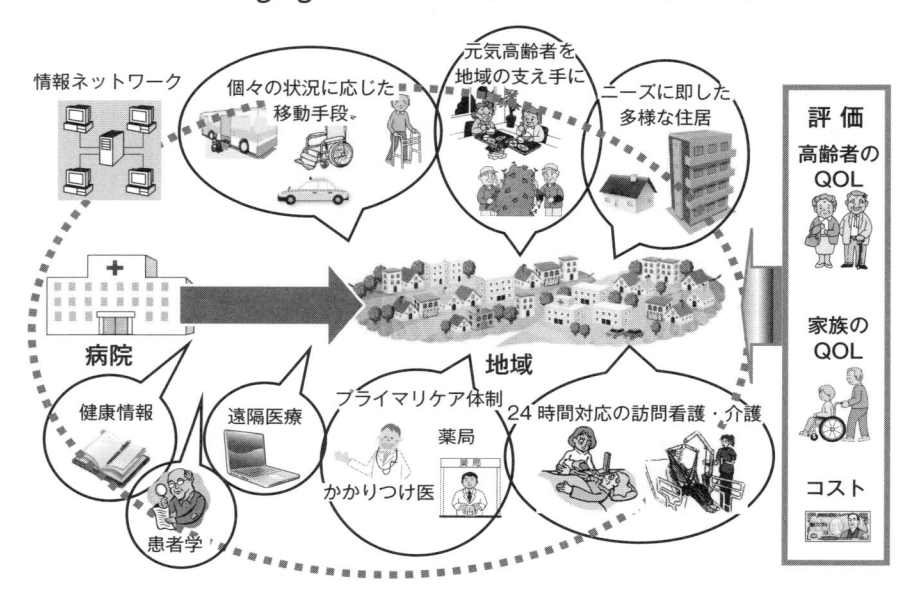

「生きがい就労」に取り組んでいるが，紙面の制約があることから割愛する。

2）在宅医療を含む多職種連携

1つ目の柱については，在宅医療の普及のためのいくつかのツボどころの開発に取り組んでいる。

在宅医療に関しては，モデル的にいかなる姿が望ましいかは，ほぼ明らかになっている（図9）。しかし，そもそも在宅医療に取り組む医師が少ない，看護，介護との連携を含めた地域での連携システムを確立するコーディネイト機能が明確になっていない，とりわけ1人で開業している医師の在宅医療の負担軽減のためのグループ化等のシステムがまだ確立していないといった相互に関連する基本的な課題がある。

そこで，次のような取り組みを行っている。

第1に，地域の開業医に対する在宅医療の研修事業である。

専門医として病院で育った多くの開業医は，在宅医療の経験がないので，

図9 在宅医療（終末期ケアを含む）の連携のイメージ

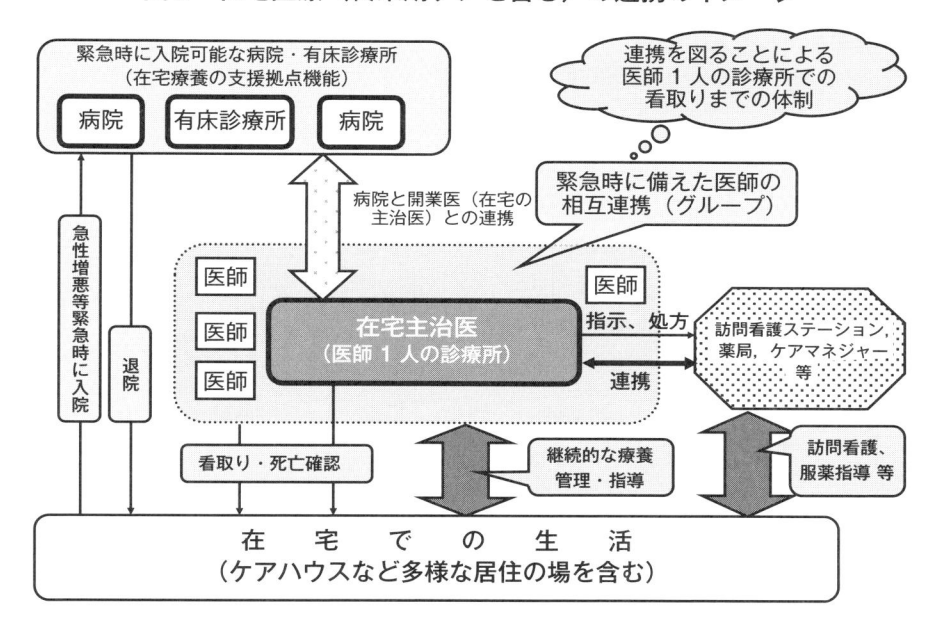

在宅医療に関心が少なく，また，そのノウハウも少ないといえる。そこで，開業医に対するオンザジョブの研修を導入することとしている。この研修は，内科系，外科系の専門医は，病院でかなりの幅のある臨床例をこなしてきているので，在宅医療を行う潜在的な能力を有しており，適切な動機づけをすれば，在宅医療に取り組むという行動変容が起きるという考え方によるものである。具体的には，在宅医療の経験の深い医師の下で訪問診療に同行し，在宅医療の現場感覚をつかむとともに，緩和ケア，認知症対応といった個別テーマごとに多職種とともにグループワークを行うという合計2.5日のカリキュラムを開発し，柏市で実施し，予想を超える成果をあげた（図10）。この研修に参加した地域のかかりつけの医師のかなりの者が在宅医療に取り組むようになっただけでなく，医師会と市役所が主催，他の多職種の団体も共催という形式をとることにより，市内の関係職種のチームビルディングが進んだのである。また，地域の多職種と連携して在宅医療に取り組む

高齢者ケア政策の実践

図10　柏市　在宅医療推進のための地域における多職種連携研修会

主催：	柏市医師会，柏市
共催：	柏歯科医師会，柏市薬剤師会，柏市訪問看護連絡会，柏市介護支援専門員協議会，柏市在宅リハビリテーション連絡会
後援：	国立長寿医療研究センター　　協力：　東京大学高齢社会総合研究機構

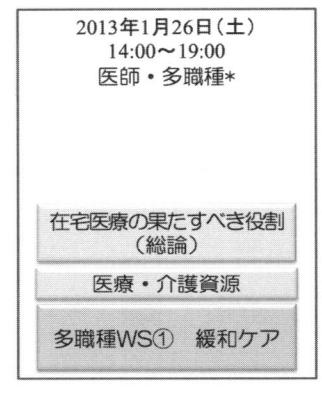

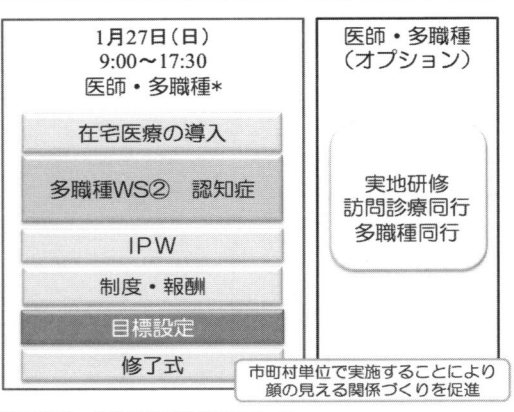

2013年1月26日（土）14:00〜19:00　医師・多職種*
- 在宅医療の果たすべき役割（総論）
- 医療・介護資源
- 多職種WS①　緩和ケア

1月27日（日）9:00〜17:30　医師・多職種*
- 在宅医療の導入
- 多職種WS②　認知症
- IPW
- 制度・報酬
- 目標設定
- 修了式

医師・多職種（オプション）
- 実地研修
- 訪問診療同行
- 多職種同行

市町村単位で実施することにより顔の見える関係づくりを促進

＊歯科医師，薬剤師，訪問看護師，介護支援専門員，病院退院調整部局スタッフ

醍醐味を味わった医師は，着実に地域のリーダーとして，地域を診る医師に成長していくのである。この医師を含む多職種の研修事業は，国が進めようとしている地域包括ケアのまちづくりのスタート地点に立つ事業として位置付けてよいと思う。

　第2に，かかりつけ医を基本とする在宅医療のモデル的なシステムの開発である。

　24時間対応を基本とする在宅療養支援診療所が導入されたが，実質的に実践しているところはまだ少ない。多くの人がこれほどの長命を享受できるようになったのは，治すという医学医術の進歩のお陰であるといえるが，そうであるがゆえに，医療は支える医療すなわち在宅医療に取り組むことが求められている。したがって，かかりつけ医が最期まで看るのが本来の姿であり，そうでなければ医療システムは完成しないといえる。一方，わが国の開業医は，1診療所1医師が基本であることから，時間外診療も伴う在宅医療

図11　在宅医療・看護・介護の連携体制の確立

在宅医療を含めた真の地域包括ケアシステムをつくるポイント
① 　かかりつけ医の負担軽減
　→　主治医・副主治医システムの構築
② 　主治医・副主治医のチーム編成
　→　地域医療拠点の整備
　→　在宅医療・看護・介護の連携体制の確立

＜主治医・副主治医システム＞

北地域／南地域／豊四季

相互に主・副
副主治医機能依頼

△：主治医（可能な場合は副主治医）
▲：副主治医機能集中診療所
■：コーディネート等拠点事務局

地域医療拠点

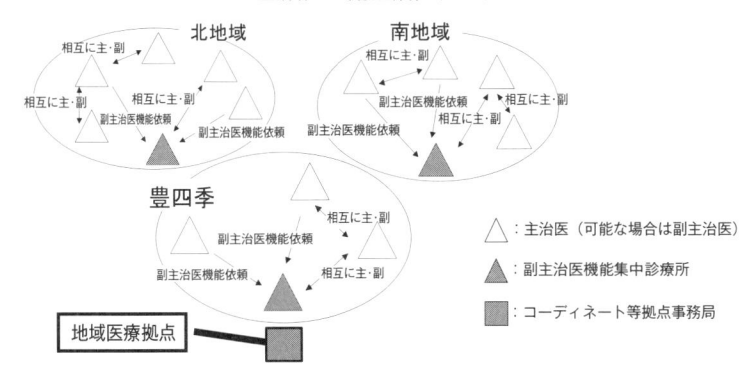

＜地域包括ケアにおける地域医療拠点の位置づけ＞

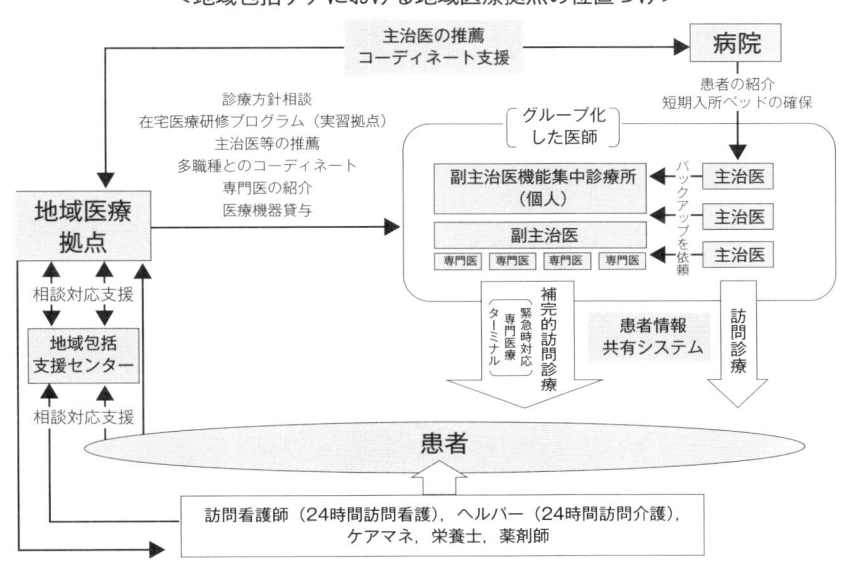

主治医の推薦
コーディネート支援　　　　　　病院
　　　　　　　　　　　　　　　患者の紹介
　　　　　　　　　　　　　　　短期入所ベッドの確保

診療方針相談
在宅医療研修プログラム（実習拠点）
主治医等の推薦
多職種とのコーディネート
専門医の紹介
医療機器貸与

グループ化した医師

地域医療拠点

副主治医機能集中診療所（個人）　←バックアップを依頼　主治医
副主治医　　　　　　　　　　　　　　　　　　　　　　　主治医
専門医　専門医　専門医　専門医　　　　　　　　　　　　主治医

相談対応支援
地域包括支援センター
相談対応支援

補完的訪問診療
緊急時対応
専門医療
ターミナル

患者情報共有システム

訪問診療

患者

訪問看護師（24時間訪問看護），ヘルパー（24時間訪問介護），
ケアマネ，栄養士，薬剤師

高齢者ケア政策の実践　215

に取り組みにくい。そこで，地域のかかりつけ医が医師会の下で主治医・副主治医などの関係を作るためグループを組み，かかりつけ医が最期までかかわるシステムづくりに取り組んでいる。

　第3に，地域の連携システムを確立するためのコーディネートの方法のモデル化である。

　在宅医療のシステムは以上の取り組みだけで普及するわけではない。行政と医師会がタッグを組み，介護保険を担当する行政を事務局として医師会をはじめ歯科医師会，薬剤師会，訪問看護ステーション連絡会，ケアマネジャー連絡会，介護事業者協議会といった関係者が話し合う場も不可欠である。そのような連携の場を確立したうえで，在宅医療を必要とする地域住民に在宅医療を含む多職種のサービスをコーディネートしたり多職種の研修を行う拠点が必要であり，そのモデル的な地域医療拠点（国の事業から見ると在宅医療連携拠点に相当する）が2014年4月に開業した（図11）。

3）地域包括ケアのモデル的拠点整備

　2つ目の柱については，柏市の高齢化最前線といえるUR（都市再生機構）の豊四季台団地（高齢化率40％）で，1階に24時間対応できる在宅医療・看護・介護のサービス拠点を併設した拠点型サービス付き高齢者向け住宅を誘致し，開業した（2014年5月。図12）。この拠点の在宅サービスは，サービス付き高齢者向け住宅だけでなく，周辺の日常生活圏（豊四季台地域）に対しても徐々に普及し，1つ目の柱のシステムとあいまって，豊四季台地域全体に地域包括ケアシステムを普及していこうとしている。

　このような地域包括ケアの拠点となるようなモデル的な拠点整備の試みが各地で展開されることが期待される。現に都市の高齢化の最前線と言えるUR団地においては，このような拠点を地域医療福祉拠点として，順次整備していくという方針が出されている。このような形で，特に都市の高齢化への対応が急がれるが，UR団地のように土地の提供が可能でない場合，地価の安い地域にサービス付き高齢者向け住宅が偏在して立地するとしたら，地

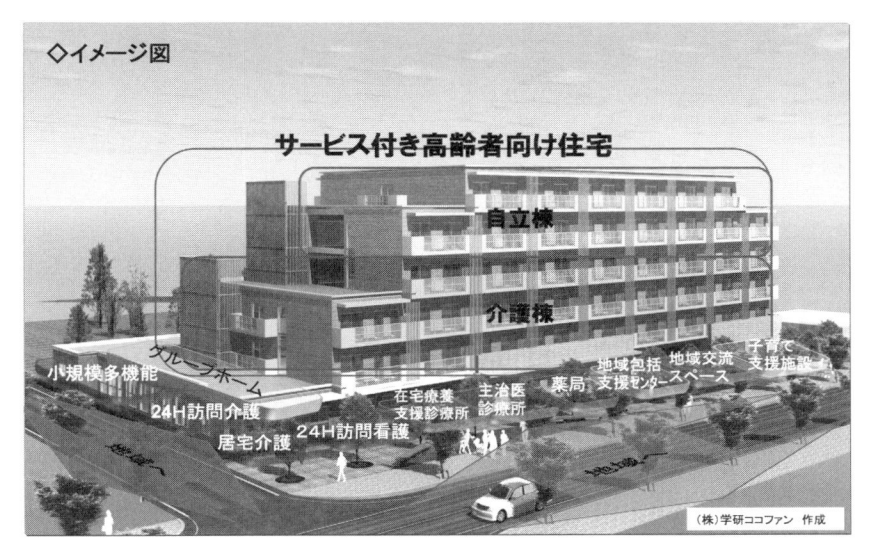

図12　UR柏豊四季台団地内サービス付き高齢者向け住宅

域包括ケアの構想は，崩れかねない。今後は，民間活力活用を前提として，各市町村が何らかの形で地域包括ケアの拠点となるような土地を計画的に提供し，モデル的な拠点整備を行う事業者を公募するような方式も検討する必要があろう。また，生活支援サービスは，サービス付き高齢者向け住宅だけで提供されるのではなく，地域のコミュニティ単位で提供される方向が必要であり，その際には，ICTシステムや配食サービスといった有償の民間部門と地域住民の何らかの自発的なサポート体制を組み合わせるような新しい発想のシステムも必要になるものと考えられる。

　柏プロジェクトの試みは都市型のモデルだが，地方においては，コンパクトシティへの住み替えの構想とこのような拠点整備がパッケージの形をとると予想している。

5．医療介護改革と今後の課題

　今回成立した「地域における医療及び介護の総合的な確保を推進するため

図13 在宅療養支援診療所・在宅療養支援病院等の役割（イメージ）

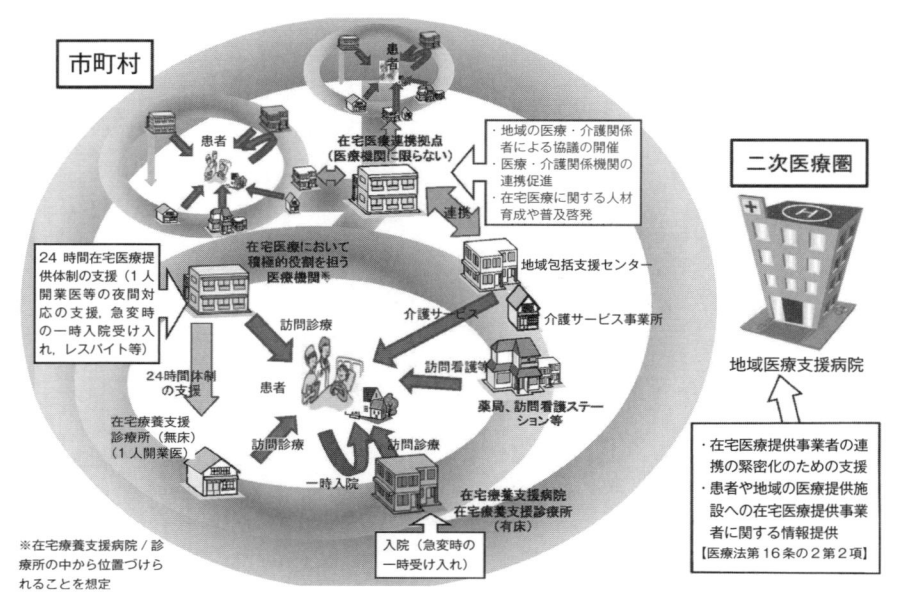

出典：2012年7月11日厚生労働省 在宅医療連携拠点事業説明会資料

の関係法律の整備に関する法律」は、法体系として医療介護を一体としてとらえるという新しい発想に基づくものであり、また、厚生労働省保険局に医療介護連携政策課が設置された。このように政策体系のイノベーションが進もうとしていると言える。

図13は、今回の改革に先立って、厚生労働省が2012年に示した資料の一つである。この図は、今後の医療介護政策の方向性をよく示している。今までの医療改革は、医療機能の機能分化と連携を大きな眼目として推進してきたが、必ずしも、順調に進んだとは言えない。それは、後期高齢者が増加する中で、急性期の病院に入院した高齢患者は、治療後も虚弱な状況が続き、病院から離れにくい状態の者が多いので、医療制度上の「一般病床」の機能を分化させることがなかなか困難だったといえるのではないか。図13の円で囲まれたシステムすなわち地域包括ケアシステムを導入することと組み合わせて、はじめて慢性期の高齢者が在宅に戻ることができ、それに応じ

て，病院の機能も分化連携の方向が見えてくる。すなわち，地域において，高齢者は，高度急性期の病院（図13では，地域医療支援病院）で治療を受けた後，①在宅医療連携拠点の調整の下でのかかりつけ医（図13では1人開業医）を基本に置き，地域の多職種と連携する在宅医療システムで受け止められ，②急変時には地域の中小規模の病院（図13では在宅療養支援病院）が受け入れて治療が終われば速やかに在宅に戻し，③再び在宅において，かかりつけ医が訪問看護ステーション，介護事業所等の看護・介護系のサービスと連携して高齢患者を支えるという地域包括ケアシステムが必要である。高度急性期の病院は，これが成立して，はじめてその病院にふさわしい機能を発揮し続けられ，その他の中小規模の病院の機能も見えてくる（この場合，地域の中小規模の病院は必要に応じ回復期のリハビリテーションの病床を持つことも期待される）。このようにして，医療機関に関して言えば，高度急性期の病院，中小規模の病院，かかりつけ医の診療所が，ウイン，ウイン，ウインの関係となり，合理的な医療機能の分化と連携が成立すると言える。このような構図の大前提として，市町村段階を主舞台として真に在宅の医療と介護の連携ができるかどうかが問われることとなる。

　今回成立した法律は，まさしくこのような方向性を目指しているものと思われる。具体的には，次の改正事項が注目される。

（1）「地域における医療及び介護の総合的な確保の促進に関する法律」において，「地域において効率的かつ質の高い医療提供体制を構築するとともに，地域包括ケアシステムを構築することを通じて，地域における医療及び介護の総合的な確保を促進する」ため，都道府県および市町村は，医療および介護の総合的な確保のための計画を作成することができることとする。

（2）「医療法」においては，地域における病床の機能の分化および促進に関する事項として，「病床機能報告制度」を導入し，都道府県は，「医療計画」において，病床の機能区分ごとの将来の病床の必要数等に基づく将来の医療提供体制の構想として，「地域医療構想」を策定する。また，医療計画においては，「居宅における医療の確保の目標に関する事項及び居宅等にお

ける医療の確保に係る医療連携体制に関する事項」が加えられ，介護保険における計画との整合性を図るため，医療計画を変更する頻度が6年（居宅等における医療の確保の達成状況等については，3年）とされる。

（3）「介護保険法」では，「地域支援事業の包括的支援事業」に，「医療に関する専門的知識を有する者が，介護事業者，居宅において医療を提供する医療機関その他の関係者の連携を促進する事業」を付け加え，平成30年度までにすべての市町村で実施するものとする。これは，従来の「在宅医療連携拠点」の事業が，介護保険により市町村において位置づけられたものと考えられる。

以上の改革は，在宅医療を含む多職種連携による地域包括ケアが進むことが前提として構築されている。後期高齢者が激増する中で，在宅医療という退院の受け皿がなければ，病院機能を明確化しようとしても現実的には困難である。したがって，地域包括ケア推進上とりわけ在宅医療の整備が大きな鍵となると考えられ，在宅医療の整備に関しては，実質的に市町村の役割が大きく位置づけられるという方向が出たと言ってよい。今後は，市町村の力量が問われることになるので，関係者の取り組みを心より期待するものであるが，特に当面上記（3）の事業を行う拠点の整備には，新しい行政の手法が必要である。そこで，柏プロジェクトの例を念頭に置きながら，これを整備するまでの手順を参考として述べたい（図14）。

6．カギとなる市町村段階の仕事の進め方

1）市町村と医師会の役割

まず，この拠点の整備にあたっては，第1段階として，地区医師会と市の方針確認が不可欠である。この場合の市の担当責任は，介護保険担当部署にある。そして，医師会の幹部と市の担当部局とで，拠点の機能と整備の方針について話し合い，合意することが出発点である。この場合，通常いずれの地域にもわずかながらも在宅医療に理解のある医師がおられるので，医師

図14　柏プロジェクトの連携の場

在宅医療を推進するためには，行政（市町村）が事務局となり，医師会をはじめとした関係者と話し合いを進めることが必要。
→　システムの構築を推進するために，以下の5つの会議を設置（事務局は柏市）。

（1）　医療WG
　　医師会を中心にWGを構成し，主治医・副主治医制度や病院との関係を議論

（2）　連携WG
　　医師会，歯科医師会，薬剤師会，病院関係者，看護師，ケアマネジャー，地域包括支援センター等によるWGを構成し，多職種による連携について議論を行う。

（3）　試行WG
　　主治医・副主治医制度や多職種連携について，具体的ケースに基づく，試行と検証を行う。

（4）　10病院会議
　　柏市内の病院による会議を構成し，在宅医療のバックアップや退院調整について議論。

（5）　顔の見える関係会議
　　柏市の全在宅サービス関係者が一堂に会し，連携を強化するための会議。

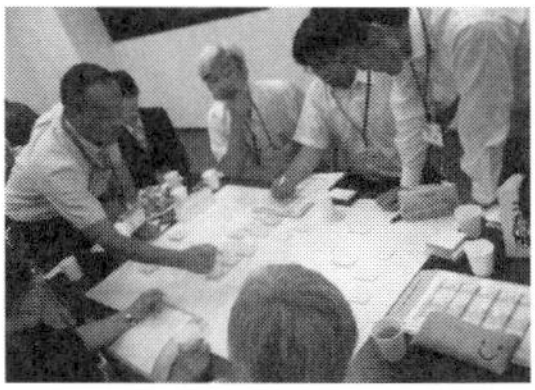

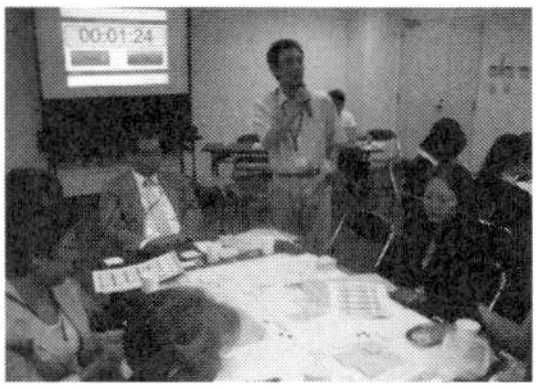

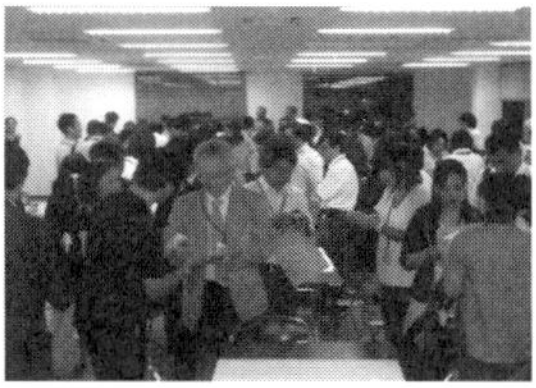

会幹部の理解の下でその医師を何らかの形でキイパースンとしつつ，市の担当部署は，先進地の視察などを通して，それぞれの地域特性に合った拠点イメージを事務局のたたき台として持つことができるよう十分の準備をすることが大切である。ここで強調したいことは，制度改正で確認されたが，在宅医療の確保は，地域包括ケアの一環であり，市町村の介護保険担当部署（その総括部署）がその調整にあたる任務を持つ。その部署の責任者がしっかりした担い手意識を持つことが重要である。

2）多職種の話し合いの場の設定

　医師会との呼吸合わせができると，第2段階としては，拠点運営につい

ての多職種の話し合いと意思決定の協議の場を作る。この呼びかけは，介護保険を担当する市の役割であるが，医師会がしっかり取り組む姿勢を示すと歯科医師会，薬剤師会，訪問看護連絡会，ケアマネ連絡会等各職種団体は，進んで参加する。市は，医師会以外の各職種団体とも協議の場の趣旨について個別に十分話し合うことが必要である。そして，医師会幹部が座長となって協議の場が設けられるが，各職種は多忙で，通常は平日の夜に開かれるので，市役所が事務局として事前に協議の場のシナリオや資料を十分吟味し，各団体から意見を積極的に発言してもらえるよう十分の根回しが大切である。柏市の場合は，まず，何回かに分けて各職種団体から在宅ケアについての取り組み状況などをプレゼンしてもらうことを含めてお互いを知り合うというプログラムを重視した。以上のようなプロセスが，市町村自身の学びの機会にもなっていくのである。会費制の懇親会も大変重要である。

3）多職種の話し合いの進め方

次の第3段階として，この協議の場で地域の共通の課題を確認し，拠点運営のルールづくりを進めることとなる。次に詳しく述べるが，柏市では，その過程で，医師会が，まず自らの方針を率先して決める一方，実際のモデルケースの分析を通して，多職種連携の課題を確認していった。このプロセスは，地域により異なるものと思われるが，拠点が在宅医療の実際のコーディネートを行う以上は，退院時の病院からの情報提供やバックアップ病床確保のルール作りは，おそらく必須のものと思われる。

4）課題の確認や連携ルールづくり

多職種が本音で議論できるようになってきた第3段階では，拠点の事業や多職種の連携を行ううえでの課題の確認から入る。柏市の場合は，まず，医師会のメンバーから在宅医療に取り組む医師が少ない理由について報告し，医師のグループ化の事例としてドクターネットで有名な長崎市医師会の医師の講演を聞くなど医師側の課題の確認とその取り組み方針の検討を医

師会が率先して行う一方,実際の多職種の関わるモデル的な取り組み事例を皆で分析して課題を探った。その結果,退院時に病院側から提供される情報のあり方という課題が浮かび上がり,その情報提供フォーマットを作る作業が行われた。またその過程で病院との信頼関係が深まり,急変時の受け入れルールの導入にもつながった。この場合,医師会の強いリーダーシップを背景として,市役所が地域の病院との間に立って調整するなど踏み込んだ役割を果たした。また,多職種連携においてICTを活用した情報システムは不可欠であり,このような関係職種における信頼関係の醸成と並行する形で試行を行い,柏市としてこれを導入することとなった。なお,ICTを活用した医療介護の連携情報システムが各地で乱立したままでは,その効果が発揮できないので,別途,国レベルで,連携項目や様式の標準化とそれを互換性のあるものとするための共通基盤の設置を目指す検討が進められている。

5）医師会が広域の場合の進め方

　以上,1市1医師会の柏市の事例を中心に述べたが,例えば医師会が2市1町にまたがるなど広域の場合の進め方が問題となる。在宅医療は,開業医の往診圏域を考慮すると,その連携の拠点も市町村単位が自然であり,現に,その整備も市町村ごとの地域支援事業として位置付けられる。したがって,医師会が広域の場合は,その圏域内の取り組みやすい市町村と医師会との間で,まずモデル的な拠点を整備し,それを参考として他の市町村が,順次整備していくのがスムーズと思われる。この場合,病院は広域的な機能であり,特定市町村だけで,病院と開業医等多職種とのルール作りの話し合いに入りにくいので,これについては都道府県の医療行政を担当する部署（あるいは保健所）が間に入って支援することが大切である。拠点機能の事務を医師会にどの部分まで委託するかについては,柏市の場合,医師会は,拠点運営事務は市役所に委ね,実質は市と密接に協議する（協議の場の座長は医師会長）という方針をとった。地域によっては,主治医のあっせんや相談などは医師会に委託するのが自然と言えるが,市町村ができる限りきめ細かに

事務的な役割をすることが成功の秘訣であり，拠点機能をなんでも医師会に委ねるのは，医師会側としても望んでいないのではなかろうか。

6）顔の見える関係会議

　以上のように，医師会をはじめとする多職種の団体が市町村を事務局として話し合うことが基本となるが，実際は，地域の多くの多職種の従事者が顔の見える関係にならなければ現場の連携は動かない。そこで，柏市では，医師をはじめとする多職種が1回150人ぐらい集まり，できる限り各地域ごとにテーブルを囲み，グループワーク中心のイベントを行う。平日の夜を活用し，市役所の大会議室で年4回行っている。会を重ねるたびに柏市の多職種のチームビルディングが着実に進んでいるが，以上のような一連の手順が順調に進んだカギは，在宅医療推進のための多職種連携研修にあった。この研修を通して，医師会をはじめ各団体の関係者がグループワーク等の経験を積み，また，市役所も事務局機能の経験を積み，それが，関係者の信頼関係づくりやノウハウの蓄積となり，顔の見える関係会議の円滑な運営に繋がったのである。

　なお，柏プロジェクトの取り組みについては，『地域包括ケアのすすめ―在宅医療推進のための多職種連携の試み』（東京大学高齢社会総合研究機構編，東京大学出版会刊行）に詳しく示されている。

7．終わりに

　医学医術の発展は，未曾有の長命の時代を実現したが，それを実現した「治す医療」すなわち病院医療だけでは，我々は幸せになれない。これまでの医学医術の進歩と社会保障制度の整備が大きな成功をおさめたがゆえに，病院医療に加えて，生活習慣病や虚弱化の予防の政策展開と新しい多職種によるネットワーク型の「支える医療」すなわち在宅医療をシステムとして導入するという政策展開に，政策のウイングを大きく広げることが求められて

いるのである。

あわせて，我々のライフスタイルと意識も変革が求められていると言える。

まず，今までの多くのサラリーマンは，65歳程度を境に，会社人間から地域の人間に戻るといってよい。したがって，地域でもうひと働き（就労）ということを含めて地域にスムーズにランドオンしてはじめて一人前といえる。就労といっても，かつてのサラリーマン時代の社会的な肩書を捨てて，「生きがい就労」などに参加し，地域を支える側に回るのである。このような地域での役割に回帰することが今後の社会人としての当然のキャリアであり，我々は，地域での一定の役割を果たしてこそ一人前の人生であるといった価値観とライフスタイルを確立することが，超高齢社会を明るく迎える上での大きなカギであると言える。

また，我々は，治す医療，特に病院医療にあこがれてきたし，今でもそうであると言える。しかし，一般的に誰もが老いたがゆえに死ぬという人生を迎えられるようになった今，生活の場で生活者として生を全うするという選択肢も念頭に置く意識改革も必要である。地域包括ケア研究会（慶應義塾大学名誉教授　田中滋座長）の報告書に，今後は「本人及び家族の選択と心構え」が基本という趣旨の記述がある。我々は，老いて，どのように生き，どのように人生を全うし閉じるのか，人任せでなく自ら選択する時代になっているのである。

参考文献

秋山弘子（2010）「長寿時代の科学と社会の構想」『科学』80（1）：59-64
高柳涼一（2004）「予防医学」『日本内科学会雑誌』93（12）：2514-2517
祖父江逸郎（2009）『長寿を科学する』（新赤版 1209）岩波書店

〈コラム〉
現代の大往生考

医療法人社団慶成会 会長
大塚 宣夫

　わが国は今や世界で冠たる長寿国になり，生まれた人の大部分が80歳を過ぎて最期を迎える時代になった。

　しかし，多くの人は長生きへの努力は惜しまないものの，その先に必ずやってくる最期の時にはあまり関心を持とうとしない。というより考えたくないのかもしれない。

　例えば「あなたは自分の最期をどこで，どんな形で迎えたいですか。そしてそれは実現可能と思いますか」と問われると，大部分の人は戸惑うだろう。

　わが国には人生の良き終わり方を象徴する言葉として"大往生"がある。近年では使われることが少なくなったとはいえ，日本人の心には響きがよい。

　筆者は世にいう老人病院の運営を通して，1万人余の高齢者の最晩年と最期に深く関わり"大往生の実現"をテーマの一つに掲げてきた。

　筆者の考える大往生とは，①本人も周囲も十分長生きしたと思っていること，②周囲に惜しまれながら旅立つこと，③最期が穏やかなこと，④旅立ちのあと周囲に満足感や良き余韻が残ること，である。

　しかし，今のわが国ではその実現が明らかに難しくなっている。

　まず，「十分な長生き」についていえば，当の本人はもう十分に生きたという風情であったり，自分の意思表示もできない状態なのに肉親がさらなる延命を求める例が少なくない。ヨーロッパ社会であれば，高齢

者が衰えていく過程で口の中に入れられた食べ物さえも自分で飲み込めなくなったら，それがその人の生きる力の限界といったような指標があると聞く．しかし，わが国ではその手のものがないがゆえに，口から何も入らなくなった後も延々と続く点滴，胃ろう等の問題が発生する．

　第2の「周囲に惜しまれながら旅立つ」にしても昔とは様相が違う．医療による管理技術が発達したこともあってか，要介護状態になってから最期に至るまでの期間が長期化している．特に問題なのは，家族の負担を前提にした介護が長期化する場合である．周囲から心の余裕が消え，愛おしさどころか敵意さえ生じかねない．

　このような状況下では，惜しまれながら逝くなど期待すべくもあるまい．しかし，国の在宅ケア推進でこのような例は増えているようにさえ見える．

　第3の条件である「最期が穏やかであること」についても，現在の日本ではその実現がかなり難しい．その原因は，何といっても医療の側にある．医療専門職はその教育課程で「死を敗北とみなし，あらゆる手段を駆使してそれを避ける，あるいは先送りするべし」との価値観を徹底的に叩き込まれる．そして実際の医療の現場でもそれに沿って行動するよう求められることが多い．

　そのような場に年齢がゆえに衰弱の進んだ高齢者が担ぎ込まれたとしよう．その途端，そこは少しでも死を先送りするための戦場さながらと化し，多くの場合，誰もが思ってもみなかったチューブ漬けのなかでの最期となる．

　こうした形で旅立ったあと，周囲の人々に，あるいはその対応にあたった医療関係者にといえども，何らかの満足感，達成感，良き余韻など残るであろうか．

　このように見てくると，今のわが国の現実は"大往生"を望む者に

とって極めて厳しいことがわかる。少なくとも，他人まかせでは大往生は難しい。しかし，せっかく長生きしたからには大往生したいと思うのも人情である。

　筆者は自身の最期について次のような内容を大書し，広く周囲に伝えるのが実現の近道と考える。

① 要介護状態が1ヵ月以上に及ぶようなら，迷わず施設で，プロに介護してもらいたい。
② 苦痛や不安を取り去るためなら，たとえ死んでもいいから何でもやって欲しい。少なくとも苦痛と惨めさのなかで生かし続けられるのはまっぴらご免である。
③ 衰えが進み，口から物が飲み込めなくなったら，というより，口から食べること飲むことに何の関心も示さなくなったら，延命につながる一切の処置はしないで欲しい。
④ 完治する見込み7割以下の治療は絶対しないでもらいたい。

　皆さんはいかがであろうか。

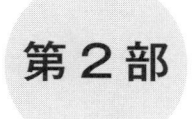

第2部 | 地域包括ケア概念の展開と実践：医療とのかかわりの観点から

〈医研シンポジウム 2014 講演録〉

①基調講演

地域包括ケア概念の展開と実践

― 医療とのかかわり ―

田中 滋

○ 地域包括ケアシステムの進展と「植木鉢」図

　地域包括ケア研究の第一歩は，2003年に老健局に作られた高齢者介護研究会報告「2015年の高齢者介護」でした。老健事業における2008年の地域包括ケア研究会が2番目の政策的取り組みです。一方，実践の始まりとしては，山口昇先生が二十数年前に始められた御調町（現尾道市）が挙げられます。尾道市，長岡市などにおける多数の現場の努力を一般化，言語化してまとめる作業をし始めたのが2008年です。最初の成果の象徴として「5輪の花」の図を世の中に提示しました（図1-1）。この図の重要なところは，高齢者ケア，つまり高齢者の生活を支えるものは介護だけではないと訴えた点だと自負します。介護保険施行後，高齢者ケアは介護のことだと限定され，老健局や自治体の介護保険課の仕事だと思われていた実態が見られましたけれども，実は違います。介護を中

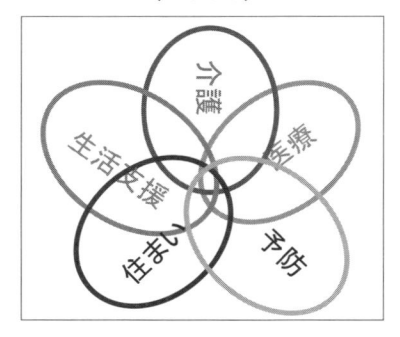

図1-1　地域包括ケアシステム Ver.1.0「5輪の花」図（2008）

図 1-2　地域包括ケアシステム Ver.3.2
「植木鉢」図（2013）

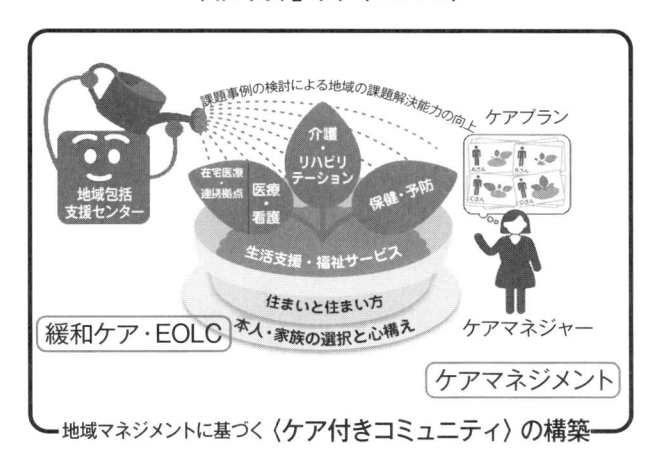

心としつつも，医療，生活支援，予防，そして，住まいも大切な要素です。この図 1-1 は，この 5 つが相まって初めてインテグレーテッドなシステムができることを簡潔にあらわしています。

その後，「5 輪の花」図は進化して立体的な「植木鉢」図に変わりました（図 1-2）。植木鉢の図になると，要素が増えていると同時に，名称が 2 単語になっています。介護・リハビリテーション，医療・看護，保健・予防，生活支援・福祉，住まい・住まい方です。もちろん介護の現場では排泄のお世話をしたり，体をきれいにしたり，食事の補助を行ったりするけれども，上位目的は悪化をさせないことだと思います。すなわち，介護はリハビリテーションと不可分なのです。また医療には，訪問看護の重要性を考えて看護を追加しました。さらに，保健と予防は一体です。この 3 つがプロフェッショナル・サービスにあたります。

プロフェッショナル・サービスとして，ここで収入を得て生きていく専門職の方々が仕事をするためには，それを支えるベースがなくてはいけません。図 1-2 は草葉にたとえていますが，草葉を育てるには土壌が欠かせません。土はできる限り豊潤であるとよい。豊潤な土とは生活を指しています。

生活を支援するサービスもあり，加えて社会福祉サービスによって貧困や虐待等の問題に対処するあり方を示しています。

　生活にあたる土が流出しないためには，しっかりとした囲いが必要です。それが植木鉢です。植木鉢は，私たちの生活においては，住まいというハードウエアおよび住まい方というソフトウエアの部分です。

　もう一つ，2013年の地域包括ケア研究会報告書で追加したのはお皿の部分です。これは画期的だといわれました。最初，このような強い言葉を使っていいのかどうか心配したのですけれども，本人と家族の心構えを訴えたお皿です。当初は覚悟という言葉も使いましたけれども，同じ意味です。とりわけ団塊の世代を中心に，あと十年間のうちにこの社会に──この社会とは日本社会全体ではなく，自分の生活圏域というほどの意味ですが──どのように地域包括ケアシステムをつくっていくか，自分がどのように住むか，どのように人生を卒業するかにかかわる心構えが必要です。具体的には，結婚していても，配偶者はどちらかが先に亡くなるのですから，残された人はどうやって生きるかプランをたてておくべきです。一人になっても自分で生活できる準備をしましょう，との指摘も含まれます。心構えなしに，ただ年をとったからというだけで人のお世話になるようでは，社会は数の多い団塊の世代を支え切れません。700万人いる団塊の世代が次の世代の迷惑にならないようにするには，できるかぎり，生活圏域の仕組みづくりに貢献し，少なくとも自分のことは自分でする努力をしようとの意味も含めて書きました。

　もう一つは自治体の役割です。この場合の自治体の責務は，本業の行政を越えた，地域マネジメントを指します。会社経営ならば当たり前ですが，自組織内外の資源をいかにマネジメントするかを考える発想が必要です。マネジメントに基づいて，地域にある家やサービス付き高齢者住宅が，時に病床になり，時に介護保険施設ベッドの役割を果たす。そういうケア付きコミュニティをつくらなくてはなりません。もし世の中に10万人だけ要介護者がいるのだったら，その人たちのための施設をつくることは難しくありません。しかし，予備群を入れると認知症者が800万人，多くは重なり

ますが要介護高齢者が500万人おられ，団塊の世代が年をとれば700万人になるといわれています。そうなったときに，その人たちのための施設をつくっていったら，財政は破綻しますし，都会では足りないといわれるだろうし，日本経済の資源配分に

図1-3 地域包括ケアシステム
－3つのサブシステム－

- ■ 「医療介護総合確保」
    - ■ 統合されたプロフェッショナル・サービス
    - ■ 「植木鉢図」：草葉
- ■ 生活支援→コミュニティ活性化
    - ■ 「植木鉢図」：土・植木鉢・環境
- ■ 認知症者とその家族の支援
    - ■ 「植木鉢図」：

とって非効率です。そこで，機能重視のケア付きコミュニティが必要になるのです。

さらに，上から水を撒いている地域ケア会議，地域の拠点たる地域包括支援センター，一人ひとりのケアプランを考えるケアマネジャー，ケアマネジャーを支えるケアマネジメントの仕組み等を一枚の図に描き込みました。これは植木鉢図といって，厚労省の方々でも，自治体の方でも，特に真ん中のところだけを抜き出して名刺に刷っていらっしゃる方がいて，大変うれしく感じています。

植木鉢図を多層的に解釈することも可能です（図1-3）。統合については後で筒井先生から説明していただけると思いますが，統合や連携は一つの層だけのあり方に限りません。それにはこの図の要素を多層的にとらえる視点が必要です。まず1つ目は，植木鉢図の草葉のところで，重度の要介護者を考えてみましょう。昨日（このシンポジウムは2014年9月9日に開かれました），厚労省で今年度の基金配分のための医療介護総合確保促進の基本案が大体まとまりました。そこで出てくる医療介護の総合確保でイメージされていたのが，重度の要介護者であり，在宅医療も含めて医療ニーズも高い方々に関する統合です。これは植木鉢図では，草葉同士に当たり，統合されたプロフェッショナル・サービスが必要な層です。要介護度4，5，そしてがん終末期の方や神経難病の終末期の方は，場が病院であれ，在宅であれ，老健であれ，特養であれ，その中で医療サービスと介護サービスが統合された一

つのプランによって提供されなくては機能が発揮できません。厚労省が初めて医政局長，老健局長，保険局長が同席する会議をつくって，そうした体制を進展させていく宣言をしたのです。

　2番目に必要な統合は，植木鉢図では，土と植木鉢とお皿に当たるところです。これは軽度の要介護者，あるいは要支援にはなっていない虚弱な高齢者の方々を含めて，自分の生活圏域でどのように生きていくかにかかわります。ここでは医療サービスや介護サービスにも増して，地域の生活支援のあり方が重要になってきます。買い物ができる，街に出ていくと楽しい，散歩しやすい，暮らしやすいなどの希望を満たせないと，軽度の要介護者，あるいは虚弱老人が閉じこもりになってしまって，生活機能や身体機能が悪化するかもしれません。高齢のためやむを得ず軽度の要介護や虚弱になったとしても，ある段階でとどまるためには，コミュニティが活性化していることがベースとして求められます。したがって，生活支援サービスを含む統合が不可欠なのです。この層での統合は，医療や介護のプロフェッショナルが主に担う仕事ではありません。この統合で一番責任を持つべき主体は市区町村役場であり，市区町村長です。ただし，必ずしも市区町村の職員だけが統合体制構築をすべて行う必要はなく，地域にある商店街，住民，NPO，場合によってはお寺さんなどの力を使ってもよいでしょう。つまり，地域資源をいかに使って生活しやすくしていくか，これが2番目の層です。

　3番目の層は，認知症者とその家族に対する支援です。これは植木鉢図にはまだうまく描けていません。どういうふうに描いたらいいかまだよくわからないからです。一人ひとりの認知症に対するケアについては，「ユマニチュード」というフランスで生み出された介護手法など，現場のケア論としては進化した方法がありますが，社会の仕組みとして，膨大な数の認知症者とその家族をどのように処遇し，街の中で暮らしていただくかについては，まだトータルな絵柄は描けていない状態です。それゆえ，植木鉢図にはまだ描かれていません。

　宮島俊彦前々老健局長は，「植木鉢図で足りないのは花だ」と言われまし

た。なかなか鋭いご指摘と感じます。なぜ植木鉢に草しかないのか。答えは，真ん中に花が咲いたら，それは本人なのです。本人がなぜまだ花にならないか。この植木鉢図はまだ始まったばかりだからです。2025年に花の咲いた絵を描けたら，この国は，少なくともこの分野では成功といえるでしょう。花が咲いていなかったら，団塊の世代はその責めを負うべきではないでしょうか。そのくらいの覚悟が必要なのです。

図 1-4　新幹線（比喩）

- 世界に誇る新幹線の運営　サブシステムの例
    - 車両・レール・電気・通信 … ＋ 安全
    - 料金体系・発券 …
    - 内装・車内サービス，駅・構内サービス，関連業務，観光 …
- 開業に向けて：工事・試運転・シミュレーション 等
- 計画：ルート，基本設計 等

図 1-5　比喩と地域包括ケアシステム

- 世界に誇る新幹線の運営
    →医療システム，介護システム
    →統合確保へ
- 開業に向けて
    →生活支援・地域づくり
- 計画：ルート，基本設計
    →認知症者と家族に対する包括的取り組み

　この3つの層をわかりやすく説明するために，新幹線の比喩で表しました（図1-4）。日本の新幹線は世界に誇れます。日本の新幹線のすごさの一つとして，「つばさ」や「こまち」が，「はやて」や「はやぶさ」と連結すると17両編成にもなる点です。それが時刻によっては5分おきに，時速300km近いスピードで走っている。新しい「かがやき」も登場します。これが，いわば医療や介護の現場に該当します。

　毎日のサービスの運営のためには，いろいろな要素が必要です。新幹線でいえば車両，運転士と車両，レール，電力や通信の確保などです。これはすでに機能しているサービスです。案内所や切符発券はケアマネジャーあるいは保険請求にあたるでしょう。施設は駅にあたります。周辺業務でいえば，駅中の商店街や，観光との連携があげられるでしょう。これは，重度要介護者に対する仕組みに相当します。もちろん携わる人々への不断の訓練が必要だし，車両もレールも通信システムも進化を続けています。医療技術も介護

技術も進化しながら,すでに存在しています。これが図1-5の一番上にあたります。

　2番目は,今,開業に向かっている北海道新幹線のように,工事をしたり,試運転をしたり,シミュレーションをしたりしているところにあたるものです。つまり,まだ完全には動いていない。これから計画し,建設していく話です。それが2番目の生活支援です。高齢者も障害者も住みやすい,社会参加しやすい街づくりにあたります。住みやすいとは,家の中でじっとしているのではなく,社会参加しやすいという意味です。まさに生活支援の計画を基礎自治体の役所を中心につくっていく。これが新幹線の2番目の比喩になります。

図1-6　世界が注目する日本　激増する…

- 危機（1）：新たな依存人口
    - 慢性疾患・日常生活支障・急性増悪リスク
    - 健康寿命後の余命
- 危機（2）：人口の2割が後期高齢者
- 危機（3）："消滅可能性自治体"

図1-7　危機意識（1）に対するわが国の努力

- 1989～：ゴールドプラン,新GP,GP21
- 2000：介護保険制度
    - 理念を根幹にもつ制度
    - 地域に資金(2/3は外から)
    - 10兆円・250万人
- 2010頃～：在宅医療・医師の関与

　3番目の比喩が,まだルートをどこにするか決められておらず,基本設計をめぐる議論がなされている段階の新幹線で,これは認知症対応の現状に相当するでしょう。つまり,毎日動いている新幹線の車両を進化させるとか,信号システムや予約システムを革新するなどの話と,基本は大体でき上がっているけれども,完成のためには,さらに実験やシミュレーションが必要な話と,まだこれから基本設計する話と,こういう跛行状態で今進んでおります。

○ 地域包括ケアシステムの目的

　ところで今,世界から日本の危機が注目されています（図1-6）。注目されている危機とは,第1に高齢者・虚弱人口の増加,2番目は人口の2割以上が75歳を超えること,3番目は半分の自治体が人口消滅の恐れに直面し

ているとの脅し（?）です。

1番目の危機に対して，わが国は計画的に，決してその場しのぎの対応ではなく，89年から計画をたてて対応してきました（図1-7）。実はもっと以前からさまざまに検討されていましたが，89年以来サービス提供体制を計画的に整備してきた点をここでは指摘しておきます。これを前提に，保険制度がつくられました。人口の年齢構成が変わらなければ，後は質の向上を図れば済むでしょう。

けれど，わが国の人口年齢構成を踏まえると，それだけでは足りません。団塊の世代が年をとって死ぬまでの間の21世紀半ばまでを乗り切るための新たな概念が必要です（図1-8）。そのために2008年から地域包括ケア研究会をつくって検討してきました。

ちなみに介護保険法を改めて確認しますと，介護保険法には要介護者のお世話をするとは書いてありません。要介護であっても自立を，たとえ認知症で

図1-8　危機意識（2）：2025年をにらんで

- 人口の2割が後期高齢者
- いびつな年齢構成
- とはいえ地域により著しく異なる高齢者数の趨勢
- 2008～2014：地域包括ケア研究会

図1-9　地域包括ケアシステム
－上位概念は介護保険法に記載－

○ 第一条：…**尊厳**を保持し，その有する能力に応じ**自立**した日常生活を営むことができるよう，必要な医療保健サービス及び福祉サービスに係る給付を行うため，国民の共同**連帯**の理念に基づき…

○ 第二条4：…給付の内容及び水準は，被保険者が要介護状態となった場合において，可能な限り，その**居宅**において…

図1-10　地域包括ケアシステム
－上位概念は介護保険法に記載－

○ 第四条：国民は，自ら要介護状態となることを**予防**するため，加齢に伴って生ずる心身の変化を**自覚**して常に**健康保持増進**に努めるとともに，要介護状態になった場合においても，進んで**リハビリテーション**その他の適切な保健医療サービス及び福祉サービスを**利用**することにより，その有する**能力の維持向上**に努めるものとする

あっても尊厳を保った自立を連帯して支えると書かれています（図1-9）。また，要介護高齢者を「できる限り居宅において」支えるとなっています。施設完結型のサービスではなく，生活圏域の中で暮らしながら，に力点が置かれています。

さらに第四条（図1-10）を見てみましょう。要介護になったらお世話をしますとはどこにも書いてありません。要介護にならないよう予防に努めることとあります。しかし確率的に脳卒中等でやむを得ず要介護状態になるかもしれません。そのときは介護ではなく，リハビリテーションが第一だとうたっています。さらに一番下の

図1-11　危機意識（2）に対するわが国の努力　さらなる発展

- 2014：医療介護総合確保推進法
  - 第一条…地域において効率的かつ質の高い医療提供体制を構築するとともに**地域包括ケアシステム**を構築…

図1-12　危機意識（2）に対するわが国の努力　さらなる発展

- 第二条：地域包括ケアシステムの定義明示
  - 地域の実情に応じて，高齢者が，可能な限り，**住み慣れた地域**でその有する能力に応じ自立した日常生活を営むことができるよう，**医療，介護，介護予防**（要介護状態若しくは要支援状態となることの予防**又は要介護状態若しくは要支援状態の軽減若しくは悪化の防止**をいう），**住まい**及び**自立した日常生活の支援**が**包括的**に確保される状態をいう

行，自己能力，もっと強い言葉では残存能力ですが，能力の維持向上に努めよと書いてあります。だからこそ，社会はこれを連帯して支援できるのであって，かわいそうな人のお世話をする思想ではないのです。第一条，第二条，第四条とも大切な条文ですね。

医療介護総合確保法が，2014年6月18日に成立しました（図1-11）。この第一条に，地域包括ケアシステムという言葉が盛り込まれました。第二条には，地域包括ケアシステムの定義が示されています（図1-12）。これはまさに植木鉢図そのものを法に文章化したものです。

「医療」「介護」「予防」があり，「又は」「若しくは」が続いて読みにくい

けれども，住まいと日常生活の支援がintegratedな状態で確保されることが明記されています。法律条文に研究の成果が入っているのです。まさにこうして研究してきた内容が法律になり得るわけです。

地域包括ケアシステムの目的は，ケア付きコミュニティの構築です（図1-13）。それから，要支援者の方は，場合によっては自立に戻る可能性も十分にあります。ゆえに介護予防を重視します。

自治体の方々からどのように地域包括ケアシステムをつくったらよいかとよく尋ねられるのですが，答えの第一は既存資源をネットワーキングする工夫だと思います。今，縦割りで分断されているいろいろな機能のすき間をなくすことも必要です。すき間をなくすためには，厚労省，日本医師会，そして一部の自治体にもでき始めた「地域包括ケア推進室」などが役立つでしょう。

最後に，筒井孝子先生が言われる「統合」の意味を捉えることです（図1-14）。統合については，integrationをどのように理解すべきか悩みました。基本的に「ビジョンを共有する」などの日本語にすればいいと思います。統合にはいろいろな段階があるので，それについてはパネリストの講演で触れていただきます。

図1-13　地域包括ケアシステム（2014）

- 目的
  - ケア付きコミュニティの構築＝在宅限界上昇
  - 要支援者の自立復帰支援
  - 介護予防
- 主たる手段：既存資源のネットワーキング
  - 「機能の分断がもたらす隙間」の減少
  - 一連の医療では「垂直」，在宅生活では「水平」
  - 鍵概念：統合＝基本方針（ビジョン）共有

図1-14　今後の鍵概念：統合

- 統合の4つの層
  - 重度要介護者：在宅医療・介護
  - 要支援者と要介護者：生活支援と介護
  - 虚弱高齢者：街づくり・生活拠点 etc.
  - 高齢者・障がい者・児童…：地域づくり・生活提案
- ◎ cf. 認知症者とその家族

②パネリスト講演

地域包括ケアシステム構築に向けた課題

− 2030年以降の社会変革を見据えて −

迫井 正深

○ **地域包括ケアシステムの課題**

　これまで，施策展開を説明する際に使ってきた資料をもとに，できるだけ広い視点，あるいは将来に向けた展望や考え方がどうなっているのかということを中心に解説したいと思います。

　大きく分けて視点は2つです（図2-1）。最初に，社会がどのように変化しつつあるのかということ。急速に高齢者が増えていく。それから，若年層，特に支援の担い手となるであろう層が減少していく。これをどう考えるのかということです。2025年モデルを目指して，という話は一般にも浸透しつつある概念だと思います。政策を考える立場としては，むしろその先もさらに見つめていく必要があります。特に2030年以降，急速に支援の担い手が減っていき，そうだとすれば，より効果的・効率的なシステムを今からつくっていかなければ間に合わない。ここが一つのポイントだろうと思います。

　2点目は，そのシステムをどのようにつくっていくのかということ。大きく分けて，①それぞれのコミュニティ自身が総力戦で，地域の高齢者を支え

ていこうという"地域力"の層と、②専門職を中心としたプロフェッショナル・サービスがその地域力をカバーし、そして支えていく。この2層の"力"を統合したシステムをどのように機能させていくのか（図2-1）。私からは、地域包括ケアシステムの構築において「鍵」を握るこの2つの側面、すなわち自助・互助を中心とした高齢者の活動向上と社会参画の支援と、専門職による医療・介護サービスを充実し、さらに機能を強化するための多職種連携や機能統合の推進、これらをどのように考えるのかというお話をいたします。

図2-1　地域包括ケアシステム構築で求められる視点

1. 急速な高齢者の増加と若年層の減少
   ○ 特に**２０３０年以降の若年層減少傾向**を見据えた**効果的／効率的**なシステム構築が急務
2. 高齢者のニーズに応じた対応体制の構築
   ① <u>生活支援と介護者への対応強化</u>（特に**軽度者**）
     ⇒ 地域力（自助・互助）による
        高齢者の活動向上と社会参画の促進
   ② <u>介護・医療サービスの充実</u>（特に**中重度者**）
     ⇒ 専門職によるサービスの充実と
        医療・介護（多職種）連携の推進

○ 急速な高齢者の増加と若年層の減少

わが国は、75歳以上の人口が2025年、2030年に向けて急速に増えていく一方で、社会の担い手である生産年齢人口、特に介護保険を支える40歳以上の人口は2030年以降、急速に減っていくという大きな社会構造の変革に直面します。この急激な変化への対応でまず考慮すべきは、高齢者のニーズについてです（図2-2）。介護保険制度創設以降、要介護等の認定者数は着実に増えてきています。要支援1から要介護5まで、重度者、軽度者、それぞれに非常に多様なニーズがありますので、そこを分けて考える必要があるでしょう（図2-2の二重の点線で囲った軽度者と、一重の点線で囲った中重度者）。2013年3月の地域包括ケア研究会報告書によると、医療・介護・予防の部分は、専門職によって提供される、いわゆるプロフェッショナル・サービスです。一方、生活支援・福祉サービスの部分は、担い手も広く、地

図2-2 要介護度別認定者数の推移

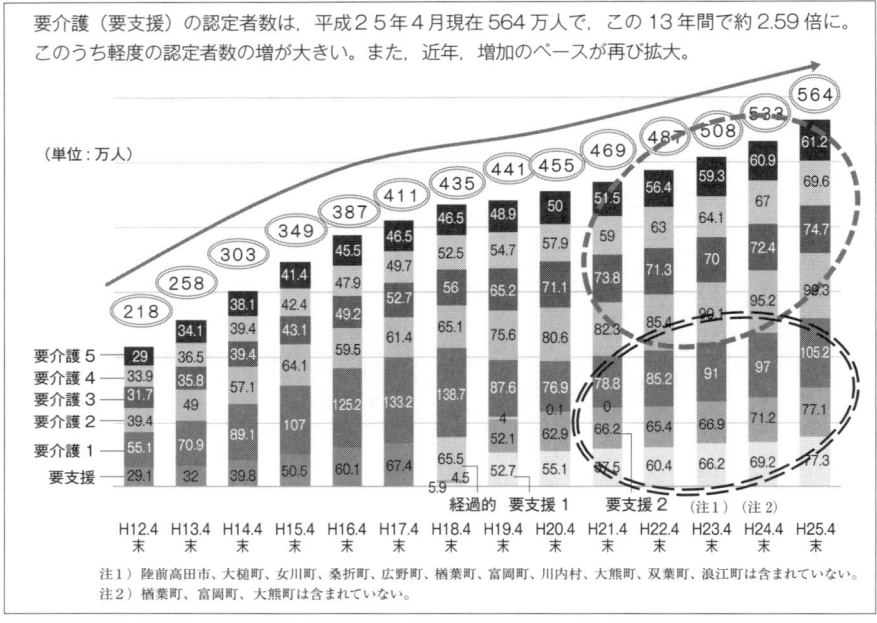

要介護（要支援）の認定者数は，平成25年4月現在564万人で，この13年間で約2.59倍に。このうち軽度の認定者数の増が大きい。また，近年，増加のペースが再び拡大。

(単位：万人)

年度	要支援	要介護1	要介護2	要介護3	要介護4	要介護5	合計
H12.4末	29.1	55.1	39.4	31.7	33.9	29	218
H13.4末	32	70.9	49	35.8	36.5	34.1	258
H14.4末	39.8	89.1	57.1	39.4	39.4	38.1	303
H15.4末	50.5	107	64.1	41.4	42.4	43.1	349
H16.4末	60.1	125.2	59.5	45.5	45.5	47.9	387
H17.4末	67.4	133.2	61.4	49.2	46.5	52.7	411
H18.4末	65.5 / 5.9	52.1 / 4.5	56	59.5	46.5	52.5	435
H19.4末	52.7	62.9	65.2	75.6	48.9	54.7	441
H20.4末	55.1	80.6	71.1	87.6	50	57.9	455
H21.4末	57.5 / 0.1	66.2 / 0	73.8	76.9	51.5	59	469
H22.4末	60.4	65.4	78.8	85.4	56.4	63	487
H23.4末	66.2	66.9	85.2	99.1	59.3	64.1	508
H24.4末	69.2	71.2	91	95.2	60.9	67	533
H25.4末	77.3	77.1	97	99.3	61.2	69.6	564

要支援 / 経過的 / 要支援1 / 要支援2 (注1) (注2) / 72.4 / 74.7 / 105.2

注1）陸前高田市，大槌町，女川町，桑折町，広野町，楢葉町，富岡町，川内村，大熊町，双葉町，浪江町は含まれていない。
注2）楢葉町，富岡町，大熊町は含まれていない。

出典：「介護保険事業状況報告」より

域全体で支えます。すなわち，大きく捉えれば，地域の多様なニーズを地域力とプロフェッショナル・サービスでどのように受けとめて，どのように対応していくのかという話になるのです。

そして，このような視点を地域包括ケアシステムの姿（図2-3）に当てはめれば，住まいがベースとなって，地域で支えていく部分と，プロフェッショナル・サービスで高齢者を支援していく部分の大きく2つの層に分かれます。したがって，地域包括ケアシステムの構築は，実はこの2つの層をバランスよく，どのようにしてつくっていくのかという話になります。

図2-4は，2014年3月にまとめられた地域包括ケア研究会報告書における地域包括ケアシステム構成要素の関係性のイメージ図、いわゆる「植木鉢の図」です。医療・介護・予防の「葉っぱ」の部分と，生活支援の「土」の部分，これを2つ合わせて「支援・サービス」とまとめることができます

図2-3 地域包括ケアシステムの構築について

- 団塊の世代が75歳以上となる2025年を目途に、重度な要介護状態となっても住み慣れた地域で自分らしい暮らしを人生の最後まで続けることができるよう、**医療・介護・予防・住まい・生活支援が一体的に提供される地域包括ケアシステムの構築を実現**。
- 今後、認知症高齢者の増加が見込まれることから、認知症高齢者の地域での生活を支えるためにも、地域包括ケアシステムの構築が重要。
- 人口が横ばいで75歳以上人口が急増する大都市部、75歳以上人口の増加は緩やかだが人口は減少する町村部等、**高齢化の進展状況には大きな地域差**。
- 地域包括ケアシステムは、**保険者である市町村や都道府県が、地域の自主性や主体性に基づき、地域の特性に応じて作り上げていく**ことが必要。

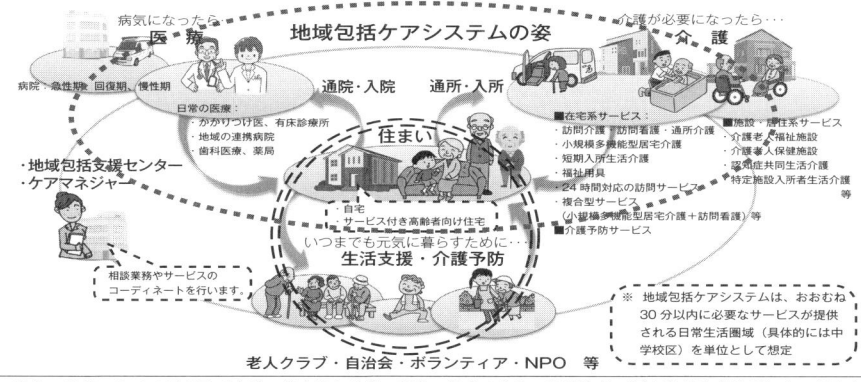

地域包括ケアシステムの姿

病気になったら…　医療
介護が必要になったら…　介護

通院・入院　通所・入所

日常の医療：
・かかりつけ医、有床診療所
・地域の連携病院
・歯科医療、薬局

病院：急性期、回復期、慢性期

・地域包括支援センター
・ケアマネジャー

相談業務やサービスの
コーディネートを行います。

住まい
・自宅
・サービス付き高齢者向け住宅

いつまでも元気に暮らすために…
生活支援・介護予防

老人クラブ・自治会・ボランティア・NPO 等

在宅系サービス：
・訪問介護・訪問看護・通所介護
・小規模多機能型居宅介護
・短期入所生活介護
・福祉用具
・24時間対応の訪問サービス
・複合型サービス
（小規模多機能型居宅介護＋訪問看護）等
・介護予防サービス

施設・居住系サービス：
・介護老人福祉施設
・介護老人保健施設
・認知症共同生活介護
・特定施設入所者生活介護
等

※ 地域包括ケアシステムは、おおむね30分以内に必要なサービスが提供される日常生活圏域（具体的には中学校区）を単位として想定

出典：地域における医療及び介護の総合的な確保の促進に関する法律・説明資料（厚生労働省老健局）を一部改変

図2-4 地域包括ケアシステムの構成要素の関係性

地域包括ケアシステムでは、高齢者は自らの意思で「住まい」（住居の形態）を選択し、本人の希望にかなった「住まい方」（家族・近隣・友人との関係性）を確保したうえで、**心身の状態や「住まいと住まい方」の変化に応じて、「支援・サービス」を柔軟に組み合わせて提供**する

医療・介護・予防（葉）、生活支援（土）の総称＝「支援・サービス」

介護・リハビリテーション
医療・看護
保健・予防
生活支援・福祉サービス
住まいと住まい方
本人・家族の選択と心構え

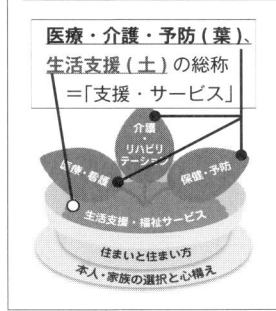

「医療・看護」「介護・リハビリテーション」（葉）と「生活支援・福祉サービス」（土）の関係

従来のサービスでは、医療・介護の専門職が「生活支援」を提供することもあるが、「生活支援」が民間事業者やNPO、ボランティア、地域住民など多様な主体により提供されるようになれば、医療・介護の専門職は「医療・介護」に注力することができ、在宅限界点の向上につながる。

出典：平成26年3月「地域包括ケア研究会報告書・概要版」を一部改変

図 2-5

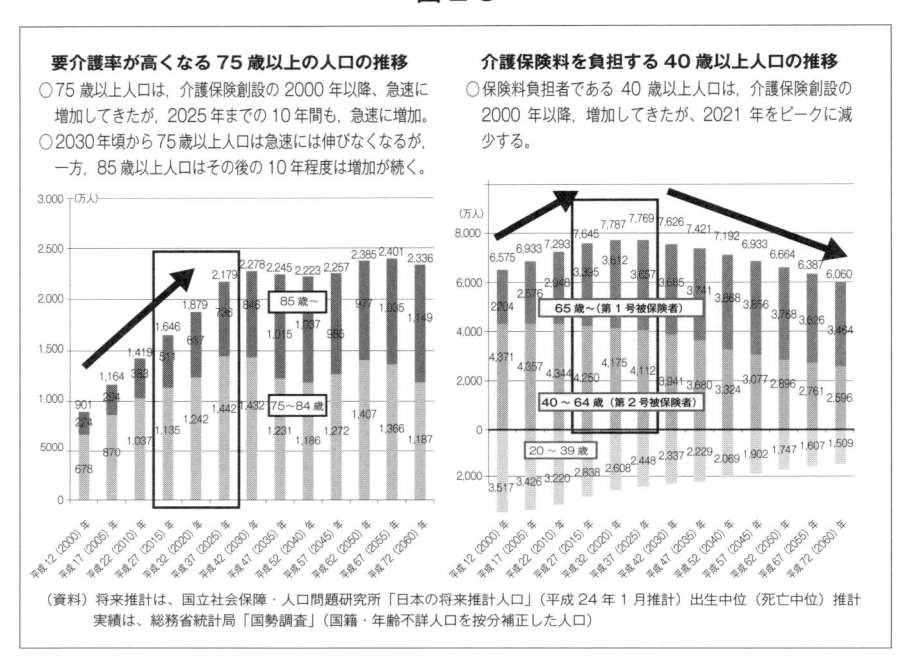

要介護率が高くなる 75 歳以上の人口の推移
○ 75 歳以上人口は、介護保険創設の 2000 年以降、急速に増加してきたが、2025 年までの 10 年間も、急速に増加。
○ 2030 年頃から 75 歳以上人口は急速には伸びなくなるが、一方、85 歳以上人口はその後の 10 年程度は増加が続く。

介護保険料を負担する 40 歳以上人口の推移
○ 保険料負担者である 40 歳以上人口は、介護保険創設の 2000 年以降、増加してきたが、2021 年をピークに減少する。

（資料）将来推計は、国立社会保障・人口問題研究所「日本の将来推計人口」（平成 24 年 1 月推計）出生中位（死亡中位）推計
実績は、総務省統計局「国勢調査」（国籍・年齢不詳人口を按分補正した人口）

が、生活支援が民間事業者や NPO、さまざまな多様な主体で提供されるようになれば、逆に、葉っぱの部分である医療・介護の専門職はそこに集中することができます。ここが今後の人口構成の変化を考えたときに重要なポイントであろうと考えています。

図 2-5 は、わが国の人口構成の推移です。75 歳以上の人口は 2030 年を目指して大きく増えていきます。以降、比較的フラットで 2,000 万人前後になりますけれども、一方で、生産年齢人口は既に減少局面に入り、2025 年から 2030 年以降、介護保険を支える 40 歳以上の人口が急速に減っていきます。つまり、担い手の部分、社会を支えていく部分が大きく減少傾向になっていく社会変化を見据えた対応のあり方が大きなポイントになります。こういった時代背景、社会変革をもとに、介護あるいは医療をどのように支えていくのかということになります。

○ 軽度者に対応した生活支援と介護予防の強化

　以上のような現状認識から，話を2つに分けて，現在の取り組みを整理してみることにします。まず生活支援・介護予防の充実です（図2-1の①と図2-3の二重点線で囲んだ部分）。

　居宅で生活されている高齢者の方々，例えば介護サービスを使っていない方はもちろんですが，使っていても比較的軽度の方，要支援1，要支援2の方々は，基本的には身の回りの動作（ADL）は比較的保たれています。しかし，身の回りの動作を組み合わせたいわゆる生活行為（IADL），例えば買い物や外出などは相対的に低下していくという特徴があります。逆に言うと，ここの部分を支えていくことができれば日常生活を継続することができるということです。

　このような生活支援への対応を考えるうえで，押さえておくべき重要なポイントが2つあります。1つ目は核家族化の進展です。特に高齢者が単身，あるいは夫婦だけで生活する方々が急速に増えてきています。2つ目は，高齢化の進展で社会全体として認知症の高齢者が増えてくるという点です。

　こういったなかで，いかに生活支援のニーズに対応していくのかということを考えたとき，地域住民の互助やNPO活動などのさまざまな生活支援サービスを活用していくことが非常に重要な要素となります。残念ながら現時点では，NPOや住民グループのフォーカスは，どちらかというと高齢者の支援というより，趣味やスポーツといった方向に向いているようです。しかし，逆に言えば，高齢者の自立，あるいは地域力や互助，あるいは高齢者に対するサービスに向けていく余地がまだまだあるということです（図2-6）。

　また，高齢者自身に社会参画していただき，地域住民の参加のもとで，生活支援の担い手として活躍していただく形で地域力を高める場面もあるでしょう。これは支えていただくという立場からは，生活支援を受けるということでもありますが，元気な高齢者，あるいは比較的軽度の高齢者の方が社会参画して，お互いに助け合うということができるということは，支えられ

図2-6 多様な主体による生活支援・介護予防サービスの重層的な提供

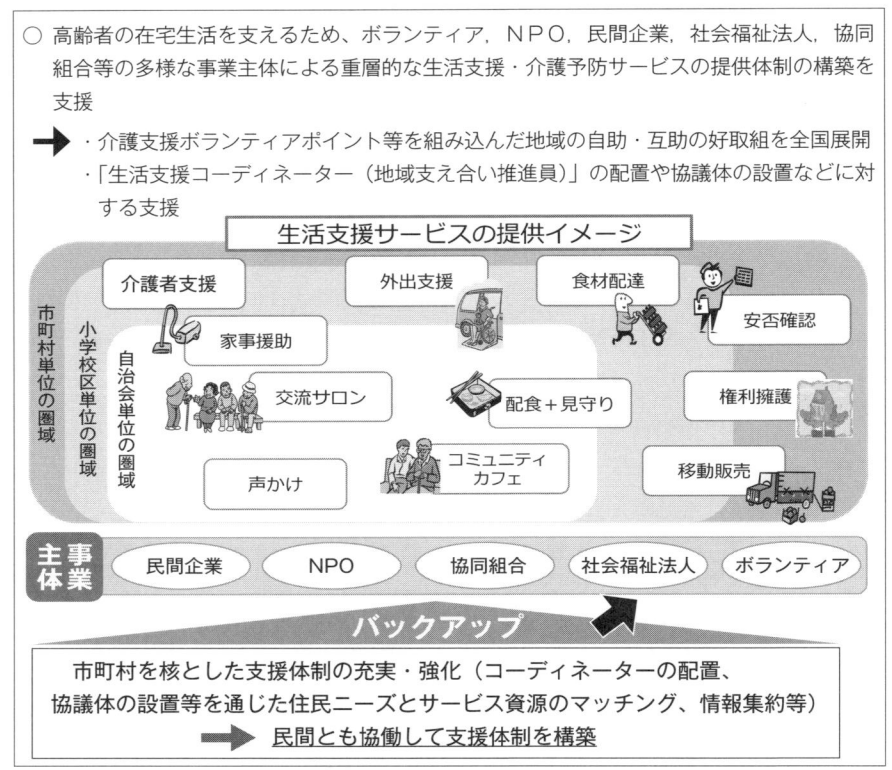

○ 高齢者の在宅生活を支えるため、ボランティア、NPO、民間企業、社会福祉法人、協同組合等の多様な事業主体による重層的な生活支援・介護予防サービスの提供体制の構築を支援

➡ ・介護支援ボランティアポイント等を組み込んだ地域の自助・互助の好取組を全国展開
・「生活支援コーディネーター（地域支え合い推進員）」の配置や協議体の設置などに対する支援

生活支援サービスの提供イメージ

市町村単位の圏域／小学校区単位の圏域／自治会単位の圏域

介護者支援、家事援助、交流サロン、声かけ、外出支援、配食＋見守り、コミュニティカフェ、食材配達、安否確認、権利擁護、移動販売

事業主体：民間企業、NPO、協同組合、社会福祉法人、ボランティア

バックアップ

市町村を核とした支援体制の充実・強化（コーディネーターの配置、協議体の設置等を通じた住民ニーズとサービス資源のマッチング、情報集約等）
➡ 民間とも協働して支援体制を構築

出典：地域における医療及び介護の総合的な確保の促進に関する法律・説明資料（厚生労働省老健局）より

る側も助かるし、支える側に回ることで社会における活躍の場を得ながら心身の状態も改善するという介護予防にもなり、ある意味での相乗効果になっていると考えられます。このような考え方を背景に、高齢者にも地域住民の一員・生活支援の担い手として社会参画していただきたいのです。そして、それをバックアップするのが市町村や都道府県であり、国としてもこのような取り組みを推進する制度を今後組み立てていきたいと考えております。高齢者の介護予防を、自治会や小学校単位、市町村単位といったさまざまな主体で展開していくことが理想なのです。

　このような社会をイメージして、今般、予防給付の見直しを中心とした制

図 2-7　総合事業と生活支援サービスの充実

○ 予防給付のうち訪問介護・通所介護について，市町村が地域の実情に応じた取り組みができる介護保険制度の地域支援事業へ移行（29年度末まで）。財源構成は給付と同じ（国，都道府県，市町村，1号保険料，2号保険料）。

○ 既存の介護事業所による既存のサービスに加えて，NPO，民間企業，ボランティアなど地域の多様な主体を活用して高齢者を支援。高齢者は支え手側に回ることも。

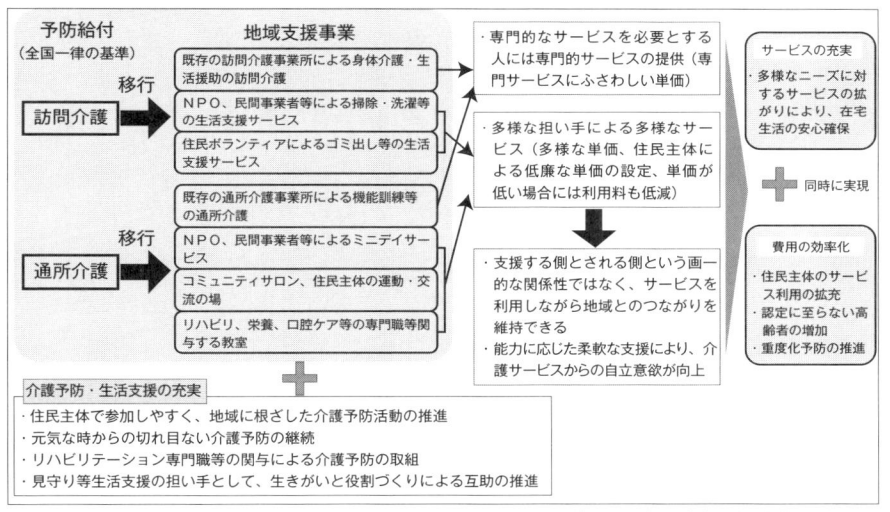

出典：地域における医療及び介護の総合的な確保の促進に関する法律・説明資料（厚生労働省老健局）より

度改正を行いました（図2-7）。特に訪問介護や通所介護の部分は，事業者にも参画してもらい高齢者の支援をしていただくのですが，現行の訪問介護と通所介護それぞれの裾野がより広がっていくことをイメージしています。すなわち，既存の事業者以外にも，例えばNPO，民間事業者，住民ボランティアなど，地域の多様な主体が参画することでサービスが充実し，様々なニーズに対応できていくと考えられます。そして，結果的に費用がよりかからない，あるいは効率的な事業につながっていく。こういったことを目指した制度改正が今回成立した法律の中に盛り込まれています。

このなかで出てくる自助・互助の考え方については，都市部や地方のそれぞれで課題が指摘されています。しかし，それぞれに工夫をする余地がある

図2-8　地域包括ケアシステムの構成要素の具体的な姿

生活支援

個人に対する生活支援サービスの提供

- 生活支援は，地域内で民間事業者によって提供されているサービスを購入する方法（**自助**），地域の互助によって提供される支援を活用する方法（**互助**）が想定される。**地域単位で最適な提供方法の検討が必要**。

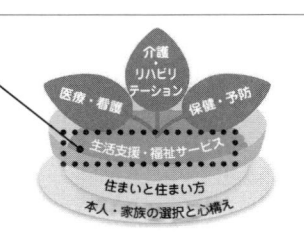

地域における「包括的な生活支援の拠点」の必要性

- 心身の衰えや病気の治療，近隣の付き合いの減少による孤立感など，本人や家族が抱えるさまざまな不安は，心身に変化が生じた時に，在宅生活を早い段階で諦める一因になりうる。また，機能や意欲の低下とともにみられる閉じこもりは，課題を潜在化させ対応を遅らせる原因になりうる。
- こうした不安やリスクの解消には，本人や家族が気軽に相談したり立ち寄れたりする「**包括的な生活支援の拠点**」の設置が重要。このような拠点は，相談支援，地域住民の交流，不安感の解消，支援・サービスの周知，早期対応，生きがい創出，閉じこもり予防など，運営方法によって多様な効果が期待できる。

出典：平成26年3月「地域包括ケア研究会報告書・概要版」より

のではないのかということを常々お話ししています（図2-8）。特に，2025年〜2030年以降を見据えると，限られた医療・介護資源を有効活用しながら，プロフェッショナル・サービスを充実させていくためにも，システム全体の重点化・効率化が必要なのです。

○ 中重度者に対応した医療・介護サービスの充実

次に中重度者に対応した医療・介護サービスの充実です。さて，高齢者が増えてくるにしたがって，特に医療ニーズを伴う終末期ケアを必要とする高齢者が増加してきます。現状でそういった局面においては，多くの方々が病院で過ごされていて，8割の方が病院で亡くなり，自宅，その他が2割弱になっています。今後，これをどのように変えていけるかで，システムの効率が大きな影響を受けることになります。

もともと高齢者の多くは，基本的には自宅で療養したい，自宅で過ごした

図2-9 医療・介護サービスの強化

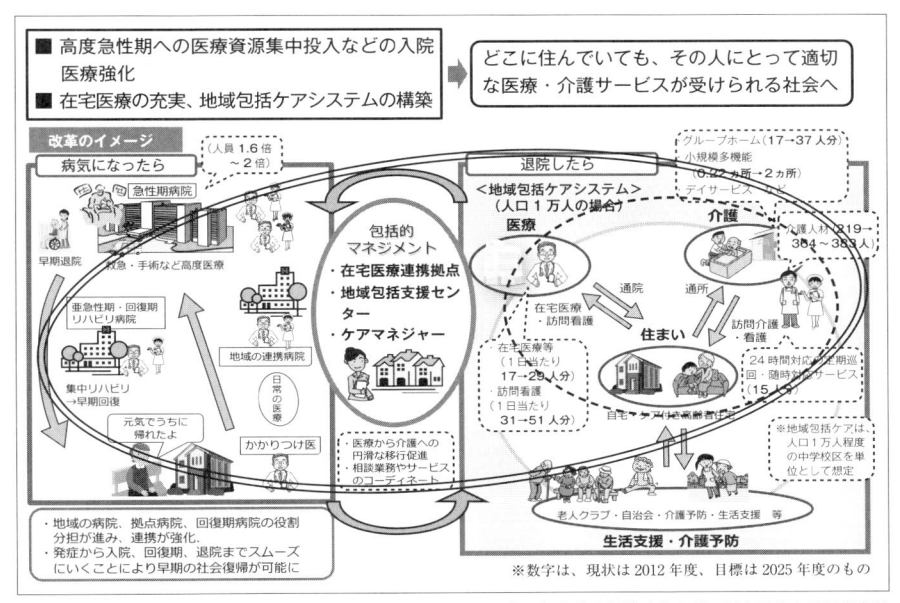

■ 高度急性期への医療資源集中投入などの入院医療強化
■ 在宅医療の充実、地域包括ケアシステムの構築

どこに住んでいても、その人にとって適切な医療・介護サービスが受けられる社会へ

出典：平成24年1月6日　政府・与党社会保障改革本部・厚生労働大臣提出資料
「社会保障・税一体改革で目指す将来像」より抜粋・一部数値を時点修正

いと思っているのです。では，どうして8割が病院で亡くなるのか。ネックになっているのが，家族の負担であり，症状の変化に対する医療のニーズです。こういったことにどう対応するのかということを考えて，地域包括ケアシステムを構築することが重要であり，医療・介護のプロフェッショナル・サービスをどう連携させていくのかが課題となります。

地域包括ケアシステムにおける医療と介護の連携で留意すべきは，医療の圏域・エリアの違いです。医療では，利用者である患者さんは，状態によっては広域移動をするので，必ずしも市町村とか日常生活圏域だけにおさまることはありません。特に，がん医療をはじめとする，どちらかというと待機的に治療ができる場合には，患者さんはかなり広範囲に移動します。このような実態を踏まえて，医療と介護の連携を捉えたとき，大きく2つの局面を考えることが必要です。一つは，地域内，日常生活のなかでの介護と日常的

図 2-10　在宅医療・介護連携の推進

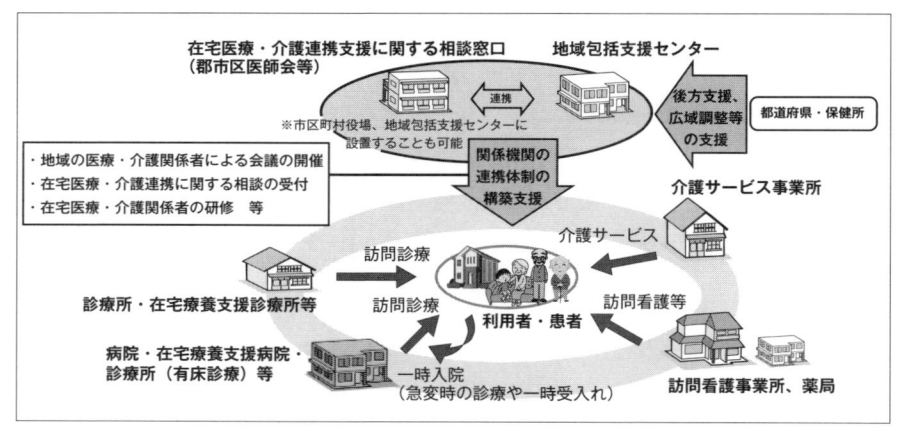

出典：地域における医療及び介護の総合的な確保の促進に関する法律・説明資料（厚生労働省老健局）より

な医療，すなわち在宅医療での連携の局面と，もう一つは，広域移動されるであろう待機的な手術も含めた急性期の医療との連携の局面です（図2-9の二重線の広域連携と点線の日常圏域での連携）。これら2つの連携の局面を考えていかなければ現実的ではないでしょうし，この2つの連携をどのように推進していくのかということが非常に重要になってきます。

　在宅医療・介護の地域ベースでの連携の推進は，介護保険制度の地域支援事業の中に位置づけた在宅医療・介護連携推進事業で展開しようとしています。すなわち，市町村を中心にそういった組み立てを，医師会の理解と協力を得ながら進めていくことが一つのポイントになってくるでしょう。このような連携の拠点設置（図2-10）も含め，市町村の意見を聞きながら，具体的な事業として組み立ててまとめたものが在宅医療・介護連携推進事業です（図2-11）。主な事業の内容として，図中に掲載しているものがありますが，これはすでに取り組まれている事業を参考にしています。

○ 在宅医療・介護における多職種連携の構築

　連携を橋渡しする部分と共に，もう一つ重要なことは，サービスの提供そ

図2-11　在宅医療・介護連携推進事業

- 在宅医療・介護の連携推進については、これまで医政局施策の在宅医療連携拠点事業（平成23・24年度）、在宅医療推進事業（平成25年度～）により一定の成果。それを踏まえ、介護保険法の中で制度化。
- 介護保険法の地域支援事業に位置づけ、市区町村が主体となり、郡市区医師会等と連携しつつ取り組む。
- 実施可能な市区町村は平成27年4月から取組を開始し、平成30年4月には全ての市区町村で実施。
- 各市区町村は、原則として（ア）～（ク）の全ての事業項目を実施。
- 事業項目の一部を郡市区医師会等（地域の医療機関や他の団体を含む）に委託することも可能。
- 都道府県・保健所は、市区町村と都道府県医師会等の関係団体、病院等との協議の支援や、都道府県レベルでの研修等により支援。国は、事業実施関連の資料や事例集の整備等により支援するとともに、都道府県を通じて実施状況を把握。

○事業項目と取り組み例

（ア）地域の医療・介護資源の把握
- ◆地域の医療機関の分布、医療機能を把握し、リストマップ化
- ◆必要に応じて、連携に有用な項目（在宅医療の取組状況、医師の相談対応が可能な日時等）を調査
- ◆結果を関係者間で共有

（イ）在宅医療・介護連携の課題の抽出と対応策の検討
- ◆地域の医療・介護関係者等が参画する会議を開催し、在宅医療・介護連携の現状を把握し、課題の抽出、対応策を検討

（ウ）切れ目のない在宅医療と在宅介護の提供体制の構築推進
- ◆地域の医療・介護関係者の協力を得て、在宅医療・介護サービスの提供体制の構築を推進

（エ）医療・介護関係者の情報共有の支援
- ◆情報共有シート、地域連携パス等の活用により、医療・介護関係者の情報共有を支援
- ◆在宅での看取り、急変時の情報共有にも活用

（オ）在宅医療・介護連携に関する相談支援
- ◆医療・介護関係者の連携を支援するコーディネーターの配置等による、在宅医療・介護連携に関する相談窓口の設置・運営により、連携の取組を支援

（カ）医療・介護関係者の研修
- ◆地域の医療・介護関係者がグループワーク等を通じ、多職種連携の実際を習得
- ◆介護職を対象とした医療関連の研修会を開催　等

（キ）地域住民への普及啓発
- ◆地域住民を対象にしたシンポジウム等の開催
- ◆パンフレット、チラシ、区報、HP等を活用した、在宅医療・介護サービスに関する普及啓発
- ◆在宅での看取りについての講演会の開催等

（ク）在宅医療・介護連携に関する関係市区町村の連携
- ◆同一の二次医療圏内にある市区町村や隣接する市区町村等が連携して、広域連携が必要な事項について検討

出典：地域における医療及び介護の総合的な確保の促進に関する法律・説明資料（厚生労働省老健局）より

図2-12 居宅サービスにおける連携の推進（期待される効果）

1．多職種連携により期待される効果

- 介護職がリハビリテーション専門職と共同してアセスメントを行うことで，介護職はトイレ動作などのADLや家事などのIADLに関する本人の生活行為能力を把握でき，過介護を予防し，本人の有する能力を引き出す介護が提供できる。
- リハビリテーション専門職が訓練によって向上させた生活行為の能力を，介護職が生活の中での支援に活用することで，リハビリテーション専門職自らが訓練に毎日訪問せずとも日常生活での実践ができ，自立に結びつけることができる。また，看護職と介護職が連携することで，介護職は利用者の心身の状況や介護の内容に応じて24時間の在宅支援の中で介護が必要な時間に訪問系サービスを提供することが可能となる。
- 看護職がアセスメントを行い，予後予測に基づくアドバイスを介護職へ行うことにより，介護職は医療の視点に基づく利用者の身体状況や病状の変化を踏まえた状態を把握でき，また，ターミナルを含む重度の要介護者に対しても在宅における介護が提供でき，これにより緊急時における適切な対応に結びつけることもできる。
- リハビリテーション専門職と看護職とが連携することで，身体機能の改善，動作練習，適切な福祉用具の活用や住環境の整備，社会資源の活用などの双方の視点から多面的なアプローチが可能となり，より効果的な自立支援につながる。
- リハビリテーション専門職が看護職と連携することで医療ニーズの高い重度者に対し，リスク管理をしつつ，在宅での生活訓練を実施することができる。

2．訪問系と通所系の連携により期待される効果

- 訪問により実際の生活場面の把握を行い，生活場面で明らかになった課題を通所に反映させて，例えば生活機能の維持・向上のための機能訓練を行うなど，訪問と通所を効果的に組み合わせることにより，在宅での生活を継続しやすくすることができる。
- 閉じこもり者や重度者などに対し，段階的に同一の担当者が訪問での利用者の心身の回復状況を把握しつつ，通所に向けてのタイミングを的確にとらえ，支援に活かすことができる。（重度の利用者が通所系サービスを利用できるようになることで，重度者の孤立の防止や家族の心理的負担軽減を図ることができる。）
- 訪問系と通所系の連携もしくは併設で，事業所間での職種の有効活用が図れ，重度者や認知症者などの多様なニーズへの対応や利用者の有する能力を最大限に引き出すケアなど，効果的・効率的なサービスの提供が可能となる。

出典：第106回・介護給付費分科会（H26.8.27）資料1より抜粋

のものを充実させるために，いかにサービスを融合（インテグレート）していくのかという課題です。ここでの「鍵」は多職種連携と機能統合です。

例えば居宅のサービスは，現在は訪問系サービスとして訪問介護，入浴介護，訪問看護，リハビリテーションがあります。それぞれ事業のサービスが

図 2-13　居宅サービスの機能と連携のあり方

- 訪問系サービスと通所系サービスはいずれも<u>居宅における高齢者の自立を支援するためのサービス</u>であり，本来，これらは**連携しつつ提供されることが効果的・効率的**と考えられ，求められる機能や基準の考え方も基本的には同じであることから，これらを**一体的・総合的にとらえた機能分類や評価体系が必要**ではないか。
- このような考え方に基づき，たとえば**同じようなサービスの提供については報酬上も同じような機能として評価**する等，今後，**より一層の機能的な連携を図る**とともに，**異なる機能や役割についての明確化を図る**必要があるのではないか。その際，担っている機能を明確にするための**客観的な機能評価も合わせて導入することを目指す**べきではないか（例：心身機能の回復に重点的に取り組むサービスを提供するのであれば，事業所における機能回復の程度を評価する必要があるのではないか）。
  また，アセスメントに基づく個別サービス計画の立案など**PDCAに基づくサービス提供**を行うことや，**他の事業者や専門職等との連携**，利用者の社会性の維持などの居宅サービスにおける基本的な取り組を**更に徹底**する必要があるのではないか。
- 特に居宅において，今後急速に増大する認知症高齢者を含む重度要介護者や，複数の慢性疾患を合併する医療ニーズの高い高齢者への対応を見据えた<u>効果的・効率的なサービス提供体制を確保</u>することが求められる。そのためには，各居宅サービスが有する専門職を有効に活用することが重要であり，今後の在宅医療・介護連携の推進も踏まえ，**更なる多職種連携の充実**が必要ではないか。

出典：第106回・介護給付費分科会（H26.8.27）資料1より抜粋

縦割りになっていて区別されていますが，基本的には共通の考え方や基準に則って運営されています。

同様に通所系についても，リハビリテーション，通所介護は担っている機能，目指すところはもちろん違いますけれども，究極的には同じような考え方で事業が組み立てられています。

これらの居宅サービスについて，今後は同じような考え方や運営の基準で通所も訪問も捉えていき，何を目指そうとしているのか，共通の理念とは何か，こういったことをしっかり一つの体系で評価して，縦割りのサービス体系から，より効果的・効率的に連携を強めていけるような，統合していけるような制度構築が必要なのではないかという問題意識を持っています。

具体的な問題意識を図2-12と図2-13にまとめています。まず，「多職種連携」の効果です。多職種連携は言葉としてはよく語られますが、例えば，

介護職とリハビリテーション専門職が協働してアセスメントを行うことになれば，過介護を予防し，本人の有する機能を引き出す介護ができる，といった，さまざまな効果が具体的に期待できることを認識することが重要です。

　次に訪問と通所の連携です。これらは現在，別々の事業体系になっていますが，事実上，併設されているところも非常に多いのです。それらを連携して機能統合すれば，実際の生活の場面を通所に反映でき，あるいは閉じこもりや重度者に対して訪問で働きかけをして通所につなぐ，すなわち社会参画につながるのではないか。こういったさまざまな利点が指摘されています。

　では何故，連携が十分に進まないのか，つまり，連携における課題は何か，です。まずは，事業者によって取り組みの状況に大きな差があるということ。それから，利用者の状態が日々変わっていく中で，事業所が別であれば，タイムリーに共通の情報として活用できないこともあり，マンパワーの足りないことも含めて，実効性のある仕組みがやはり必要となってきます。さらに言えば，このような連携が求められていること自体が十分に浸透していない可能性もあります。

　居宅系のサービスは，現在，訪問と通所，しかもそれぞれ介護，リハビリ，看護等々，サービスごとに異なる事業形態になっています。連携してサービスを提供することが効果的・効率的だと考えられるのですから，基本的には統合的な捉え方で，同じような理念や考え方に基づく部分については，基本的には評価体系は同じであっていいのではないか（図2-13）。そして，機能や目指すものが違う部分については，それらを客観的に評価していくような評価体系とともに導入することで，長い目で見ていくと必要な機能統合とともに重視される機能分化が図られて，メリハリのある，より効率的なサービスの提供体制が構築できていくのではないかと思います。その前提として，もともと全ての居宅サービスについては，計画を立案ししっかり連携していくことがすでにうたわれていますので，それらを徹底していくことが必要だと考えます。

③パネリスト講演

老いても病んでも暮らし続けることのできるまちづくり

－長期ケアにおける臨床的統合の観点から－

川越 正平

○3つの軌道を踏まえた長期ケアのあり方

　本日は臨床的な統合という観点から地域包括ケアを，①"軌道"を踏まえた長期ケアのあり方，②医療と介護を連携・統合する意義，③規範的統合の実際例，④臨床的統合からまちづくりへ，という4つのテーマで説明します。

　図3-1は，Lynnが示した死に至るまでの「3つの軌道」の概念です。縦軸が身体の機能，横軸が時間軸で，一番下まで来ると死亡です。身体の機能の老い衰えは，単純に一直線に落ちてはいません。がん，内部臓器，認知症や老衰といった基礎疾患によってずいぶん異なっています。経過の長い病態もあるので，どのように支えていくかを考えなければなりません。

　最終的に死は100％誰にでも訪れますが，図3-1のグラフのように下降していくには2つの要素があると思います。それが「くぼみ」と「負の傾き」です。くぼみは，例えば合併症や事故，疾患の再発，急性増悪などであり，時間の経過の途中で一時的に状態がガクッと落ちてしまいます。一方，負

図 3-1　長期ケア：3 つの軌道

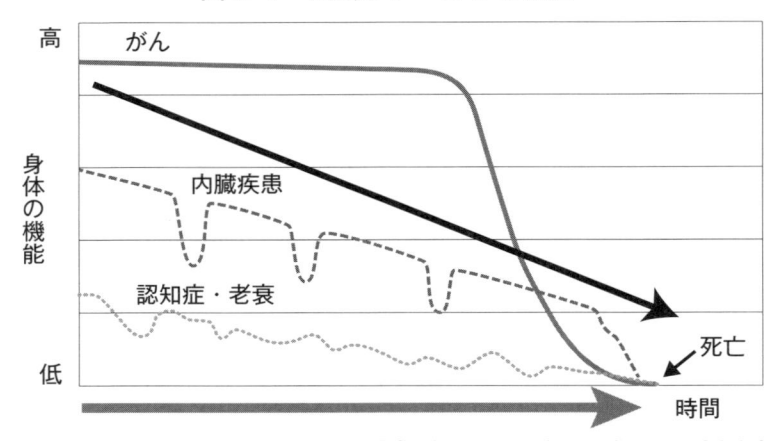

出典：Lynn J. Serving patients who may die soon and their families. *JAMA* 285(7), 2001 より改変

図 3-2　軌道における"くぼみ"と"負の傾き"

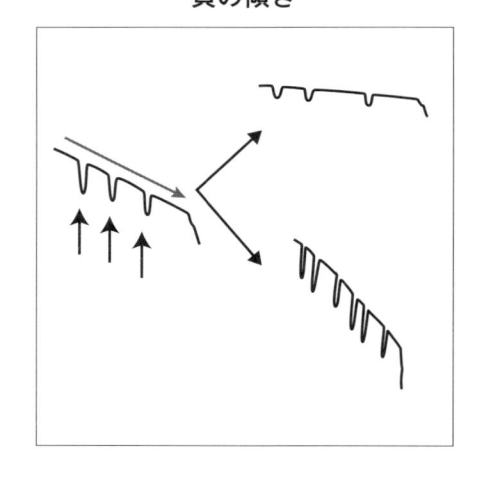

の傾きは，徐々に下降していきます。この 2 つの要素によって，身体の機能がだんだん低下していきます。もちろん，下降が緩やかな場合や，くぼみが浅い場合もあります（図 3-2）。図 3-2 右上に示した下降の緩やかでくぼみの浅い形のほうが，ご本人の生活の質を高く維持し，安定して過ごすことができ，また国家施策としても，コストを抑えられるということも確かでしょう。

　くぼみで表される病態のかなりの部分が予測可能です。そういうものをできるだけ未然に防ぐために関わっていくことが，多職種協働のポイントになると思います。

負の傾きに関しては「感じる」,「考える」という脳の部分,「移動する」という身体の部分,そして,「食べる」という口の部分,これら3つの要素が非常に重要だと思われます(図3-3)。これらがひとたび衰えはじめると,感動が減り,意欲が衰え,移動が難しくなって動かなくなり,食事量が減りやせていくといった現象が起こってきます。気をつけなければいけないのは,3つのうちのひとつでも作動し始めると,ほかの2つも一緒になって悪循環を起こすことが多いということであり,この負の傾きの特徴だと思います。我々専門職は,これを逆回転させるような注意や介入をしていかなければいけないと思います。

図 3-3 "負の傾き"を生じる要因

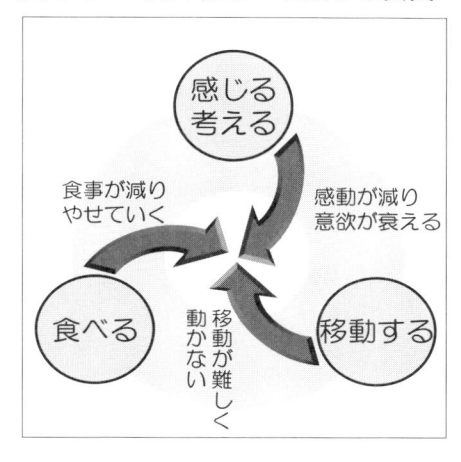

以上を前提として,なぜ今の時代に医療と介護が連携や統合する必要があるのかということを,誤嚥性肺炎と認知症を例にお示しします。

○ **医療と介護がなぜ連携する必要があるのか**

要介護者の誤嚥性肺炎が生じた場面を想定してみます。病院では,この患者さんにまず抗生物質の点滴を行います。点滴で肺炎が治れば「よかったよかった,退院です」となるわけですが,話はそう簡単にはいきません。例えば入院したら,せん妄を起こしてしまった,ベッドから落ちて骨折をしてしまった,肺炎が治ったと思ったのに再発してしまった,というようにさまざまな事態が起こり得ます。

そもそもこの患者さんはなぜ誤嚥したのか,食形態はどんなものを召し上がっていたのか,どのような食事介助をしていたのか,今後,退院してからご家族が介助をするとしたらどんな指導をすればよいのか,歯科・口腔ケア

の介入はしていたのか，嚥下リハビリテーションは行っているのか，低栄養状態の改善のアプローチはしているのか，このようなさまざまな集学的なケアを同時進行的に行わなければ，本当の意味での解決にはつながらないと思います。

次に，認知症を例にお話しします。認知症は5年から十数年かけて死に至る病であると理解するべき疾患であろうと思います。認知症には軽度，中等度，重度，末期という段階があり，各段階によって医療やケアの介入するべき内容が異なることをステージアプローチといいます。この時代にとくに大事だと思われるのは，ステージアプローチが非常に動的な概念であるという点です。

例えば，軽度の時期には記憶障害が徐々に進行し，見当識も障害されてきます。仕事を続けるのが難しくなったり，IADL（手段的日常生活動作）が障害されたりします。中等度の時期になると，ADL（日常生活動作）自体が障害を受けるので，着替えができない，トイレで用を足せないといった困難が出てきます。そして，さらに病態が進行すると，身体の機能が衰えてきます。最終的には，飲み込むことも難しくなります。医学用語でいう球麻痺という状態です。むせたり，肺炎になったりするリスクが急激に高まり，最終的に死に至ります。このように同じ認知症という病態であっても，進行段階によって必要となる対応が異なってくるのです。

私たち医師が，例えば中度の認知症の方を10分間診察したとしても，その方がどんな生活上の問題を抱えているのか，リスクを抱えているのか，どんな介入をすればいいのかということは，必ずしもバイタルサインをみただけではわかりません。

普通の形態の食事を自分で食べられる方，つぶしたり変形した形態の食事をスプーンを使ってこぼしながら食べる方，介助してもらって食べる方，ベッドで食べる方，とろみのあるかなりペースト状になったものでなければ食べることができない方。このように病態の進行によって食事の状態が変化し，食べ物の形態も変えていかなければいけない状況が発生し，最終的には

図 3-4　ケアマネジャーが果たすハブ機能

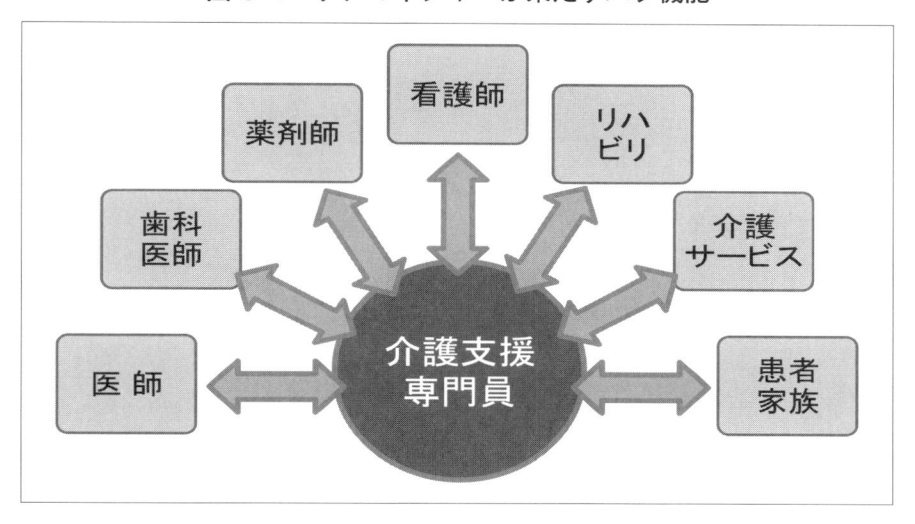

（図：介護支援専門員を中心に、看護師、薬剤師、歯科医師、医師、リハビリ、介護サービス、患者家族が双方向の矢印で接続されている）

　経口摂取をすることができなくなっていきます。また，緩和ケアの時期であっても口腔乾燥や，そのことによって生じるリスクをコントロールしたり痛みや不快感を伴うさまざまな症状に対処するためにも，口腔ケアは非常に重要となります。食事一つをとっても，このように時期によって必要となる臨床介入が異なります。

　重要なのは，このことを私たち医師がどのように認識し，どのように臨床介入に反映させていくかということです。今，肺炎と認知症の例を示しましたが，また，そうした病気が要因となって生じるものとして，例えば骨折や褥瘡があります。これら病名として認識されているものは，実際には生活機能障害と捉えるべきではないかと思います。そして，医療職には生活を支える視点が，介護職には医療的マインドが求められます。

　例えば「最近，むせるようになった」という症状を医師が気づいていなければ，患者さんへの実質的に有効な介入はできません。しかし，その症状を介護の方から生活情報として伝えていただいていれば，例えば処方されている薬物の副作用に由来することが判断できるかもしれません。あるいはその

逆に，医療の側から介護に対して，治療方針や未来予測などの動的視点を示すことによって，今後のケアの方針を指し示すことができると思います。

今，介護支援専門員がいろいろな情報を集める施策が行われています（図3-4）。その情報を得たら介護支援専門員，実際にはケアマネジメントを担当する人がそれを把握し，各専門職に返していきます。さらに，その横の連絡，ほかの職種相互にも情報を適切に分配していかなければなりません。

○ **規範的統合の実際例とまちづくり**

次に，規範的統合のなかでも特に介護にかかわる内容を中心に説明します。

医師への連絡は，ケアマネジャーにとって心理的なハードルが非常に高いことが常々指摘されています。そこで，私どもの地区では，医師に面会しやすくなるケアマネタイムという活動が誕生しています。これは医師へのアンケートによるアプローチです。1週間のタイムスケジュールで，何曜日の何時ごろだったら面会ができるか時間を示してくださいというアンケートをとります。同時に，連絡方法も尋ねます。例えばメールがよいか，電話がよいか，ファクスがよいか，往診に立ち会うのがよいか，あるいは外来に立ち会うのがよいか。また一番端には，窓口担当者の名前も書いてもらい，都合のいい時間のアポイントを窓口担当者を通じてとらせてもらうか，というアンケート調査を手がかりに，ケアマネジャーと医師の連絡をスムーズに行うようにしています。

また，これは別な規範的統合の例として，やはり私どもの地区でやっております要介護認定の工夫を紹介します（図3-5）。末期のがんの方の要介護度認定が実際の病態より軽度に出てしまうという傾向が指摘されています。じつは，末期がんの方の申請時から死亡するまでの期間を市で訪問調査したところ，驚くべきことに，今年度（2014年度）のデータですが，平均25.7日で亡くなっておられます。しかし実際にがんの方は亡くなる1週間前であっても，10日前であっても，まだ歩ける方がたくさんいらっしゃるので，一

図 3-5　規範的統合の例：要介護認定

- 末期がん申請の場合，迅速審査として対応する
  （速やかに訪問調査を実施して直近の審査会に追加）
- 調査時の身体状態は刻々と悪化してしまう恐れがある
  （訪問調査から死亡までの期間：26 年度平均 25.7 日）
- 末期がん患者の認定はおおむね要介護 3 を目安とするよう申し合わせを設けた
  （平成 25 年 4 月）

- 主治医意見書に「6 ヵ月後の状態に関する見立て」を記載

主たる病態：	改善・不変・**悪化**
介護の必要性：	改善・不変・**悪化**
日常生活自立度：	J・A・**B**・**C**
6 か月以内に死亡する可能性：	想定なし・不明・**ありうる**

見，要介護度が軽く出てしまう現象が起こります。

そこで，窓口申請時に末期がんの申し出があれば，認定をおおむね要介護 3 を目安にするということが議論され，できるだけ迅速審査で対応をすることを申し合わせ事項としました。もちろん理由を明確にしたうえで，要介護度をアップします。

さて，高齢者の救急医療と在宅医療に関して，昨年から今年にかけて 1 年半，私どもの地域で集中的に取り組んでいる活動を紹介します（図 3-6）。例えば，独居の高齢者が救急車で搬送されて，ご本人に意識障害がある場合，その方がどんな病歴なのか，どんな薬を飲んでいるのか，そしてどのようなリビングウィルを持っていらっしゃるのか，誰にもわからないという事態が現場で起きてしまうことがあります。消防署の方も，救急医療の医師も，看護師も大変困るだろうと思います。そこで，どのような困難があるかを，2013 年 4 月に消防局でヒアリングを行いました。

そこで，在宅医療連携拠点事業の活動を通じて，地域で多職種が一堂に会する会議を開催しました。最初は課題の抽出を行う場として，2013 年 10 月に 150 名規模で開催しました。また，それに合わせて，他地域で行われ

図 3-6 「高齢者の救急医療と在宅医療」への取り組み

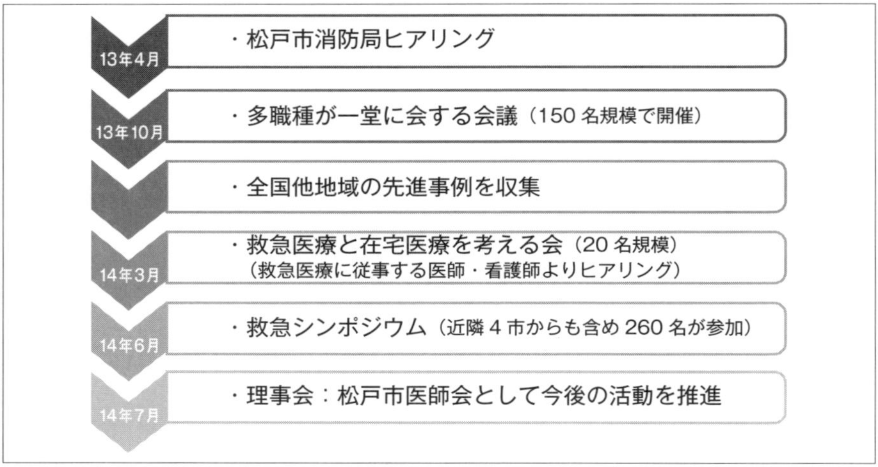

13年4月	・松戸市消防局ヒアリング
13年10月	・多職種が一堂に会する会議（150名規模で開催）
	・全国他地域の先進事例を収集
14年3月	・救急医療と在宅医療を考える会（20名規模） （救急医療に従事する医師・看護師よりヒアリング）
14年6月	・救急シンポジウム（近隣4市からも含め260名が参加）
14年7月	・理事会：松戸市医師会として今後の活動を推進

ている先進的な活動の情報収集も行っています。2014年3月には、救急医療に実際に従事している病院の医師や看護師からヒアリングも行いました。これらの知見を踏まえまして、2014年6月に救急医療に関するシンポジウムを比較的大きな規模で開催しました。現在は一段落し、今後は松戸市医師会として活動を継続していこうと合意されています。

2013年10月に行った多職種が一堂に会した会議では、図3-7に示すような高齢者の救急医療と在宅医療をめぐる問題が挙げられました。ここで提出された課題をもとに、2014年6月のシンポジウムを次のような形式で開催しました。市内の主だった救急医療を行っている病院から、実際感じている課題の論点を示してもらい、消防局、介護現場、ケアマネジャー、後方支援機能の病院の医師、そして医師会長、こういった多職種間でディスカッションし、解決策を検討する場としました。

解決策として、図3-7に示した論点の中で、1、3、5の3つについて（図3-7中に太字で示す）議論が進められ、今後はこの活動に医師会として取り組んでいくことを考えています。

図 3-7　救急シンポジウム「6つの論点」

> 1. 情報共有
> ・病歴や背景、これまでの身体状況などについての情報共有
> **・専門職が記入する情報シートを作成し地域での一体運用を目指す**
> 2. 判断基準
> ・救急搬送すべき状態かどうかについての現場の判断
> 3. 意思決定
> ・どこまでの医療を希望するのかについてのリビングウィル
> **・情報シートを活用して主治医や訪問看護師等と病院が連絡を取る**
> 4. 予防的な手立て
> ・急病が生じる前の予防策や在宅医療としてできる対応
> 5. 入院後の後方支援
> ・在宅医療や後方支援機能を担う病院が果たすべき役割
> **・後方支援機能を担う医療機関の会議体を新たに構えるべき**
> 6. その他の課題
> ・精神疾患患者や死亡確認のための搬送などの重要各論
>
> 太字は解決案

○ **臨床的統合からまちづくりへ**

　それぞれの地域で把握した課題について，会議や研修会を開き，各職能から代表者に，また研修者に参加してもらわなければなりません。例えば，医師，歯科医師，薬剤師に関しては三師会がほぼ全ての地域でできていますが，それ以外のリハビリや管理栄養士，歯科衛生士の組織立てができているところはまだ少ないと思います。介護の現場でもケアマネジャーの組織ができているところは多いと思いますが，その他の職種ではできていない場合が多いと思います。まずは医療専門職が一つのチームになること，介護の専門職種もチームになること，そして，この2つの輪が融合されることが医療・介護連携でありますし，病院がそれらをまとめて，ネットワークをつくっていくことを目指したいと思います（図3-8）。そのためには，さまざまな会議，例えばサービス担当者会議，地域ケア会議，そして多職種が一堂に会する会議，特に救急医療のようなより広域なものは，二次医療圏も含めて考え

図 3-8　職能ごとの組織づくりや関係性の構築

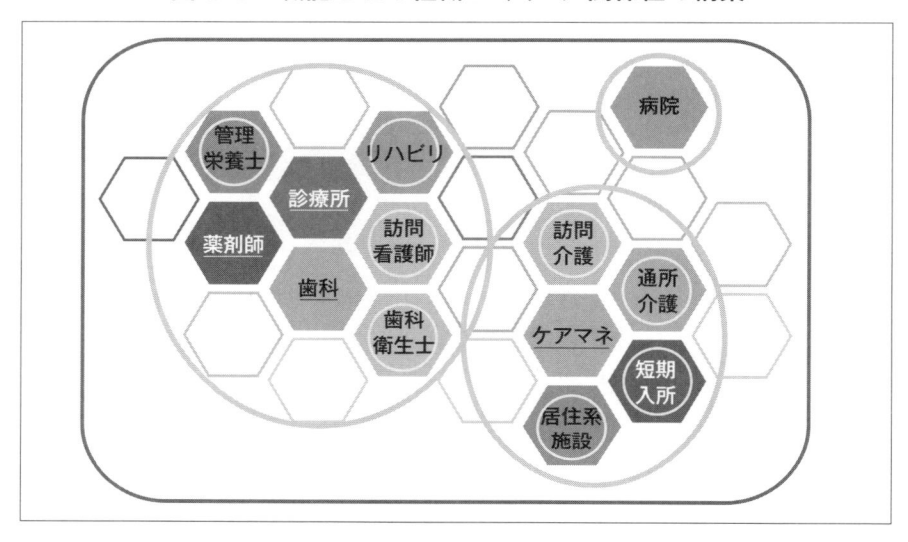

たほうがふさわしい内容もあろうと思います。

　在宅医療と介護が統合されるのが水平統合とすれば、病院と地域医療が統合されるのが垂直統合かもしれません。そして、今まで救急隊は病院とだけ連携をしようかとしていたかもしれませんけれども、在宅医療との関係、介護との関係も捉えることで、これが地域の規範になっていくということを目指したいと思っております（図 3-9）。

　また、市民への働きかけも非常に重要だと思っています。最近医師会主催で行った市民公開講座ではがん患者さんの事例を紹介して、医師、ケアマネジャー、訪問看護師、歯科医師、薬剤師、それぞれの職種に何ができるかを、事例に沿いながらお話ししました。また人気漫画のキャラクターを引用して高齢者の病気を取り上げ、会場の方たちに理解しやすい形で説明しました。

　市民へのアプローチとしては、今、医師会で着手した取り組みを紹介しています。小中学校への医師会会員による健康に関する出前講座の開催です。1〜2週間の期間を定めて集中的に、市内の全ての中学校で一斉に分担して講義を行います。基本スライドを医師会でつくり、45分間の講義で構成す

図 3-9 規範的統合の例：高齢者の救急搬送

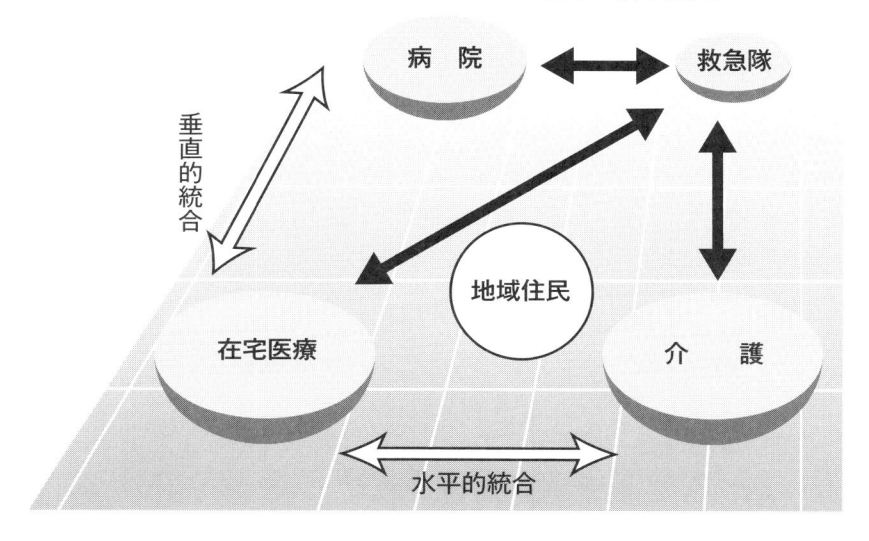

病院　救急隊
垂直的統合
在宅医療　地域住民　介護
水平的統合

るイメージです。内容としては，誕生という生命の神秘，食育，禁煙教育，救急車の適正利用，認知症啓発，いのちの授業，看取り。このようななかから，講師が得意な分野を話します。また，両親，祖父母のリビングウィルを聞き取ることを宿題にしたり，授業参観してもらったり，講義内容やその反響を市民公開講座で市民に報告することも考えています。さらに訪問看護師，助産師，歯科医師，薬剤師，病院医師，研修医，こういう方々も巻き込みますと，複数学年で実施することもできるのではないかと思っています。

　規範的統合とは，ローカルルールという言い方をしてもいいのかもしれません（図 3-10）。医療・介護連携でいえば，ケアマネタイムに基づく依頼は断らない，末期がん認定・変更申請の迅速対応，かかりつけ医による市民への働きかけ，これらを自分たちで話し合い，地域で決めたことをみんなで守っていく。それを規範的統合と言えば理解しやすいのではないかと思います。

　以上，「3つの軌道」（図 3-1）を踏まえた長期ケアのあり方，医療と介護がなぜ連携する必要があるのか，規範的統合の実際例とまちづくりについてお話ししました。

図 3-10　規範的統合："ローカルルール"の例

【医療介護連携】
　「ケアマネタイムに基づく面会依頼に医師は丁寧に対応する」

【要介護認定】
　「末期がんや変更申請については迅速に審査する」

【病診連携】
　「ホスピストライアングルに基づく依頼は断らない」
　「二人主治医制を推奨し，両者が協力して患者を支える」

【高齢者の救急医療】
　「救急患者のリビングウィルについて夜間休日でも相談に乗る」
　「慢性期病院も救急医療の一翼を担う」

【市民へのアプローチ】
　「市民に語りかける活動はかかりつけ医の重要な役割」

④パネリスト講演

地域包括ケアの担い手を考える

− 支えあい育みあうまちづくり −

堀田 聰子

○ 地域包括ケアをめぐる潮流

　高齢化が進み，疾患構造が変化するなか，虚弱な高齢者，複数の疾患や障害を抱えながら生きる方々の増加を背景として，地域を基盤とする統合ケアは，わが国のみならず，特に90年代以降の欧米各国におけるヘルスケア・ソーシャルケア改革に共通するチャレンジといわれています。

　長谷川敏彦先生がケアサイクル論を提唱されていますが（図4-1），とりわけ後期高齢期には，複数の疾患を継続的に発症しながら次第に死に至る軌道が知られており，寿命が延びるにつれて，病院で治す医療から地域でケアサイクルを支える医療への転換が求められることになります。

　人口構成の変化は，健康概念にも影響を及ぼします。WHOによれば，かつては病気と認められないことが健康とされていましたが，いまは，病気や障害とつきあいながらも，心身の状態に応じて生活の質が最大限に確保された状態へとその定義が変わりつつあります。この底流には1970年代後半以降の人の暮らしを支える活動全般にわたる生活モデル化の進行，すなわちQOLの増進を目標として当事者の置かれた状況をエコシステムとしてとらえるという支

図 4-1　医療の転換

起源	19世紀後半	21世紀
寿命	50歳まで	85歳以上
原因	外的・母子	老化
疾病	単一	複数
経緯	単一エピソード	継続発症
目標	治癒・救命	機能改善・人生支援
目的	治す医療	支える医療
場所	病院	地域
特徴	施設医療	ケアサイクル

出典：長谷川敏彦「地域連携の基礎理論としてのケアサイクル論」
高橋紘士・武藤正樹編『地域連携論』より

援観の浸透があるともいわれています。

　こうしたなかで，住み慣れた，あるいは本人が選んだ地域での自立と尊厳ある暮らしを実現する持続可能なモデルが模索され，その評価にかかる研究はまだ蓄積が待たれる段階ではありますが，地域包括ケアシステムにかかわるいわばムーブメントが各国で続いています。

　地域包括ケアは，地域を基盤とするケア（Community-based care）と統合ケア（integrated care）の2つのコンセプトから成り立っています（図4-2）。実は各国の経験をみても，バラバラよりもまとめたほうが効率がよいだろうということで，提供者側の論理に任せておいても統合はそれなりに進んでいきます。しかし，必ずしも本来の目標であるケアの質，QOLの増進はもちろん，効率性の改善にもつながらない場合があることが知られています。「地域を基盤として」統合を図ることが大変重要なのです。

　では，なぜ地域を基盤とすることが大切なのでしょうか。まず，地域によって現状の人口構成や健康の状況，将来見込まれる人口構成と健康上のニーズが異なります。フォーマル，インフォーマルの資源の状況も異なります。さらに同じような状況であっても，住民の考え方はさまざまです。した

図 4-2　地域包括ケアとは：2 つのコンセプト

地域を基盤とするケア（Community-based care）

公衆衛生アプローチに立脚し，地域の健康上のニーズ，健康に関する信念や社会的価値観に合わせ，地域社会による参画を保証しながら構築されるケア〔Plochg and Klazinga（2002）〕

✖

統合ケア（integrated care）

診断・治療・ケア・リハビリテーション・健康増進に関連するサービスの投入・分配・管理と組織をまとめる概念〔Gröne and Garcia-Barbero（2001）〕

地域における最適を地域が自ら選ぶことが重要

※ Integrated care の理論とその戦略については筒井孝子（2014）『地域包括ケアシステム構築のためのマネジメント戦略：integrated care の理論とその応用』中央法規出版等を参照のこと。

がって，地域ごとに今とこれからの人口と健康，資源の状況を把握しつつ，住民のみなさんがどのように生きていきたいのか，どこでどんな最期を迎えたいのか，それは今の「まち」の延長で実現できるのか，実現できないとすると，それなりに納得できる生を私たちが全うするためには，どうすればよいのか。もう少し一人ひとりが自分のことは自分でする，あるいはもっと対価を払わないといけないかもしれない，隣にひと声かけたほうがよいかもしれない。あるいはまちを畳むという決断もありえますが，実態を踏まえたうえで，住民自身が自分たちの Quality of Life，さらに Quality of Death を考え，対話して決めていく。住民が地域における最適を自ら地域で選んでいく，ローカル・オプティマムが非常に重要になります。全国共通の「正解」はありません。このような観点から，日本でも地域包括ケアシステムにかかわる理論と実践に学びながら，さまざまな議論が行われてきました。

図4-3 3つのチャレンジ

```
1. 長期ケアを「地域ケア」として再編・充実
   ・5つの構成要素を通じた地域マネジメント
   ・圏域単位で機能を確保・統合
2. 共生のまちづくり：自立と支えあい
   ・多主体連携による＜私たちの＞まちづくり
   ・地域に根ざす学び
3. 労働政策との連動
   ・ジョブ型労働市場の形成
   ・多様な無期雇用形態の整備
```

○ **3つのチャレンジ**

では，Aging in Place に向けてどんなチャレンジがあるでしょうか。ここでは大きく3つに整理して，1つ目と2つ目についてお話をさせていただきます（図4-3）。

1つ目は，プロフェッショナルなサービスを機能アプローチに基づいて，いかに圏域単位で充実・確保していくかです。これは長期にわたって病気や障害とつき合いながら暮らしていく人たちを支えていくためのさまざまな機能を，地域ケア，プライマリ・ケアとしてどう再編するかということでもあります。

2つ目は，すべての人に居場所と出番がある共生のまちづくりです。実はこれは1つ目と別の話ではなく，1つ目のプロフェッショナルなサービスというものも，私たち一人ひとりがより幸せと感じられる地域の姿を私たちが考え，選び，その暮らしを支える資源の一部なのです。

3つ目は，労働政策との連動ですが，今回これについては触れません。

(1) 長期ケアを「地域ケア」として再編・充実

まず1つ目，地域ケアの再編・充実に関しては，地域の現状と将来像，さまざまな住民ニーズの把握と認識を出発点としながら，目指すべきビジョン

図 4-4-1 「地域ケア」の再編・充実
5つの構成要素を通じた地域マネジメント

- 自治体における地域マネジメントの充実
  - **現状と将来像の把握と認識**が出発点（人口・健康状態・フォーマル／インフォーマルの資源の状況，住民の考え方・生活課題……）
    - 「見える化」
  - **統合的アプローチ**（住民の多様な課題を一元的に把握，地域の経済・文化・社会資本に合わせて再構成，課題と資源を結びつけて解決）〜地域ケア会議の活用
  - **目指すべき姿（ビジョン）** の明確化と共有
    - 首長のリーダーシップ，選択肢の提示
    - 具体的な施策目標と評価指標の設定
- 5つの構成要素を通じた「海図」の必要性
  - 「地域包括ケア計画」…「地域包括ケア課」へ？
  - 自治体職員の育成やローテーションのあり方の検討
- 住民主体の政策形成
  - 患者・利用者・消費者・居住者・ケアラー・専門職…の参加，対話〜住民すべてを**多様な「当事者」**として

を明確に持つこと。首長のリーダーシップのもとで，多様な当事者として住民をプロセスに巻き込みながら，対話を重ね，具体的な目標とアウトカム指標を設定・共有することが重要です。自治体には，地域包括ケアの5つの構成要素に横串をさした計画・体制で地域マネジメントを充実させることが求められます（図4-4-1）。

さらに，業務や事業所単位ではなく，圏域単位で必要な機能を確保し，柔軟な統合を図るいわばマネジメントイノベーションとその研究が欠かせません（図4-4-2）。もちろん，その方向性やそれぞれの機能にかかわる検討も深めていく必要がありますが，とりわけ大切なのは，図4-4-2に「地域社会を強化しつつ連携を促す人材」とあるように，統合のハブとなるような存

図 4-4-2 「地域ケア」の再編・充実
圏域単位での機能の確保・統合

- 地域の文脈に即した多職種地域ケアの機能強化
  - 保健・福祉・介護・医療政策部局を横断した長期的な展望
    - 〜 領域別・対象別に専門分化する保健・福祉・介護・医療を越えて
  - 市町村が主体的に構想
    - 〜 地域包括支援センター，在宅医療連携拠点，地区医師会や関係職種の専門職団体，事業者団体，住民を巻き込んで地域包括ケアの基盤として
- 統合の要：**地域社会を強化しつつ連携を促す人材**とは
  - 健康増進・自己管理推進（養生の支援），疾病予防・早期発見
  - End of life care に至る意思決定支援
  - ゲートオープナー×患者の代理人×コーディネーター
  - 保健・福祉・介護・医療連携のハブ
  - 地域住民同士の関係強化
  - **〜主治医×地域看護（Social Community Nursing）機能**
- 多職種協働と多職種教育の進化：質が高いケアの効率的提供の基盤
  - 顔が見える関係×ビジョン共有×アカウンタビリティ×ICT の活用
  - **多職種協働アセスメント**
    - 生活行為への着目
    - 先を見越したケアに向けた医療の視点
  - 自らの専門性の振り返り，他の職種の専門性を知る，**実践コミュニティにおけるナレッジマネジメント**
    - ＜領域を通じた＞＜専門職自身による＞専門性の＜継続的発展＞へ
- 「地域を支える」マネジメント・制度のイノベーション
  - **地域包括ケアチーム**の構想へ？
    - ＜ライフステージや疾病・障害の別にかかわらず＞＜患者中心の全人的ケア＞を＜継続的に＞実現する多職種チームの多様なデザイン
    - 病院や施設内資源の地域展開・地域支援機能の強化（事業者や専門職が持つ機能提供の柔軟性を高める）

在,あるいは,その中核的な機能です。

　継続的にご本人に伴走しながら養生を支援,End of life care に至る意思決定を支援しつつ,ゲートオープナー,時に本人の代理人となり,多職種のハブとして調整する,そして住民同士の関係も強化していくといった機能を担うことができる人材と考えています。プライマリ・ケアの先進国では,家庭医療が充実しており,日本でも主治医の機能の強化がさらに期待され,総合診療専門医も養成されるようになってきました。さらに地域看護(ソーシャルコミュニティナーシング)機能も大きな要です。諸外国では看護職が担う例が多く,実際に担いやすいと思いますが,職業資格の種類にかかわらず,あるいは特に専門的な資格を持っていなくても,こういった機能の一部を担いうる方々も多くいらっしゃると思います。地域によって,医師,訪問看護師や保健師,あるいはケアマネや介護職,民生委員といった方々にも視野を広げ,地域の状況や資源に合う形で統合のハブになる存在を見つけて,さらに結んでいくことも重要ではないでしょうか。

(2) 共生のまちづくり:自立と支えあい

　それから,地域の中で,あるいは地域を越えて,継続的に実践を振り返り,共有し,学び合って高めていく,実践コミュニティの中でのナレッジマネジメントが欠かせません。もちろん地域レベルでは,地域ケア会議はそのプラットフォームとしても期待されます。こうしたなかで,生涯をつうじた患者中心,人間中心のケアを継続的に実現する多職種チーム,いわば地域包括ケアチームの構想にもつながればよいと思っています。

　2つ目を図4-5に示しています。地域包括ケアシステムというと,高齢者のための,障害者のための話だと受け取られている場合も,まだ少なからずあるように感じます。しかしこれは病気や障害を抱える人のための何かではなく,ここにいる私たち,すべての住民が,私は幸せであると実感できるまちをどうつくっていくかという議論であるということを最初に申し上げておきたいと思います。私たちが望む生き方,死に方が実現できるためのいろいろな取り組みが必要ということなのです。自立と尊厳を支えあうまちづく

図4-5 共生のまちづくり：自立と支えあい

---

1. 多主体連携による＜私たちの＞まちづくり

- 地域における多様な主体の関心・活動のマッピング
    - ＜ケアに限定せず＞さまざまな活動グループのキーマンがつながる
    - **エリアネットワーク×テーマネットワーク**
- 理念・目的を同じくする**多様な主体あるいは複数法人の連携によるイニシアティブ**を促す枠組みの検討，規制緩和
- 社会福祉法人や医療法人等が都市再開発に参画する仕組み
    - 実行領域の設定と評価
    - 地域におけるQOL，コミュニティソーシャルワーク
- 支え合いの場と仕掛けのデザイン
    - **自分たちが送りたい暮らしを自分たちで実現する**（使いたいサービスなのか，実現したいケアの形なのか）
    - 住民発生活支援
    - 住まいとして，第2の居間として，カフェとして…

2. 地域に根ざす学び

- 幼少から学校教育を通じて自立・自律・地域へのコミットメントをキーワードとする地域プログラムの可能性
    - 健康教育，社会保障教育…
- すべての人がケアの担い手
    - 地域の産業界との協働

りは，一朝一夕に実現できるものではありません。学校教育を通じて，また地域の産業界と協働して，世代と領域を越えるアプローチも欠かせません。すべての人がケアの担い手なのです。

図 4-6

例：一関市国民保険藤沢病院

- 医療を中心に予防から介護までサポート
- 住民・行政・政治との対立を回避しながら医療の質を維持
- 地域住民を巻き込んだ「ナイトスクール」（1994 年～）
    - きっかけは無診察投薬を望む声
    - 「病院を利用する立場だけでなく，病院をつくり，支え，育てる役割も地域住民に担って頂かなければ…」
- 住民から「病院を支える会」の設立
    - 定期的な「意見交換会」…研修医の報告会に参加
- 健康増進外来

出所：佐藤元美「住民との対話でつくる地域医療」
http://www.igaku-shoin.co.jp/paperDetail.do?id=PA03021_04

例：南砺市モデル

- キーワード：人が育つ『教育空間』の南砺市
- 5 年前の医療崩壊を機に…
    1. 地域医療再生マイスター養成講座（210 名のマイスター誕生）
    2. 南砺の地域医療を守り育てる会（年 3 回ペース）
    3. 各グループの取り組み
        ① 地域で医師養成：家庭医養成プログラム（富山大学総合診療部－南砺市民病院連携）
        ② 地域で訪問看護・リハ養成
        ③ なんと住民マイスターの会（住民グループ）：思い出ガイド養成講座
        ④ 五箇山グループの取り組み（住民グループ）：栃餅づくり講座
        ⑤ 認知症ケアの取り組み（地域包括）
        ⑥ 包括医療・ケア WG（行政）
        ⑦ その他

出典：富山大学山 城清二教授作成資料

○ **各地の事例を手がかりに**

　厚労省のホームページでも老健事業の成果である事例集なども公表されていますが，課題と目標を共有して支え合い育み合うという観点でいくつか簡単にご紹介します。

　図4-6は，岩手県一関市の国保藤沢病院を基盤とした佐藤元美先生たちの住民との対話に基づく地域医療，それから，地域医療再生マイスターを養成して，それぞれの方々がそれぞれの地域と立場における課題に根ざした実践を展開している南砺市モデルとして知られる取り組みです。

　2つに共通する点は，危機的な状況から始まっていることです。何となくこのままいけるかなという楽観論は，たぶんどこの地域でも次第に難しくなっているはずです。自分が住んでいる地域の状況，このままいくとどうなるのか，私たちがなんでもやってもらおうとして行政や専門職によりかかっているとどうなるかという将来像を共有するところから，すべての人が当事者として目覚めていくという例といえるかもしれません。

　多職種の連携・協働，そして本人を中心とした統合を進めるうえでは，自らの専門性への振り返りと他職種への理解，共通言語をもって目標とそのプロセスを共有できることも欠かせません。岐阜県では，「介護ラ・針盤」という生活アセスメントの共通言語を開発して，ご本人・ご家族と専門職が目標と役割を確認して取り組もうとしており，県の居宅介護支援事業協議会がさまざまな事業種・事業所の多職種のチームエントリーで研修を進めています（図4-7）。多職種連携教育は各地でさまざまに行われていますが，他の職種に同行してその仕事を経験し，現場に戻り，再び振り返りを行うといった"ごちゃまぜ研修"も興味深いものです。

　次にさまざまな機能を統合，効果的・効率的に人間的なケアを実現する地域包括ケアチームの例として，オランダ発の在宅ケア組織Buurtzorgを紹介します（図4-8）。

　自立支援とQOL向上に向けて本人とそのネットワークと協働する，玉ねぎモデルと呼ぶ理念に基づき，地域看護師を中心とする地域に根ざす，フ

図4-7 多職種連携アセスメント研修

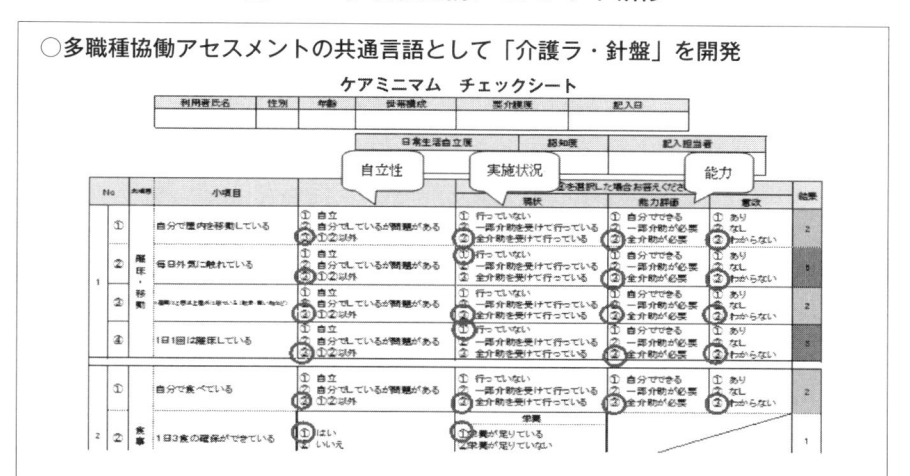

○多職種協働アセスメントの共通言語として「介護ラ・針盤」を開発

○チームエントリーによる多職種連携アセスメント研修の実施（県内全域）
　第1回：事業導入（8～9月）〜「介護ラ・針盤」を用いたアセスメントすりあわせ，チームとして共有する具体的な目標設定等
　第2回：事例検討（11～12月）〜医療と介護職種間の連携強化（主治医からの提案等），中間総括を踏まえたケア計画
　第3回：事例報告（1～2月）〜各地域での取り組み報告，今後のチームケアに向けた課題解決，次年度へのステップアップ

ラットなチームが，予防，リハビリ，介護，看護，ケアマネジメントを統合的に提供しています。利用者満足，スタッフ満足で結果として在宅ケアにかかるコストも下げられているという世界的に注目を集めている事例です。

もちろん，秋山正子さんたちの取り組み「暮らしの保健室」がよく知られているように，日本でも各地で地域看護等がハブになって，つながり，学び，教え，支えあう場や仕掛けづくりの事例はさまざま出てきています。また，住民との対話を繰り返し，死のあり方を問い直す，暮らしの場でいのちとその終わり，看取りを支えられる家としてのホームホスピスも，宮崎の「かあさんの家」を始まりとして各地に広がっているところです。高齢者の生きがいづくり・介護予防と商店街の活性化を目指して始まり，世代を超えた支えあいの場，地域の縁側になりつつある「なじみ庵」の取り組みは，新

図 4-8　オランダ発　在宅ケアのルネサンス：Buurtzorg モデル

<事業者概要—BuurtzorgNederland＞
- **地域看護師**が 2006 年に起業した非営利の在宅ケア組織
- 2007 年に 1 チーム 4 人でスタート→全国約 800 チーム，約 8,500 人のナース（看護・介護・リハ職），バックオフィス 45 人，約 7 万人の利用者（2014 年）
- 利益率約 8％，間接費 8％（他の在宅ケア組織の平均は 25％）
- <u>Better Care, Better Work, Lower Cost</u>：利用者満足度トップ，従業員満足度全産業トップ，利用者あたりのコストは他の在宅ケア組織の半分

＜地域看護師らによるトータルケア＞
- あらゆる年齢・疾患・障害をもつ利用者に
  ① アセスメント・ケアプラン作成
  ② インフォーマルネットワーク活性化
  ③ 専門職ネットワークと連携・調整
  ④ 共感的・社会関係支援の提供
  ⑤ セルフケアの支援を実施
- <u>地域看護師が全プロセスに責任を持つ</u>
  ・ケースマネジメントとケア・サポートの分業をしない
  ・全人的ケア・サポート提供（機能別分業をしない）
- <u>自立支援が第一</u>：本人・家族・地域と協働（専門職によるケアを次第に置き換え）
- <u>地域に根ざす予防プロジェクトも推進</u>

＜シンプルでフラットな組織＞
- **1 チーム最大 12 人**のナース（70％が地域看護師），チームに管理者や事務職はいない
- 利用者，ナースの採用・教育，財務，イノベーション等，**すべてチームに裁量**
- チームミーティングで**リフレクション**
- 利用者との対話，リフレクションとBuurtzorgweb をつうじた**継続的で能動的な相互学習**
- 小さなバックオフィスはヘルプデスク，介護料請求，労働契約・給与支払等
- コーチ 15 人

＜Buurtzorgweb：ナースとともに進化する ICT＞
1. コミュニティ：ナレッジマネジメント "ba"
   ・ミッション共有と連帯感醸成
   ・事例やイノベーションの相互学習
   ・チームとバックオフィスのコミュニケーション
   ・組織の意思決定
2. OMAHA システム：ケアの見える化
3. チームコンパス：生産性の見える化
4. 業務管理

出所：医学書院『訪問看護と介護』2014 年 6 月号，医学書院『病院』2014 年 6 月号

図4-9　Wagnerらの慢性疾患ケアモデル（CCM）

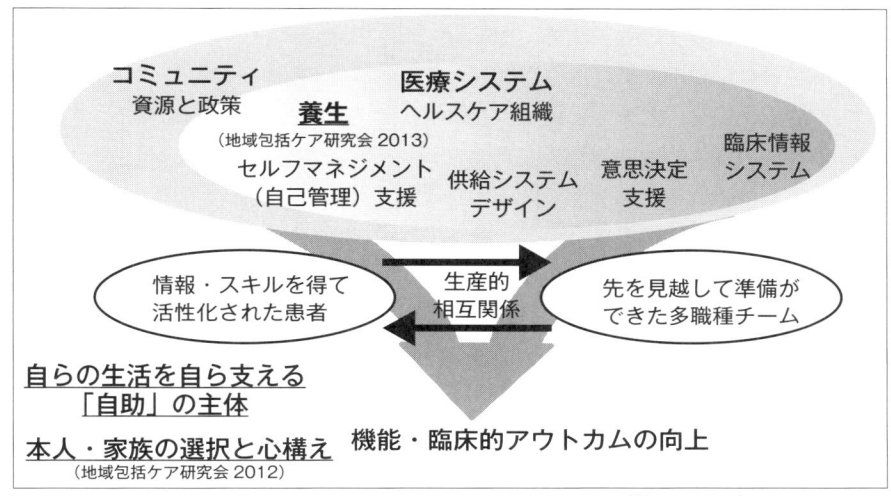

```
        コミュニティ           医療システム
        資源と政策            ヘルスケア組織
              養生
           （地域包括ケア研究会 2013）              臨床情報
      セルフマネジメント  供給システム  意思決定  システム
      （自己管理）支援    デザイン    支援

     ┌──────────┐ 生産的 ┌──────────┐
     │情報・スキルを得て│相互関係│先を見越して準備が│
     │ 活性化された患者 │⇔     │できた多職種チーム│
     └──────────┘      └──────────┘

自らの生活を自ら支える
  「自助」の主体
本人・家族の選択と心構え  機能・臨床的アウトカムの向上
   （地域包括ケア研究会 2012）
```

出典：Wagner et al.（1999, 2001）

しい総合事業との関係でもまた注目されるかもしれません。滋賀県東近江市では，「魅知普請曼荼羅」というフード・エネルギー・ケアの自給圏をめざし，行政にぶらさがらずにプラス思考でつながる面白さを実感しながら取り組んでいる人たちの顔が見える関係が，領域を越えてできあがっています。この「魅知普請曼荼羅」を背景として，各生活圏域で自分たちのまちの安心拠点として福祉モールを作ろうという動きも進んでいます。

○ 慢性疾患ケアモデルとケアの担い手

　地域包括ケアシステムにかかる議論は，各国で疾患構造の変化も背景としながら進められてきた側面が多くあります。私たちが折々参照しているのが，慢性疾患ケアモデルという概念です（図4-9）。病気や障害とつき合いながら地域で暮らす方々をどう支えるかにかかわるモデルで，90年代にアメリカで提起され，その後さまざまなバリエーションが議論され，いま，WHOもこれを推奨しています。このモデルのなかでアウトカムの向上，QOLを支える基盤とされているのは，情報・スキルを得て活性化された患者と，先

図 4-10　ケアの「担い手」としての患者

- 1950 年代の「患者役割論」〔Parsons（1951）〕：社会的役割の免除，医療者の指示に従い援助を受け入れる患者〜「病院の世紀〔猪飼（2010）〕」における**専門職のイニシアティブに基づく治療の「受け手」としての患者像**
- **高齢化の進展のなかで慢性疾患患者が急増するにつれ患者像が転換**：先を見越した行動をとるケアチームと生産的相互関係を結ぶ**「情報とスキルと自信を持つ活性化された患者」**像へ〔Wagner et al.(1999,2001) 等〕
- セルフマネジメントを高める施策の展開，その効果に関する研究〔Lorig et al.(1999), Expert Patients Programme Community Interest Company(2010) 等〕
  - 米・スタンフォード大学で 1980 年代に開始された Chronic Disease Self Management Programme（世界 20 カ国で展開）
  - 英・保健省と NHS が主導する Expert Patient Programme〔松繁（2010）〕：「LayExpert（**素人専門家**）」という概念
- ただしもちろん依然として医療者に従属的でありたい患者も多い〔Wiles and Higgins(1996),Gabe et al.(2003)〕

図 4-11　慢性疾患ケアのためのコアコンピタンス

1. 患者中心ケア
   - 効果的なコミュニケーション
   - 健康行動変容のサポート
   - セルフマネジメント支援
   - プロアクティブアプローチ
2. 協働（Partnering）
   - 患者と
   - 他の提供者と
   - コミュニティと
3. 質向上
   - プロセス・成果の測定
   - 学習→変化
   - エビデンスを実践に反映
4. ICT
   - 患者の登録
   - パートナーとのコミュニケーション
   - コンピュータ技術の活用
5. 公衆衛生視点
   - Population-based care
   - 予防重視とケアの連続を横断する働き
   - プライマリケア主導のシステム

出典：WHO（2005），Nolte and McKee（2008）

を見越して準備ができた多職種チームの生産的相互関係です。

　その底流にあるのは，改めて本人・患者がケアの担い手であり，人生の主体であるという考え方で，患者と専門職という顔を突き抜けて，ともに同じ地域で暮らす生活者としてのフラットな関係性が織り込まれています（図4-10）。

　こうしたなかで，専門職にも古くて新しいコンピテンシーが期待されています（図4-11）。ひとつだけ触れておくとすると，その人らしさ，生活の質を支えるというときに，改めて本人・患者と協働する，暮らしの質にかかわる資源がちらばっている地域と協働するということは，問い直される余地があり，地域に開かれた事業所づくりは人手確保にもつながる可能性のあることが明らかになっています。

　こうしたさまざまな統合にかかる議論を，いかに人間中心に，地域住民を基盤とするケアという概念と結びつけて住民主体で進めていくかということが，これからの課題ではないかと思います。

⑤パネリスト講演

地域包括ケアシステムにおけるintegrated care 理論の応用とマネジメント

筒井 孝子

　本講演では，まず国際的な文脈において，日本の地域包括ケアシステムの位置づけを行おうと思っております。次いで，この地域包括ケアシステムのコンセプトの一つであるintegrated care が登場してきた背景と，この理論でよく使われるintegration に関するいくつかの主要な概念を説明します。さらにintegration の種類や目的を紹介することで，日本に，すでに存在していたと考えられる地域包括ケアシステムをintegrated care の概念を用いて分類して示すことにします。

　さらに地域（市区町村等）が設定することになる地域圏域における社会サービス提供体制のデザインとその評価方法について，最近の研究の成果を紹介し，最後に地域包括ケアシステムのマネジメントのあり方について述べたいと思います。

○ **地域包括ケアシステムを必要とした社会的背景とは**
　地域包括ケアシステムは，Community-based care と integrated care

図 5-1　地域包括ケアシステムとは

日本で用いられている地域包括ケアには，2つの独立したコンセプト：Community-based care（地域を基盤としたケア）と integrated care（統合型のケア）がある。近年，この2つの方針をケアの中で統合させて組み込もうという議論が世界的に活発化している。

Community-based care	integrated care
・Community-based care には，地域の健康上のニーズに応えるという点から運営されるという性質がある。 ・さらに，これは地域における信仰や好みや価値観などに合わせて構築することができ，それは，一定レベルの住民による「地域参加」によって保障されている。	・integrated care には，医療ケアにおける分断を減らし，異なる組織のサービス提供の間の継続性や調整を高めるという目的を持つ体制であると定義づけできる。

1) T. Plochg, NS. Klanzinga: Community-based integrated care: myth or must? *International Journal for Quality in Health Care* 14:91-101:2002
2) T. Plochg: Building a Tower of Babel in health care? Theory & practice of community-based integrated care. *International Journal of Integrated Care* 6, e21: 2006

という2つのコンセプトから成り立っているといわれています(図 5-1)。最初に，この integrated care とは何かということを中心にお話ししていきます。そして，このために，まずは integrated care が登場した背景について説明します。

　人類が平均 50 歳以上の平均寿命を獲得したのは，欧州でさえもわずか 100 年前にすぎません。日本では 60 年前でした。平均寿命が延びたことは，結果として複数の慢性疾患を抱えながら生活する高齢者層の増大をもたらしました。つまり，生活習慣病と呼ばれる慢性の疾病群と晩期退行性病変と呼ばれる認知症やパーキンソン病に罹患する高齢者が増大し，彼らが人口の多くを占めることになったことで，入院患者もまた慢性疾患を持つ高齢患者が半数以上を占めることとなったのです。彼らが必要とする医療サービス

図 5-2　integrated care の背景
－3文脈（臨床，組織，財政・政治的）からの必要性： 臨床的な文脈

- 医療サービスの提供は，**専門職によって**行うものとされてきた。このため，その職業の **professionalism という理念**にそった**専門化のプロセス**を通して，労働の分割が行われてきた。
- 医療の専門家（特に医師）は，患者との相互関係を通して，何が，その患者にとって，最適かを決定する責務を持つ。しかし，この意思決定プロセスは，この10年ほどの間に複雑化している。

は，従来，想定してきたエピソード由来の短期的な介入に特徴づけられる急性期病床で提供される医療サービスだけでは十分ではなくなっています。

　さらに彼らは退院後も継続的に医療サービスを必要とするわけですが，これに加えて，介護や生活支援を必要とします。しかし，人類は，未だ，このような複合的なサービスを効率的に提供できるシステムを創ることに成功していません。

　地域包括ケアシステムは，このような高齢患者に代表される複合的ニーズを持つ者に対して，適切に社会サービスを提供するシステムのデザインですが，この実現に成功した国も地域もまだ存在していないということを述べておきます。

○ **integrated care の必要性**

1）臨床的な文脈として

　integrated care というコンセプトが必要とされた背景について，これから3つの視点から説明をします。まず，臨床的な文脈からの説明としては，医療サービスは，専門職が提供することが基本となっていますが，これらの専門職別のサービスが適切な時期に，適切な量だけ提供される仕組みを創ることは，とても難しいことです（図5-2）。

　なぜなら，多人数の専門職が関われば関わるほど，専門性による分断を生

図 5-3 integrated care の背景
－ 3 文脈（臨床，組織，財政・政治的）からの必要性：組織的な文脈

- 病院は，多人数の患者を，多人数，他職種からなる医療サービス提供者が治療にかかわるという<u>多対多のサービス提供システム</u>によって，疾病の治癒を管理するというシステムが生み出された
- このため医療サービスは<u>機関（institution）による提供を専ら</u>とするようになった。
- 多くの先進諸国の財政担当者や政府，そして患者は，病院外でのケアの方が，より効率的で患者の意思を尊重した専門性の高い医療サービスも提供できると主張するようになってきた。

みだすことになるからです。一般に，先進国では，ひとりの患者のケアに多人数の専門家が関わってはいるものの，これらの専門家間にはほとんど情報共有を行う機会が与えられていません。これまで治療等に関わる多様な専門職によるサービスの統合は，原則，医師が行っているということでやってきましたが，実際には，これらの多くの専門職から提供される情報を統合し，適切な時期に，適切なサービスを提供するといったことを医師が考え，これをマネジメントすることは不可能といえます。

実はこのため，臨床では異なった専門職によって，同様のサービスが提供されたり，時期を間違ってしまったりといったことが起こるようになってきました。そこで「基本に戻る」，すなわち「患者にとって，何を優先することが最適か」を専門性を越えて，患者に関わるすべての専門職が患者の立場に立って考えるということ，先に申し上げました，いわば「基本に戻る」ために創られた理念が integrated care であったと説明されています。

2）組織的な文脈において（図 5-3）

これまで人類は多人数の患者を効率的に治療する仕組みとして，つまり，より多くの人の生命を救済できる仕組みを考え続けて，現在の多人数の専門職によって，多人数の患者を診療するという「病院」という場を創り，ここ

図 5-4　integrated care の背景
－3文脈（臨床，組織，財政・政治的）からの必要性： 財政・政治的な文脈

- 多くの先進国は高齢化に起因して，増加し続ける医療や介護サービスの費用と，そのサービス利用や薬や消費者の要望などを含む新たなヘルスケア関連予算に係る問題を抱え，政府においては，さらなる説明責任が求められている。
- 近年，医療システムの効果や質に有効性（費用抑制）を強調することは，悪い影響を及ぼしているというエビデンスも示されつつあり，これによって，さらに，新たなモデルとして登場した integrated care のあり方に関心が集まる理由となっている。

に医療サービスを提供する人と必要とする人を一堂に集めることによって，効率的に医療サービスを提供できる「多対多のシステム」を創りあげました。これによって，多くの人々が医療サービスという，決して安くない，高価なサービスを等しく享受できる仕組みを構築したのです。20世紀は病院の世紀と言われていますが，確かに，この「病院」という仕組みは優れた仕組みだと思います。

　しかし，今日，とくに先進国においては，この効率的に創ってきたはずの病院，とくに急性期病院におけるサービスにかかる費用の増大と，その非効率性が問題となってきました。さらに非効率的であることに加えて，入院患者にとって適切な医療が提供されず，入院期間が長く，その間の療養環境もひどいといった状況が少なくないと言われるようになってきました。これは，急性期に特化した医療サービス提供システムを精緻に創りこんだことによる問題といえますが，この状況を改善するために生まれたのが integrated care を中核の概念として標榜するサービス提供体制を維持しうる組織改革であったとされています。

3）財政的・政治的な文脈において（図5-4）

　先にも述べましたが，多くの先進諸国では医療サービスの提供にかかる費用によって財政が圧迫されているという状況になっています。日本だけでな

く，integrated care system を導入してきた全ての先進国では，医療の質を維持しながら同時に医療費を抑制する手法として integrated care が有用であると信じてすすんでいるという状況ともいえます。なぜなら，integrated care によって，本当に効率性を高められるのかについては，さまざまな議論があり，うまくいっているというところと，うまくいっていないというところと，両方あるというのが現状であり，明確なエビデンスは示されていないからです。

そういう意味では，日本が integrated care を取り込んだ地域包括ケアシステムによって，医療や介護に関わる費用を抑制しながら，複雑な疾病，医療ニーズを抱えた患者の生活支援を行い，しかも彼らや，その家族の満足度を高め，国民全体にこの仕組みについての共感を得ることができるかという，現在の取り組みに関しては，世界の関心を集めている状況にあるともいえます。

○ 臨床現場における integrated care を説明する際のキーワード

これから，地域包括ケアシステムを構築していくにあたって，自らのシステムがどのような状態にあるのかを，他者に説明するときに便利な3つのキーワードをご紹介しておきます。

いわゆる integration（統合）のあり方は，その統合を強度を3段階に評価し，これを図5-5に示すような定義が創られています。

地域包括ケアシステムを推進するために，日本では診療報酬や介護報酬で，病院と病院，病院と診療所，診療所と介護施設の間に連携がなされた場合に加算をするといった報酬が，最近は多くみられるようになってきています。実際，これらの連携をみるとかなり多様なあり方が示されると思います。

例えば患者の退院にあたって，病院の退院調整室の看護師や MSW が個人的に自分がよく知っているケアマネジャーに電話して，入院中の状況を説明することで円滑に在宅で医療サービスがされたという例では，情報が必要なときに与えられる状況といえます。このような連携のあり方はリンケージと

図 5-5 ロイツェの研究

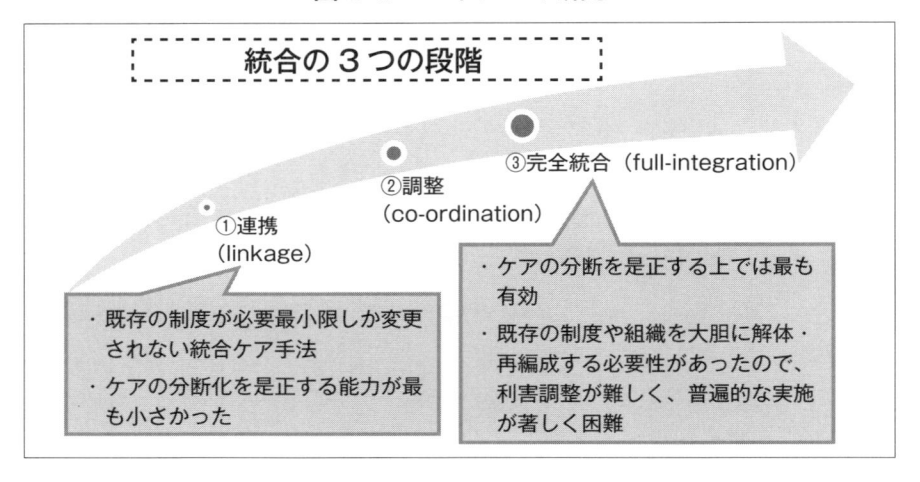

統合の３つの段階

①連携（linkage）
- 既存の制度が必要最小限しか変更されない統合ケア手法
- ケアの分断化を是正する能力が最も小さかった

②調整（co-ordination）

③完全統合（full-integration）
- ケアの分断を是正する上では最も有効
- 既存の制度や組織を大胆に解体・再編成する必要性があったので、利害調整が難しく、普遍的な実施が著しく困難

定義できます。日本で，こういったリンケージをやってくれる看護師さんやMSW，介護支援専門員（ケアマネジャー）は評価が高いのではないでしょうか。

次に示した調整（コーディネーション）とは，病院が地域連携室等の組織を持っていて，退院する患者の情報を一元化し，在宅の医療サービスを提供する機関と連携することといえます。このような組織と組織による定期的な情報共有による統合のあり方，あるいは連携のあり方はコーディネーションと定義されています。

最も連携の強度が高い，完全統合（フルインテグレーション）とは，ケアの分断を是正するうえでは最も有効ですが，既存の制度や組織を大胆に解体・再編成する必要性があるため，利害調整が難しく，普遍的な実施が著しく困難という特徴があります。しかし，日本では，すでにこういった完全統合を実現している例もありますので，これについては，後ほど紹介させていただきます。

これらの３つの概念は，自分が所属する組織が，別の組織と連携しているかどうかを評価する場合の説明に使うことができます。ただし，ここで注意

しなければいけないのは，リンケージ，コーディネーション，フルインテグレーションは，直線的に移行するものではないということです。すでにある保健・医療・介護の専門家の間のコミュニケーションをバックグラウンドにして，臨床的ネットワークを形成することでも十分フルインテグレーションという段階に到達できますし，順序よく進めなければならないと考える必要はありません。また，地域包括ケアシステムの構築に際して，必ず完全統合が必要というわけでもありません。現在，国が想定しているのは，コーディネーションレベルであろうと思います。

○ integration の種類と統合的プロセス

次に，主要な5つの integration（統合）の種類と，それに関する統合的プロセスについて説明します。図5-6の一番上に「システム的統合」という種類が示されています。わが国は，このシステム的統合をかなりラディカルに進めているともいえます。例えば，地域医療ビジョンの策定はその最たる例だと思います。現在，医療と介護サービスの提供システムは全く別に動いていますが，今後，これを統合していくためには，国家レベルでのシステム的統合が必要とされます。ここが動かないと，地域でシステムをつくるのは難しいからです。自治体の方々からは，「国は地方に丸投げしている」といった批判もされておりますが，今回，国はこのシステム統合をするという点ではかなり努力していると私は考えています。

次の「規範的統合」とは，端的に言えば地域圏域内でのビジョンの共有化のことをいいます。市町村が中核となって，このシステムの構築をすすめる際に，その前提として，最も必要なことは住民とビジョンを共有化できるかどうかです。ですから，地域包括ケアシステムを市区町村で創る際に最も重要と考えられるのは，この「規範的統合」だといえます。

「規範的統合」は，市町村が進める地域包括ケアシステムの構築に関する基本方針が示され，これが当該地域包括ケアシステム内の住民，専門職，サービス提供主体によって共有されることをいいます。言い換えれば，その地域

図5-6 主要な5つのintegration（統合）の種類とそれに関する統合的プロセスの説明

1. システム的統合	政策，ルール，そして規制のフレームワークのコーディネーションと提携 例：病院外の協調的ケアを推し進める政策，多様化する（サービス）提供者のための中心的起動力の形成，国による刺激策（インセンティブ）の開発，または，コストの高いケアに代わってコストパフォーマンスや医療的必要性のあるケアに置換するための財政的刺激策（ダウンワードサブスティチューション）。
2. 規範的統合	組織，専門家集団，個人の間で価値観，文化，視点の共有 例：共通の統合目的の設置，コミュニケーションの際に生じるギャップを解明し対応，現地でのイベントを通した臨床的関係と信頼の構築，またはサービス使用者やより広いコミュニティと関係を持つ。
3. 組織的統合	組織間での構造，ガバナンスシステム，関係のコーディネーション 例：資金のプールやPBC（業務歩合制）といった公的・私的な契約的・協調的取り決め。または，プライマリケア連合や地方の臨床的パートナーシップといった参加型組織構造の形成。
4. 運営的統合	事務管理業務，予算，財政システムの提携 例：説明責任方法，資金提供，情報システムの共有を行う。
5. 臨床的統合	情報とサービスのコーディネーション，または患者のケアを統合し，一つの過程にまとめる。 例：臨床的役割・ガイドライン・専門的教育の拡大。または，患者との共有の意思決定における患者の役割を促進する。

- **どの統合的プロセスにも優劣はない**。むしろ，integrated careの取り組みの目標は，統合的プロセスを選ぶ際の決定を導き，さらに特殊な条件下でも促進する。

- **関係するintegrationの種類を見極め，プロジェクトに合わせ統合の種類を選ぶ必要がある**。

- どのintegrationが最も関連性があるかの決定要素としては，例えばプロジェクトの目的，利害関係者，従来から現地で行ってきたヘルス（ソーシャル）ケアへの取り組み，利用可能な資源などがある。

内の価値観や文化といったものと同様に，この地域の社会サービス全体をどのように提供すべきかというシステムのあり方やこの運営についても共通認識を持つことが必要とされます。まさに地域包括ケアシステムの基盤となるわけです。

また「組織的統合」とは，市町村にはすでに地域包括ケア課といった部署ができはじめていると伺っています。実は，国も厚生労働省の各局局長からなる「医療・介護サービス提供体制改革推進本部」を設置しました。これは，局を横断し，医療・介護サービス提供体制の integration を推進しようとする，省としての姿勢をあらわしているものと思います。

市町村においても同じように「組織的統合」を図っていこうとしています。これをあらわしているのが，地域包括ケア課等の新設といえるのでしょう。こういう部署ができますと，次に示しました「運営的統合」が実現する可能性が高くなります。これは，地域包括ケアシステム構築に関わる事務管理業務，予算，財政システムに関する統合です。

現在，運営的統合がなされている市町村はまだ少ないですが，今後は現実の問題に対応することで，増えるだろうと予想しています。

○ 地域包括ケアシステムの目的，手段

それでは，国際的な文脈において，この integrated care のゴールはどのように考えられているかというと，図5-7に示したように，①ケアへのアクセスの向上，②（サービスの）質の向上，そして，これが一番難しいと予想されているのですが，③ケアを提供する仕組みの持続可能性の向上です。

以上，示してきたように複雑なニーズを持つ高齢者に適切なサービスを統合的に提供し続けるためには，医療だけでなく，社会的なケアシステムの関与も必要です。これには莫大な費用がかかるわけですから，財源が必要です。こういった財源をどのように捻出するべきなのか，すでに消費税増税を期待した改革案が示されていますが，この財源の持続性を高めるためには，厚生労働省だけでは困難で，内閣府，内閣官房，財務省等とそれこそ連携し

図5-7 統合型ケア（integrated care）のゴール

ケアへのアクセスの向上

- 高齢者に良いサービスを提供し，どこからでもサービスシステムに入りたいというニーズに応えることによって，サービスへの能率的なアクセスを実現すること。
- また，住宅政策，社会的ケア，移送やその他の地域のサービスなど，家庭でのケアを改善するという新しい方法によって，急性期ケアへの不必要な入院や，不適切な長期的施設ケアへの入所を防止するための医療と社会サービスの間に切れ目をなくすこと。
- より包括的な地域・近隣の関係性を発展させ，良い形で年をとる手助けをするための，重要なチャンスを提供するための幅広い事業者や組織の効率的な調整を行うこと。

ケアの質の向上

- 複雑なニーズを持つ高齢者に，全体的なアプローチやサービスの調整，継続的ケアなどにより，良い結果をもたらすこと。

ケアを提供する仕組みの持続可能性の向上

- 資金的持続可能性－複雑なニーズを持つ高齢者のための統合的アプローチによって，医療と社会的ケアシステムの両面からより効果的で効率的な解決策を生みだすこと。

出典：POLICY FRAMEWORK FOR INTEGRATED CARE FOR OLDER PEOPLE DEVELOPED BY THE CARMEN NETWORK Penny Banks,2004, http://www.ehma.org/files/Policy%20Framework%20for%20Integrated%20Care%20for%20Older%20People.pdf

て，議論をすすめていかねばならないということでしょう。

　さらに，有限で貴重な財源をより実効性を高めるように使うためには，MECEというコンセプトが基本となるでしょう。これは，もともとマッキンゼーが考えたコンセプトですが，相互に排他的な項目，つまり相互に（Mutually），ダブりなく（Exclusive），全体として（Collectively），漏れなく（Exhaustive）やること，つまり無駄をださないサービス提供システムを考えるということを第一に考えていくことが効率性を高めるというこ

図 5-8　これまでの日本の地域包括ケアシステムを分類すると？

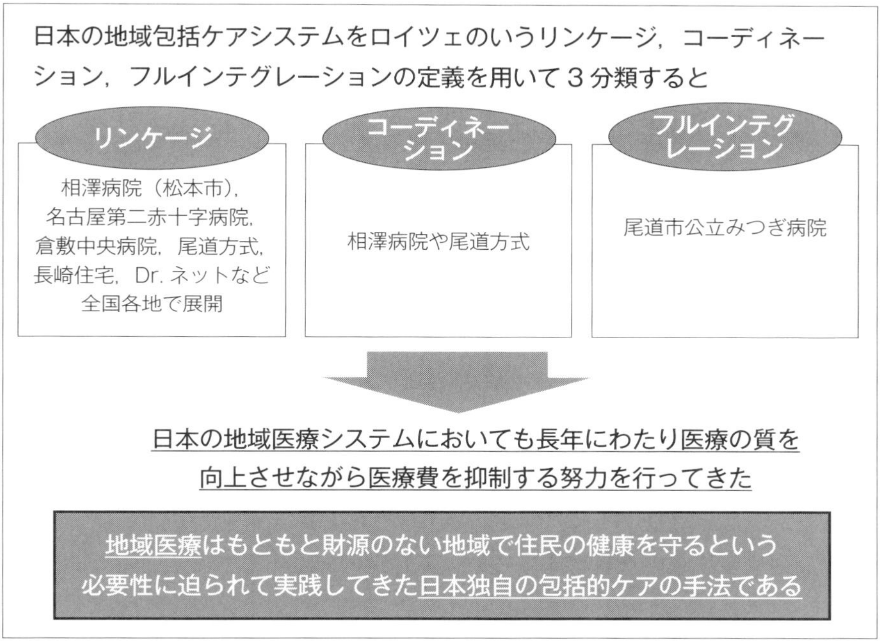

日本の地域包括ケアシステムをロイツェのいうリンケージ，コーディネーション，フルインテグレーションの定義を用いて3分類すると

リンケージ	コーディネーション	フルインテグレーション
相澤病院（松本市），名古屋第二赤十字病院，倉敷中央病院，尾道方式，長崎住宅，Dr.ネットなど全国各地で展開	相澤病院や尾道方式	尾道市公立みつぎ病院

↓

日本の地域医療システムにおいても長年にわたり医療の質を向上させながら医療費を抑制する努力を行ってきた

地域医療はもともと財源のない地域で住民の健康を守るという必要性に迫られて実践してきた日本独自の包括的ケアの手法である

ことと言えます。MECE の考え方を用いて，integrated care を推進する手段を検討すること，すなわち一貫した法制度や審査システムを用いて，なるだけ重複をなくしたサービス提供モデルを発展させることが求められています。

○ **日本に存在している地域包括ケアシステムを分類すると**

　図5-8は，これまで紹介されてきた日本の地域包括ケアシステムの事例を integration の強度によって分類したものです。リンケージレベルやコーディネーションレベルでのシステムは，すでにいろいろなところで実現しています。

　また，これまでの日本の地域包括ケアシステムは，どちらかというと財源が潤沢でない地域で，住民の健康を守るために，どうすればよいかを医療の

現場が一生懸命に考えた結果，生まれたという，いわば必要性に迫られて創られたシステムが多いようです。医療だけでなく，介護サービスも病院から提供し，そして社会福祉に関わる手続きも入院中にすべてやってしまうというような，本当に包括的な手法が採られていた地域がありまして，こういうシステムの場合は自治体の能力と住民の意向とが合致して成立しますから，継続する可能性が高いというのも特徴といえるでしょう。

　国際的には，フルインテグレーションモデルとして有名なのは，1970年代から始められた米国のオンロックというシステムです。このシステムが対象とする人々の3分の1は85歳以上で，平均で7.9以上の疾患を抱えており，その大部分が独居老人で，さらに40%が貧困者です。この人たちを対象にしたintgrated careシステムとして，オンロックは今も存在していますが，これは非常に良好な成果が得られているとされています。

　国際的には，最近，カナダのPRISMAやSIPAなどがフランスにも輸入されたりして注目を集めていますが，結構，いろいろなモデルが提示されており，今後は，これらのモデルを導入した結果についての情報収集も大事になってくると思います。

○ **地域包括ケアシステムが成功するための要件**

　日本におけるCo-ordination型の地域包括ケアシステムが構築されて，これが機能していくために必要なこととして第1にあげられるのは，高額な医療費を支払っている高齢者に特化してマネジメントするということです。つまり，高度なケースマネジメントが必要な集団は限られていますから，これらの集団に対してかなり緻密なマネジメントを行うことを優先すべきということです。つまり，高度なマネジメントが必要な高齢者を抽出するためのシステムを地域包括ケアシステムには内包しておかねばならないということです。

　第2は，地域包括ケアシステムにおいては，学際的なチームが効率的に機能するためのケア提供プロセスが明確にされなければならないということ

図 5-9 認知症初期集中支援チームとは

> **あるべき姿**
> ・認知症の疑いのある人を早期発見（診断）し，短期間に集中的に介入することによって，環境改善をうながし，急激な心身機能の低下を防ぐとともに，継続的な在宅生活が今後送れるような体制を整える。
>
> **現状**
> ・認知症の確定診断を巡る医療体制の不備により，中重度の認知症にありながら，診断を受けていないものが存在している。
> ・このため，初期集中支援の対象は，スクリーニングによる優先順位の決定からすると，いわゆる困難事例と呼ばれる認知症の中重度の方で医療・介護サービスが複合的に必要なものになってしまっている。

です。多くの地域で，こういったチームが機能できることを期待していますが，なかなか難しいようです。これができるためには，認知症初期集中支援チームが各地域で機能することを契機として実現するのではないかと考えています。

第3としては，システム構築に際しては，ICTの利活用が必須だということです。患者に関する臨床上，生活支援上の課題や，その解決策に関しての情報を専門職が共有し，これを適切に用いることが今後はさらに求められるでしょう。

さて，先ほど認知症初期集中支援チームの発足とその活動を広げていくことが地域包括ケアシステムの構築の契機となる可能性があると述べましたが，これは認知症の患者さんが地域で生活していくためには，地域包括ケアシステムが必須だからです。これについて，これから少し詳しく説明します。

○ 社会サービス提供体制の評価とマネジメントのあり方

今年度，認知症初期集中支援チーム（図5-9）の活動に関して，およそ

図 5-10 戦略マネジメント 3 つの条件

（1）ビジョンが明確であり，**目標のプライオリティづけ**がなされているか。

（2）個々の施策目標が**具体的で数値目標化**されているか。

（3）ビジョンや目標が組織全体に**浸透し，共有**されているか。

100地域でモデル事業がなされています。現状は認知症の確定診断をめぐる医療体制の不備によって，中重度の認知症にありながら診断を受けていない方が多い状況です。本来の行うべき対応は，認知症の方をなるべく早いステージで発見し，短期間に集中的に介入して，悪化を防ぐということです。私は，これから市町村が地域包括ケアシステムの構築を推進しようとするのであれば，認知症支援体制を確立するということを規範的統合とするのがよいのではないかと考えています。この理由は，住民の理解を得やすい規範だと考えられるからです。いずれにしても，こういったシステム構築に際しては，ビジョンとミッションを明らかにすることが必要になってきます（図5-10）。

　しかしながら，自治体のシステム構築や，そのマネジメントを司る能力には差があることがわかっています。これは大事なエビデンスです。そもそも一様の能力があると想定することのほうに無理があります。ただし，市町村のシステム構築に際しての能力やマネジメント技能等を正確に把握しておくことは，国にとっては極めて重要です。このため，3年ほど前から保険者機能を評価する評価尺度を開発し，全国すべての市町村で調査を終えました。

　この評価尺度は，バージョンが3種類ほどありますが，最も新しいバージョンは，他者評価もできるものなので，住民の方々が実施することも可能

図 5-11　保険者機能評価指標（H25 年版）の全体構成

評価指標は，全 10 項目で構成。10 項目は，指標の特性に基づき，大きく 3 部に整理。さらに，各評価指標は複数のサブ項目で構成されており，サブ項目ごとに「評価確認事項」「解説」「自己評価」「自己評価の理由」「自由回答」を設定。

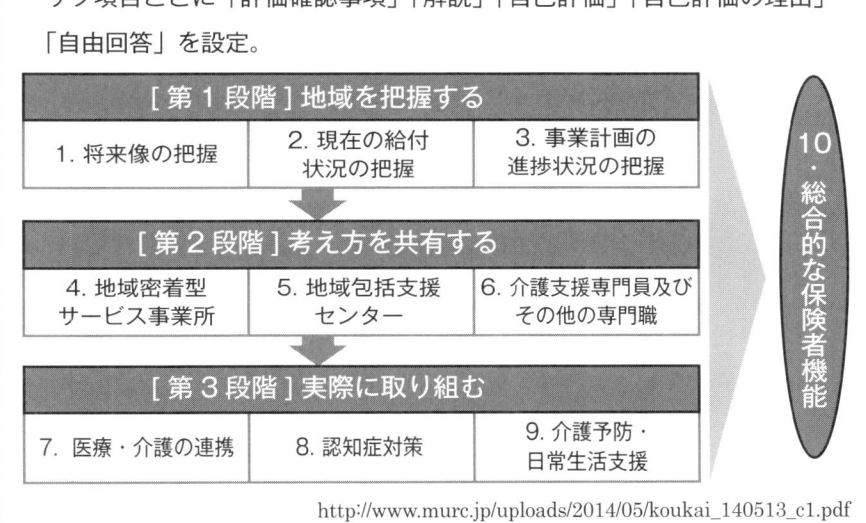

[第 1 段階] 地域を把握する
| 1. 将来像の把握 | 2. 現在の給付状況の把握 | 3. 事業計画の進捗状況の把握 |

[第 2 段階] 考え方を共有する
| 4. 地域密着型サービス事業所 | 5. 地域包括支援センター | 6. 介護支援専門員及びその他の専門職 |

[第 3 段階] 実際に取り組む
| 7. 医療・介護の連携 | 8. 認知症対策 | 9. 介護予防・日常生活支援 |

10. 総合的な保険者機能

http://www.murc.jp/uploads/2014/05/koukai_140513_c1.pdf

です。ぜひ，評価をしていただきたいと考えております。

　市町村が地域包括ケアシステム構築をしていくにあたっての留意点として重要なことは，先に述べたような保険者機能評価をはじめとして，評価を行うことで自分の立ち位置を知るということだと思います。現段階で市町村は中核プレーヤーとして想定されてはいますが，市町村がどのくらいの実力をもって，今後，その機能を果たしうるかということを前提に住民も自らの地域のシステム構築を自らの問題として考えるということが，今後は求められます（図 5-11）。

　これから市町村は，地域包括ケアシステムを構築するにあたって多様な機関間のコーディネーションやリンケージに関して取り組むことになると思いますが，これらの連携に際して，例えば，目標や共同作業の統一が可能な

取り組みを何かひとつでもつくっておくことが大事です。

　また，その際に期待される統合の強度ということについては，その統合の目標や実際に（患者のために）システムの構築に携わる人々が働いているコンテクストを抜きに決めてはならないのです。

　しかし，地域には，すでにさまざまな利害が存在しており，それぞれの利害を代表する関係者や組織があるなかで統合の目的と，その実態に齟齬が生じてしまう可能性は大いにありえます。だからこそ，統合の度合いの可能性や規範的統合のあり方について，これらの利害関係者間での同意を求めておくことは，統合に向けての重要な第一歩といえます。これが行政において，事業を遂行していくうえでの前提です。

○ **地域包括ケアシステム構築のためのテーマ設定と方法論の選択**

　地域包括ケアシステム構築のためのテーマ設定と方法論を選択する場合に考えておかねばならない第1の点は「整備すべきケア提供システムのテーマの検討」です（図5-12）。第2が「ケア提供システムに必要なサービス内容を検討」することです。第3が「ケア提供システムをどのように整備するか」であり，第4が「サービス提供をどのように行うか（マネジメントをどのようにするか）」ということになります。

　これらの点をふまえて実施していけば，基本的には地域包括ケアシステムの構築はできると思いますが，国際的な視点から申し上げますと，これまでの各国の事例を分析すると，これまでのプロジェクトは，ある患者集団のために，サービスの断片化を解消することに焦点が置かれたものが大半でした。そして，この成功例のほとんどは，慢性的症状を抱える人たちや高齢者のケアに対してなされたものであったとされています。ですから，おそらく日本でも先にも申し上げたように，とくに認知症を対象としたプロジェクトが成功するかどうかで，地域包括ケアシステムの是非が住民に問われることになるのではないかと予想されます。

　最後に，これからの地域包括ケアシステムを構築していく際に，とくに留

図5-12 地域包括ケアシステム整備に向けた自治体のマネジメントプロセス

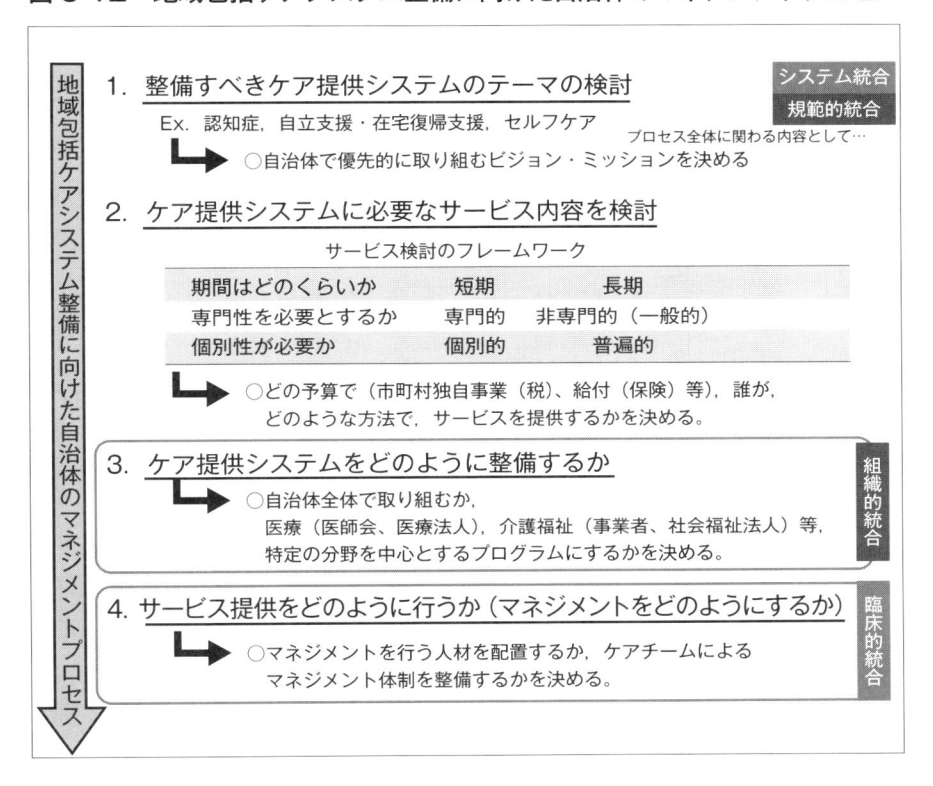

地域包括ケアシステム整備に向けた自治体のマネジメントプロセス

1. 整備すべきケア提供システムのテーマの検討　　　【システム統合／規範的統合】
   Ex. 認知症，自立支援・在宅復帰支援，セルフケア
   　プロセス全体に関わる内容として…
   → ○自治体で優先的に取り組むビジョン・ミッションを決める

2. ケア提供システムに必要なサービス内容を検討

   サービス検討のフレームワーク

期間はどのくらいか	短期	長期
専門性を必要とするか	専門的	非専門的（一般的）
個別性が必要か	個別的	普遍的

   → ○どの予算で（市町村独自事業（税）、給付（保険）等），誰が，どのような方法で，サービスを提供するかを決める。

3. ケア提供システムをどのように整備するか　　　【組織的統合】
   → ○自治体全体で取り組むか，医療（医師会、医療法人），介護福祉（事業者、社会福祉法人）等，特定の分野を中心とするプログラムにするかを決める。

4. サービス提供をどのように行うか（マネジメントをどのようにするか）　　　【臨床的統合】
   → ○マネジメントを行う人材を配置するか，ケアチームによるマネジメント体制を整備するかを決める。

意すべき点についてお話ししておきます。このシステム内では受給資格に関するルールの明確さが求められます。この資格については，いわゆる本人と家族等で何とか支援が可能なグループと，医療や介護サービスだけでなく，他の生活支援に関するサービスまでも統合が必要で専門職がかなり介入しないといけないグループがあり，これらの2集団については，その対応が全く異なるということを保険者は改めて認識してほしいということです。保険者はそれぞれの集団別の対応策を十分に検討し，実践の過程でも，これを修正できる柔軟性を持つことが求められると思います。

　それでは，これで私の講演を終わらせていただきます。

《パネルディスカッション》

田中 滋　　迫井 正深　　川越 正平

堀田 聰子　　筒井 孝子

　田中　認知症は，地域包括ケアの中でまだ図柄がよく描けていません。筒井さんは，実は認知症モデルが一番合うのではないかと予測されましたが，少なくとも現在の日本では，まだ植木鉢図（p.231，図1-2「地域包括ケアシステム Ver.3.2『植木鉢』図（2013）」）や迫井課長が使った図（p.243，図2-3「地域包括ケアシステムの構築について」）の中に認知症はうまく描き込めていないのです。認知症ケアについてどのようなことを今考えておられるのかをお聞きします。

　迫井　今回の制度改正の中には，認知症施策の推進も含まれていますが，これについての紹介があまりできませんでした。認知症の初期集中支援のようなスキーム，それから，全体のケアパスというような認識共有の仕組みがあります。認知症についてマスコミの報道が随分増えましたし，かつてはどちらかというと，認知症ということにネガティブな，触れたくないというイメージが先行してきたように思いますが，社会は変わってきました。そこで，さらにそれを一歩進めて，認知症というものを正しく理解していただきたいのです。病気を口に出せない，声に出せないのではなく，なるべく早く相談ができる状況をつくりたい。にっちもさっちもいかなくなってから医療機関，市町村を訪れるのではなく，早い段階でご相談いただく。そういった

ことを目指しています。

　わかりやすくご説明するために，私の図2-3「地域包括ケアシステムの構築について」(p.243) では，割り切りでプロフェッショナルのコミュニティを中心とする「中重度者のスキーム」，それからコミュニティ・地域力を使った，「元気な方，高齢者，軽度の方のスキーム」，と分けて示しています。しかし，堀田さんのお話にあったと思いますが，これらは当然，接点があるし，本来は一体的なものだと思います。認知症のソリューションがこの中に明確にはないかもしれませんが，地域包括ケアを総合的に活用し，プロフェッショナル・サービスと地域力の両者をうまく回していくことが求められているのが認知症への対応であり，ボリュームとしても課題としても非常に大きいので，今度はこのポンチ絵をいかに使って，うまく描き込んでいくのかというのが課題であり，重要なことかなと感じました。

　川越　居宅の在宅療養者の方の5割，居住系施設に入居している方の9割が何らかの認知機能障害を持っておられます。少なくとも，在宅医療が必要になった状態の方に関しては，認知機能の障害が存在するということを前提に医療やケアを提供することで仕事をしております。そういう意味では，認知症のケアももちろんですが，そこでしっかりと意思決定支援をしていくことも，専門職としては非常に大事であると思って取り組んでいます。

　植木鉢図に認知症が今のところ描けていないというご指摘もありました。もしかすると認知症を前提として，それを描き込むというよりは，溶け込むというような想定で，認知症の方も包含して何かできることを行っていき，まちづくりにつながっていくのではないかなと思います。私の講演で少しご紹介しました出前講座（p.264参照）で，認知症の啓発も含めて私どもの地元の医師会の先生方は盛り上がっています。ぜひ医師ももっと市民の中に溶け込んでいってほしいと思います。そして，子どもから発信すれば，親，そして祖父母の世代にも大きな波及効果が期待できるのではないかと思っています。

　堀田　認知症はグローバルな政策課題になってきています。予防，医療，

図6-1 Plymouth Dementia Action Alliance（UK）

- Plymouth市の認知症の人：2012年3,000人，2021年4,200人
- ヴィジョン：Plymouthを認知症の人にやさしい市にする（認知症の人や介護者の個々の多様性を認識し，彼らが地域生活のあらゆる領域で包摂されることを促し，彼らの決定や暮らし方の選択を尊重し，変化する彼らの認知症に関するニーズや選考に柔軟に対応する）。
- 参加組織：Plymouth市における認知症の人と家族のQOLを高めようとする約400組織（2014年）。
- なりたち：Plymouth大学が2010年～2011年にわたって早期診断研究の一環として実施した認知症の人と家族に対するインタビューから，地域支援が緊急課題であることが判明。当初想定したよりも日常生活にかかわる幅広い組織体（買い物，娯楽，銀行，宗教，移動，旅行，電話…等）に関係すること。→研究メンバーから市長に，これらの組織体をDAAにすべて巻き込んでいくよう提案，合わせて行動計画策定に向けてボランティアの小グループで検討，市長を座長として計画案に基づき90の組織を招き，鍵となる30組織の参加により開始。
- 進め方：参加組織それぞれが認知症の人と家族のニーズに関する理解に基づき，改善に向けて継続的なアセスメントを行う。改善プロセスに認知症の人と家族に意味ある形で参加してもらう。例）家族介護を行っている従業員への配慮，認知症の顧客のニーズに効果的に対応するための従業員教育等を含む。
- 参加組織のメリット：認知症専門家ネットワークとの関係づくり，認知症に関連するプロジェクトに関する最新情報を得る，PDAAが組織する年間会議やイベントへの参加，認知症にやさしいまちづくりに関する助言を得る，ベストプラクティスをめぐる議論に参加，市内における協働，コラボレーションの推進，情報・助言。
- 目標：
    - PDAAへの参加メンバーを探す（慈善団体，刑事裁判，救急，デジタル通信，ヘルスケア，娯楽・旅行，自治体，小売，輸送，電力，財政・ビジネス，教会，メディア等）
    - 効果的でサポーティブな地域づくりとその維持についての情報共有ネットワークの構築
    - フィードバックツールの提供
    - すべてのプロセスにわたってPlymouth市における認知症の人の声が反映されることの保証（参加組織への情報提供）
    - PDAAの進捗状況の報告とモニタリング

介護のレベルを高めて統合する仕組みと人づくり，地域づくり，それを支える研究を通じた認知症の人と家族のQOLの向上という方向性は世界共通です。日本では，特に個別のケア，政策形成のいずれにおいても本人中心を徹底しながら国を挙げた安定的な取り組みにしていく必要があります。

とりわけ政策形成に当たっては，筒井さんが「戦略マネジメント3つの条件」を紹介なさいましたが（p.296，図5-10），改めて認知症にかかわる政策についても，これが非常に重要です。日本の現状のオレンジプランは，何を何ヵ所整備するといった数値目標はあるのですけれども，その結果，実現したい地域や社会についての成果指標はありません。そうすると，認知症の人にやさしいまちづくりといっても漠然としていますし，認知症の人とその周辺の人以外には関係ない他人事と捉えられかねません。先ほどお話ししたような領域や世代，立場を越えて規範的統合を図り，みんなが自分のこととして考え，取り組むという流れになりにくいのです。

関連して英国の事例をご紹介させていただきます（図6-1）。英国の認知症国家戦略には17＋1の目標があり，筒井さんが先ほど話された早期診断・早期発見は，日本と共通で，重点項目のひとつです。このための戦略のひとつは家庭医によるスクリーニング，メモリークリニックの充実等の専門職による仕組みやそのスキルアップが挙げられており，もうひとつは住民啓発と認知症の人にやさしいまちづくりが重要項目に位置づけられています。発想は日本と共通です。まちづくりといえば日本の認知症サポーターは諸外国からもよく知られていますが，強い推進力をもって短期間で成果をあげてきているものとして最近注目されているのが，英国のDementia Action Allianceです。

まず，National Dementia Declarationという認知症の人を主語に「私は」から始まる宣言が設定されています。「私は私に関する決定について選択とコントロールもしくは影響を有する」「私は私と私のニーズに基づいてサービスが組み立てられていると知っている」「私には私らしい暮らしを助けてくれる支援がある」，最後に，「私は現在の私の生活をよりよくするとと

もに，将来の希望をもたらすための研究が行われていることを知っている」などの7項目です．この宣言の実現に向かって，参画と行動を促すことを目標とした国と地域レベルでのアライアンスの枠組みです．

ローカルな Dementia Action Alliance の先進事例のひとつといわれるプリマス市の場合，出発点はプリマス大学が行った認知症の人と家族が経験している日常生活上の課題に関するヒアリング調査です．各国共通のことですが，医療・介護等のサービスや専門職にとどまらず，バスや電車に乗れない，買い物が難しい，暗証番号を忘れてお金が引き出せない，旅行先で泊まるホテルがないといったさまざまな声が挙げられます．こうしたご本人と家族の声から出てきた生活課題に基づいて，プリマスでは何が実現されれば，認知症になっても暮らしやすいまちということになるのだろうかということを具体的に目標として定め，進捗状況がはかれるようにしています．

その目標に向けて一緒に取り組みませんかと市や大学が呼びかけ，最初30組織くらいから始まり，いま Plymouth Dementia Action Alliance には約400の組織が参加しています．例えばバス会社，銀行，弁護士事務所，コミュニティカレッジなど，日常生活にかかわるいろいろな組織体が加わり，それぞれ行動計画を立てて推進しています．日本では中学校レベルにあたるコミュニティカレッジでは，すべての科目を認知症関係にして，成果をあげています．例えば国語なら親族の認知症の人やその介護をしている人に話を聞いて作文する，数学で数字ゲームをつくる，体育でクリケットを教えに認知症の人にきてもらうなどです．

それぞれの地域の本人と家族が直面する課題から始まって，そのまちの課題と目指したいまちの姿を具体的に共有することで，認知症を手がかりに，領域や世代を超えた当事者としてのよりよいまちづくりに向けた取り組みにつながっているのではないかと思っています．これは，住民自身が，自分たちのまち，地域の QOL を考え，それを高めていく物語ともいえそうです．

筒井 認知症の研究は，難しいです．同じ認知症でもいろいろな症状の方が存在しています．一般に研究とは標準化を基本的に目指しますので，研

究者としては，この点で国民の理解を得ることは簡単ではないと考えています。

さて，私が今，地域包括ケアシステムで一番大事にしてほしいと思っていることは，「規範的統合」です。最近，規範的統合の興味深い例を伺いましたので，ご紹介したいと思います。石巻市のすぐ近くにある，網地島（あじ）という島のお話です。この島での地域包括ケアシステムにおける「規範的統合」とは，「この島で最後まで生きる」ということだそうです。逆に言いますと，「この島で死ぬ」ということになるでしょうが，この島は80歳以上の高齢者がほとんどで，50歳ぐらいの人がいると，ものすごく若いといわれるような島なのです。

ここでの認知症対策を核とした地域包括ケアシステムの構築は，まずは，全住民の認知機能を主とする調査の実施から始めたのだそうです。全ての住民に認知症のアセスメントツールを使って調査をして，誰がどのレベルかをお互いに把握するということから始めたと聞いています。

つまり，この島という場で自分たちがそこで生きていくためには，まずは自らの状態を知るということ，そして，ここを出発点にして認知症でも生活できる場を創ろうと考えたわけです。この島ではこれを「規範的統合」としたということです。

今，申し上げている例は何か難しいものを設定したということを紹介しているわけではなく，この網地島というところでは「そこで死ぬことができる街づくり」をすることが規範的統合となって，これを実現するために住民が何をしたかということを紹介しているのですが，この街にどういうサービスが必要かということを決めるのが2番目にやらねばならないことになります（p.299, 図5-12「地域包括ケアシステム整備に向けた自治体のマネジメントプロセス」）。必要なサービスの内容を検討するときに，期間をどのぐらいにするか，専門性が必要なものがあるのか，個別的な認知症ケアが要るのかということをひとつひとつ解決していって，結果として，何が必要かを住民自身が認識して具体的なサービスを考えるために，まずは住民の全数調査

として450名あまりのお年寄りに，彼らがどのステージにいて，どういう困ったことがあるのかを聞いていったということなのです。

ただ，おもしろいのは，実際にこのお年寄りの方々は，「あまり困っておられないのですよ」ということも聞いています。困っておられるのだろうとは思うのですけれども，困っていないのです。それがきっと，「まちづくり」ということなのだと思います。

今は，網地島を例にお話ししましたが，地域包括ケアシステムの創り方はさまざまです。299ページ図5-12「地域包括ケアシステム整備に向けた自治体のマネジメントプロセス」の1，2は，おそらく共通でしょうが，3の「どのように整備するか」が市町村の工夫のしどころになると思います。

ご紹介した網地島には大きな医療機関はありませんし，ほとんど存在していないような社会資源を，どういうふうに工夫して使うのか。この現状を一人ひとりのお年寄りがどのように理解して利用していくかが，この島で生き抜くことを選択した彼ら自身が工夫したところだったのではないかと考えられます。私は，この事例はおもしろいと思っておりまして，今もこの島の経緯をみさせていただいております。

先ほどから，申し上げてきましたように，地域包括ケアシステムとは，別に海外やどこか遠くの話ではなくて，皆さんの近くの話として考えていただきたいのです。要は，考え方ですし，やりようなのです。

網地島では，保健師さんが活躍されたと聞いていますが，民間の在宅サービスの方々が，活躍されているところや，行政の方々が主となってやっているところもあります。

「規範的統合」の考え方やこの言葉から受ける印象は難しい感じもしますけれども，どんな街にするかという住民間の合意がとれれば，それに従ってやれるのではないかというのが私の今のところの結論です。

田中 もう一回り，皆さんに発言を求めたいと思いますが，私が最初に，地域看護について触れます（図6-2）。堀田さんからも地域看護の重要性に触れていただきました。なかなか地域看護を広める主体である訪問看護業務を

図 6-2　地域包括ケアシステムの進化 －地域看護 －

- 地域看護 (Social Community Nurse) 機能
- 訪問看護・在宅医療：職種 or 業務
- 訪問看護ステーション：業務単位 or 経営単位
   → 訪問看護は業務の一つ
- 介護スタッフの安心感を支える看護
- 多様な従事形態　ex. 移行期の看護
- 定期巡回随時対応型と小規模所多機能複合型
   - 特養待機者

担当する人が増えません。確かに去年から全体としての数値は増え始めているとはいえ，まだまだ地域包括ケアの一環を担う訪問看護師は足りません。その理由は，訪問看護師と訪問看護ステーションが，病院や診療所の看護業務から切り離された一つの独自の経営体になっているからです。独自の経営のために，会社を設立し，設立資金と運転資金を手当てし，給与計算し，保険請求をしなくてはなりません。病棟看護師は独立事業体を作る必要はないし，患者と契約書は交わしません。保険請求を自分では行わないし，同僚の給与計算もしません。病院への診療報酬支払いも，看護業務に直接対応した報酬とは異なります。確かに入院基本料は看護体制によって点数が違いますけれども，DPC のなかでどの部分が看護部分だといった払い方はしません。

まさに地域包括ケアを支える看護の役割は，一体として包括ケアの一部を担う業務と位置付けられるべきなのです。病棟看護師も診療所看護師も，1年のうち時々，訪問看護に1ヵ月だけとか，1週間のうち2日だけ出てくれるような勤務が可能になれば，年間に必要な訪問看護日数が確保できます。訪問看護師専業者を5万人つくるよりは，5万人が年200日働くとすれば，その日数分を，60万人の看護師が年のうち半月だけというような働き方をすれば，ほぼ確保できます。業務の話とビジネス上の契約の話とが一緒になってしまっている状態は，早く変えなくてはいけないと思います。それが包括支払い方式への流れです（図 6-3）。今度の報酬改定でこれらのことを一

図 6-3　地域包括ケアシステムの進化－制度論－

- 機能は圏域（コミュニティ）で確保：小学校区？
  - 人員配置基準，業務要件
- 地域包括ケアステーション
-   cf. スタッフステーション
- 地域包括ケア事業所 cf. 院内のチーム医療
  - 事業種別数：管理単位と経営単位
- 包括支払方式・システムへの支払い
- 「地域包括ケア（推進）」部・室・課・係

遍にできるとは思いませんけれども，病院に入院したときに患者さんは，医局と契約を交わして払い，看護部と契約して払い，薬剤部と契約して払いなんてしませんね。病院とは1対1対応で，病院が機能を果たす総括的なサービスに対して支払いを行って，総体的にサービスを受けます。地域もできればそういう方向に向かうよう期待します。

迫井　2点ほど補足したいと思います。地域包括ケアシステムの構築で，特にコミュニティでの自助・互助に焦点を当てた取り組みについて，それぞれの地域で，自治体中心に総力戦でとお話ししますと，都市部あるいは地方のどちらでお話ししても，こんなのは非現実的だ，絵に描いた餅だと言われることは決して少なくありません。例えば東京の都心部では，「自助・互助と言うけれども，マンション住まいが多く，隣に誰が住んでいるかわからないし，何をやっているのかも知らない。都心のど真ん中で"地域力"なんて言われてもなあ」と。あるいは中山間地域，田舎に行きますと，「この周辺には若い人はいないし，NPOやボランティアなんて洗練されたものはありゃしませんよ」，こういう話なのです。

それでもあえて申し上げたいのは，それぞれの地域に応じた工夫の余地がありませんか，ということです。例えば都市部では，確かに隣に住んでいる人はわからない。でも，コンビニや銀行，宅配サービスなどの民間企業は一杯あります。あるいは逆に地域力の点では，田舎は地域住民の強固なネット

図 6-4 「自助・互助・共助・公助」からみた地域包括ケアシステム

【費用負担による区分】
- 「公助」は税による公の負担,「共助」は介護保険などリスクを共有する仲間(被保険者)の負担であり,「自助」には「自分のことを自分でする」ことに加え,市場サービスの購入も含まれる。
- これに対し,「互助」は相互に支え合っているという意味で「共助」と共通点があるが,費用負担が制度的に裏付けられていない自発的なもの。

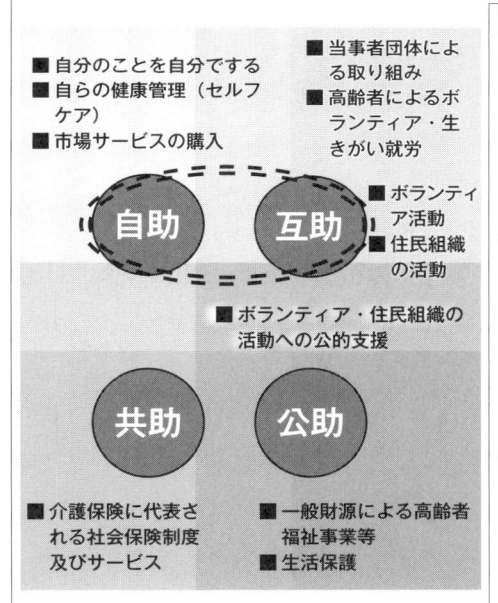

自助
- 自分のことを自分でする
- 自らの健康管理(セルフケア)
- 市場サービスの購入

互助
- 当事者団体による取り組み
- 高齢者によるボランティア・生きがい就労
- ボランティア活動
- 住民組織の活動

共助
- 介護保険に代表される社会保険制度及びサービス

公助
- ボランティア・住民組織の活動への公的支援
- 一般財源による高齢者福祉事業等
- 生活保護

【時代や地域による違い】
- 2025年には,高齢者のひとり暮らしや高齢者のみ世帯がより一層増加。「自助」「互助」の概念や求められる範囲,役割が新しい形に。
- 都市部では,強い「互助」を期待することが難しい一方,民間サービス市場が大きく「自助」によるサービス購入が可能。都市部以外の地域は,民間市場が限定的だが「互助」の役割が大。
- 少子高齢化や財政状況から,「共助」「公助」の大幅な拡充を期待することは難しく,「自助」「互助」の果たす役割が大きくなることを意識した取り組みが必要。

出典:平成25年3月「地域包括ケア研究会報告書」を一部改変

ワークが根付いている。それぞれの地域で特色を生かしながら,将来に向けて地域のあり方を考えることはできませんか,ということを申し上げています(図6-4)。急性期の医療などは,どちらかというと大規模な設備や特定のスキルのあるお医者さんが必要,というように,どこでもすぐにサービス提供というわけにはいかない。しかし,地域力,特に介護は,どんな地域,あるいはどんな僻地,逆にどんな都会だって,ちょっと工夫してやる気にな

れば，必ず何等かの成果を出せる余地があるように思います。

　もう一点は，先ほど田中座長が関連したことをおっしゃいましたが，一体的なサービス機能の提供という話の関連です。サービスの質を向上させる多職種連携というと，必ずケアマネジメントの話になって，ケアマネジメントがよくない，ケアマネさんの資質がどうだ，となる。あるいは逆に，ケアマネさんからは，お医者さんが忙しくて連携がとれない，医学用語がわからないなど，医師とのコミュニケーションが難しいと。一方で，実はこういう話が審議会に出ると，制度をつくったときからそのことはわかっていたし，ずっと言われ続けていて，「もう，この話は聞き飽きた，むしろ，それをどうやって改善するのか，という話をしませんか」と。私としてはかなりいい雰囲気になってきていると思っています。

　ここで強調させていただきたいのは，制度の問題というより，要は運用，オペレーションだということです。皆さん課題はわかっておられるし，認識も共有されつつある。そうすると，あとは具体的にどのような工夫をすれば，改善できるのかの話ではないでしょうか。

　例えば，252ページの図2-12「居宅サービスにおける連携の推進（期待される効果）」に示した訪問と通所という，生活場面をしっかり見ることで通所に生かすということは言い尽くされているけれども，もう少し工夫する余地はないでしょうか。あるいは図6-5でいいますと一番下にあるように，ケアマネジメントが悪いなどと言っても，ケアプラン作成は頻度としては限られていますから，むしろ状態像が日々変わる重度者の方々に対してどのように対応するかという現場レベルでは，かなり突っ込んだ工夫が必要になり，実際問題，現場では通所と訪問を併設でやっておられるケースの場合には，それなりに工夫されていると思うのです。

　このように，オペレーションのレベルでの工夫を可能な限り実施してみる，そして，それでももし限界があるなら，やはり事業体として一体化していくことも一つのオプションではないか。そういったことを少し考えていく必要があるのではないかと感じていて，また，そのことが，地域包括ケア研

図 6-5　居宅サービスにおける連携の推進（連携上の課題）

```
１．多職種連携
・ 生活機能を維持・向上していくためには，多職種によるカンファレンス，支援計画の立案
  やサービスの提供が効果的であるが，事業所によって取り組みの状況には差があるのでは
  ないか。
・ 特に，日々変化する重度者の状態の変化の情報共有や対応等は異なる（離れた）事業所間
  での連携が難しいため，実効性のある仕組みが必要ではないか。(日々変化する重度者の
  状態の変化に応じた適時の介護支援専門員のケアプランへの反映やサービス担当者会議
  の開催は困難であり，日常的な情報共有や連携には限界があるのではないか。)
・ リハビリテーション専門職や看護職の不足により，連携が確保できない地域が多いのでは
  ないか。
・ 上述のような多職種連携による効果が，現場において充分に理解されていないのではない
  か。
２．訪問系・通所系の連携
・ 訪問系と通所系がケアプラン上に盛り込まれる事例は利用者の状況等に関する情報を共
  有し，各個別サービス計画に反映させるなどのレベルでの連携が必ずしも十分とは言え
  ないのではないか。（サービス担当者会議が必ずしも十分に活用されていないのではない
  か。）
・ 利用者の生活機能の回復状況や状態の変化に対応した介入頻度，通所への導入のタイミン
  グなど適時適切に対応していくためには，介護支援専門員のケアプラン策定の段階ではな
  く，日々変化する重度者の状態の変化に対応できるレベルで，訪問と通所が一体的に情報
  共有できる仕組みが必要ではないか。このような観点から，時に異なる（離れた）事業所
  での連携も含めて，どのような工夫や対応が考えられるか。
```

出典：第 106 回・介護給付費分科会（H26.8.27）資料 1 より抜粋

究会でも，一体的な提供，インテグレーション，そういう話につながって議論がなされています。

　川越　「ホスピストライアングル」という言葉があります。図 6-6 の「地域連携トライアングル」のことです。今のところ，がんセンター東病院と松戸市立の東松戸病院，あおぞら診療所がトライアングルを形成しており，リーフレットをつくっています。患者さんはどこの医療機関に相談しても，お互いに主治医だと思って親身になって相談に乗りますよ，見放しませんよということを象徴しているようなものをつくって，アナウンスして，実際にそのように行動しております。

図6-6 地域連携トライアングル

緩和ケア科の医師や地域の医師が病気や治療，症状への疑問や相談に応じます

自宅での療養生活上の不安や悩みについて，看護師にお気軽にご相談ください

医療費のことや様々な制度に関することは，医療ソーシャルワーカーにご相談ください

地域連携トライアングル＜まつど＞

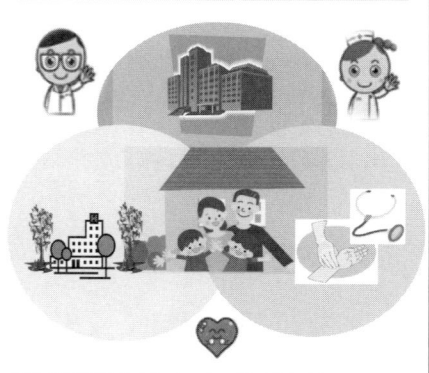

独立行政法人
国立がん研究センター東病院
千葉県柏市柏の葉6-5-1
電話：04-7134-6932
患者・家族支援相談室

緩和医療科長
木下寛也医師

松戸市立福祉医療センター
東松戸病院
千葉県松戸市高塚新田123-13
電話：047-391-5500
保健福祉医療室

病院長
岩井直路医師

医療法人財団千葉健愛会
あおぞら診療所
千葉県松戸市緑ヶ丘2-357
電話：047-369-1248
医療ソーシャルワーカー

院長
川越正平医師

"地域連携トライアングル"とは

「がん治療を行う病院」だけでなく，「緩和ケア科」「地域の病院」「地域の診療所」の3ヵ所が連携体制を整えました。各医療機関には責任者としての医師に加えて看護師，医療ソーシャルワーカーを担当者として配置しています。

3ヵ所の医療機関のどこに相談していただいても結構です。必要に応じて他の2ヵ所の医療機関と緊密に連携し最適な医療機関で切れ目のない医療やケアを提供できるよう対応いたします。

次に，2人主治医制と書きましたけれども（図6-7），今、早期からの緩和ケアが言われていますが，例えば，がんの患者さんについては，化学療法をやっているうちから地域の主治医と病院のがん治療医の2人が主治医になって，一緒になってその方を支えて，状態の変化に応じて役割分担や主治医機能の軽重を受け渡していくというような考え方です。

いずれにしても，これらはルールを決めて，決めたことを一緒に取り組ん

図6-7　2人主治医制のすすめ

- フォローアップ採血の分担
- 発熱など合併症の初期対応やトリアージ
- 鉄欠乏性貧血に対する鉄剤点滴投与
- 化学療法後の食欲不振への輸液対応
- 好中球減少時の G-CSF 投与

→　病院と地域側の役割分担や主治医機能の軽重は柔軟に受け渡していく

でいこうという考え方の例として示しました。

それから，高齢者の救急医療と在宅医療（p.262, 図3-6「『高齢者の救急医療と在宅医療』への取り組み」）が，日常生活圏域ではちょっと解決ができない課題についての取り組みとして，わかりやすい例かと思います。松戸では市として取り組むことができましたが，実際には6月に行ったシンポジウムには近隣の4市からもたくさんの方がお見えになり，結局，救急医療というのは二次医療圏ぐらいで考えるべきことなのかなと思いました。どの範囲で，どのようなセクターの方々に集まっていただき，その課題の解決を検討していくのかというのは，テーマによって違うということの一つの例だと思っています。

実際にやったことで，さきほどお話もさせていただきましたけれども，6つの論点（p.263, 図3-7「救急シンポジウム『6つの論点』」）のうちの1，2，3番が最初に多職種が一堂に会する会議，150名ほど参加した会議で出てきた論点です。患者さんのこれまでの病歴や情報が全然伝わらないよとか，そもそも救急車を呼んでいいのかどうかがわからなくて悩ましいんだという現場の声。病院で受け入れたけれども，この人のリビングウィルをいったいどうやって把握したらいいんだろう。こんな問題がかなり議論されて，確かにこれは大事な課題だと認識されました。

そして，病院の救急医療に従事している方々の意見を聞きたいという声が多くて，その方々に集まっていただいて，意見交換会をさせていただいたと

きに，4，5，6のような話題をいただきました。そもそも何でも救急車を呼ぶのではなく，急病になる前にできる対応をしてほしいというようなご意見だったり，救急搬送で入院したはいいけれども，ずっとその方が入院していたら次の救急が入れないわけなので，後方支援機能もより大事になってくるんじゃないかというようなご意見だったり，精神科の患者さんですとか，透析をやっている患者さんの救急搬送はすごく難しい対応が必要になってくるんだと，そんなことをご指摘いただきました。

そして，この6つの論点を示して，また多職種が一堂に会するシンポジウムを開いて，これらについて議論をした結果が263ページ図3-7「救急シンポジウム『6つの論点』」の太字部分（解決案）で，一定の書式の「情報シート」をつくって試行する結論となりました。全員といっても無理なので，まずは独居の要介護状態の方であればケアマネジャーがついているだろうとか，かかりつけ医の役割は何だろう，そんなことを議論しています。その情報シートにみんなで一緒に記入して，必ず冷蔵庫に張っておきましょう，筒の中に入れて保管しておきましょう，というようなルール化を話し合いました。これは今後進めていくことになりますが，みんなで課題を抽出して，みんなで解決策を考えて，一緒に取り組んでいこうということの例です。お話を通じて，医療と介護が統合される必要性があると申し上げましたし，生活者と医療提供者や介護提供者，専門職が一緒になって溶け込んでやっていくことも必要だと思います。そのために出前講座などもこれから取り組みたいと思っています。

そして，医師会や行政といった主体がかなり緊密に連絡を取り合うことも非常に重要だと感じです。たまたま今年の6月から，医師会の在宅ケアの担当理事を拝命しまして，市行政からいろいろご相談いただいたり，会の責任を承ったりするようになり，非常に緊密に連絡がとれるような状況となっています。このようにして地域包括ケアを進めていきたいと思います。

堀田 先ほど最後に駆け足で触れた，長期にわたって病気や障害とつき合いながら地域で暮らす方々のQOLをどのように維持向上させていくかにつ

いて，少し補足いたします。患者のあり方も，専門職のあり方も，その関係性も，急性期医療とは異なるのではないかといわれています。慢性疾患ケアモデル（p.279，図 4-9「Wagner らの慢性疾患ケアモデル（CCM）」）の議論では，よく患者はパイロットに例えられます。専門職の役割は，まず安全な機体をつくること，そして天候の変化や機体の問題に気づける知識を提供しつつ，一緒に飛行計画を立てて，なんとかパイロットが好きなところに 1 人で飛んでいけるようにすることなどです。

　これは，すべての人が自分の心身の専門家であるという「素人専門家」といわれる概念とも通じるものです（p.280，図 4-10「ケアの『担い手』としての患者」）。そろそろ調子が悪くなってきたという自覚も，そのとき家にいたいのか，病院に運んでほしいのかといったことも，最後までご本人が誰よりもよくわかる，ご本人のボスであるということをどれだけ本当に私たち自身が信じることができるか。自立と尊厳の支援といわれますが，専門職一人ひとりがいかに信じきることができるかということも，ますます重要になります。先ほどの認知症のことに関連しても，成年後見のあり方等を含め，こうした本人の主体性を活かしきる意思決定支援の枠組みも，さらなる議論が欠かせません。

　受ける患者と与える専門職から，本人中心のフラットな関係性への転換，これを支えるのは活性化されたコミュニティだともいわれています。先ほども少しお話ししましたが，患者と専門職という鎧を脱ぐことができる，同じまちに住んでいる人と人としての関係，いまさまざまな伴走支援，カフェ的なあり方等も模索されていますが，固定的な患者と専門職という図式だけではない人間中心の支援の場を重層的に地域に配することも必要です。

　そういう目で「慢性疾患ケアのためのコアコンピタンス」（p.280，図 4-11）を見ていただくと，5 つのタイトルに目新しさはないと思いますが，先ほどご紹介した「協働」だけではなく，本当に患者中心とはどういうことなのか。家庭医療の教育でも重点的に時間が割かれている患者中心のコミュニケーションとは何か。プロアクティブであるためにどのような予測が求めら

図6-8 integrated care を推進する手段

- 十分な資源を投入してバランスのとれたサービスシステムを確保し，急性期医療や施設ケアに加えて，良質な一次ケアと地域医療サービスを確保する。

- 資金収集や法制度，公的な方法などを通して，組織や個人に統合のための裁量を与える。

- 統合を推し進める助成金―例えば予算をプールする，あるいは統合型サービスに対する特別な予算枠を設けるなど。

- 保健医療／社会ケアサービスの一貫した法制度や審査システムを用い，重複をなくし，統合の実践とサービスのモデルを発展させる。

出典：POLICY FRAMEWORK FOR INTEGRATED CARE FOR OLDER PEOPLE DEVELOPED BY THE CARMEN NETWORK Penny Banks,2004, http://www.ehma.org/files/Policy%20Framework%20for%20Integrated%20Care%20for%20Older%20People.pdf

れているのか。継続的に質を高め，効率性を高めるためには，アカウンタビリティーの向上が欠かせませんし，質の評価にかかわる議論は尽きません。本人中心のケアを支えるICTのあり方，公衆衛生の視点をどう強化するか等，追求すべきところは多いと思います。こうしたコンピタンスの教育は，まだどこの国も十分に行えていないともいわれていますので，ひとつの手がかりとしながら，日本で地域包括ケアの担い手に求められるコンピタンスのあり方を現場から見直していくことも重要ではないかと思います。

筒井 私は，integrated care を推進する手段を4つ紹介させていただきます（図6-8）。一番上には，急性期医療や施設ケアに加えて，良質な一次ケアと地域医療サービスを確保するということを示しておりますが，これについては，今，地域医療ビジョンを県に創っていただいております。次の資金収集や法制度，公的な方法などを通して，組織や個人に統合のための裁量を与えるということに関しては，これは，先ほど迫井さんが機能別の介護サービスがあっていいのではないかとおっしゃっていて，老健局ですでにお考え

図6-9 MECE

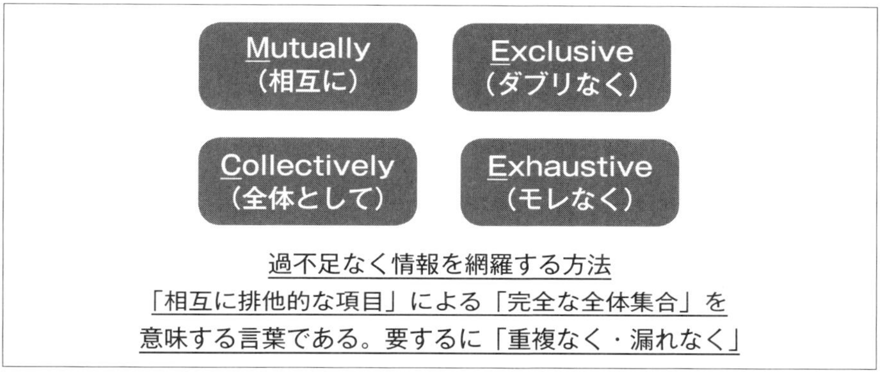

- Mutually（相互に）
- Exclusive（ダブりなく）
- Collectively（全体として）
- Exhaustive（モレなく）

過不足なく情報を網羅する方法
「相互に排他的な項目」による「完全な全体集合」を意味する言葉である。要するに「重複なく・漏れなく」

ていただいているのだと思いました。それから，3番目の統合を推し進める助成金，これは，消費税を財源にした基金を設置すると法律に定められましたので，準備はされつつあるということでしょう。

さて，4番目ですが，多分ここが一番厳しいのかもしれません。審査システムを今後，どのように考えるのか。ここには重複をなくし統合の実践とサービスのモデルを発展させるというように，重要なことが書いてあります。図6-9がMECEですが，本当に重複をなくしたシステムになっているかどうかという，いわゆるシステムの評価と，個人に対する審査システムという両方を確立しなければいけません。おそらく，この点が一番難しいところだろうと思います。

少し先のことを申し上げますと，いくつか危惧していることがあります。統合と競争とを今後どのように考えていくべきかということです。

統合は，世界の潮流です。しかし，この中での競争をどう考えるのかについては結論がでておりません。介護サービスは準市場という性質をもっていたことで，これまでに介護サービスの市場は拡大しておりますし，サービス供給に関しての問題はほとんど起こってきませんでした。

しかし，今後，この領域における競争をどのように設定するかという考え方によっては，この道筋が変更される可能性があります。このテーマについ

ては，理論的にも，実際的にもテーマとして検討すべき点と思っています．

田中 次は皆様から質問を受けましょう．

質問者A 住民のニーズ調査をするとき，個人情報保護法上の留意点というのがあるのでしょうか．例えば自治体がやるときにはいいよとか，地域の薬剤師会がそういった調査をするときには，もう少し何か注意しなければいけないことがあるとか，そのあたりを教えていただければと思います．

筒井 私たちが一番注意しなければならないのは，非連結で匿名性を担保できるデータを利用するということです．

迫井 どういうご趣旨で調査されるのかという前提がよく理解できていないので，あまり適切な答えではないかもしれませんが，全般に保険者として市町村がどういう形で住民の方々，利用者の方々に関するサービスを提供するのかという観点で調査を実施することは，相当程度の自由度があるように思います．ただ，一方で個人情報保護との関係を自治体がものすごく気にされて，極めて防御的に行動され，対策をとられるケースが非常に多いという指摘もあります．今後，地域包括ケアシステムを構築していくにあたって，国としては，自治体にいろいろな情報を提供し，グッドプラクティスも含めてお示しをするなど，サポートするつもりでいます．確かに個人情報保護の関係についてどういうことが留意点であり，何ができて，何がだめなのかという見極めを自治体サポートの一環でしっかりやっていくことがすごく重要だと，お話をお聞きして感じました．

質問者B 迫井先生にお伺いしたいのですけれども，私は地元で民生委員をしているのですが，厚生労働省は民生委員を日本全国に何十万人と委嘱しておきながら，地域包括ケアシステムの話題の中に一言も出てこないのです．民生委員の役割として，私は，認知症の問題も，高齢独居の問題も，お医者さんにつなげたり，包括支援センターにつなげたり，いろいろな活動をしているのですけれども，そういう位置づけが全く出てきません．厚労省の認識をお聞きしたいのです．

迫井 まず最初に申し上げておきたいのは，民生委員の方々のネットワー

ク，これは非常に重要な社会インフラだと認識されています。一方で，地域包括ケアシステム関係の資料に言及がない，その意味で厚生労働省の認識が足りない，というご指摘であれば，決してないがしろにしていることはないと私は強く思っています。私自身も県に人事交流で赴任し仕事をしていたときに，民生委員の方々がいかに施策にご協力いただいてきたか，そして近年，民生委員になかなかなっていただけないという事態がいかに重大な問題であるか。こういったことに日々取り組んで参りましたので，民生委員の重要性は認識しているつもりです。

　先ほどお示しをした，例えば「地域包括ケアシステムの姿」という図がありますが（p.243，図2-3「地域包括ケアシステムの構築について」），これに小さい字でいろいろな当事者，いろいろな関係者の職能，施設の名称等が書いてあります。しかし，きっとこれでも足りないのです。最初はとてもシンプルな図でした。しかし，例えば，介護保険3施設がないとか，いろいろなご指摘を受けて，最初は大きくシンボリックに書いていたところに，具体的な名称を記載した経緯があります。決して除外しているつもりはなく，当初から，概念的に理解していただきたいという趣旨があったのですが，どうしてもこの職種が入り，この施設類型が入りとやっていくと，どんどん細かい図になってしまいました。逆に，わかりにくいからもっとシンプルに書けとご指摘を受けたり，そういうことの繰り返しであります。繰り返しになりますが，民生委員の方々のネットワークと社会インフラとしての位置づけは何ら変わりはないですし，非常に重要だと思っております。

堀田　先週，岡山県の地域包括支援センター・在宅介護支援センターの研修会に伺ったときにも，津山市等では，福祉推進員の方々と民生委員の方々が順番に回って，一人ひとりの住民のニーズを把握され，その情報を誰とどこまで共有できるのかということを検討しているというお話があり，民生委員の皆さんが要になっておられました。厚労省の立場ではありませんが，これからも活躍を期待したいと思います。

質問者C　各先生方のご発表のさまざまなところに出てくる介護につい

てうかがいます。迫井先生が掲げられた図（p.252, 図2-12「居宅サービスにおける連携の推進（期待される効果）」）にありますように，生活場面でリハビリや看護職と連携する介護，あと，ほかの先生のところでもありましたICTの活用ですとか，認知症高齢者の自宅での条件を継続すること，QOLを向上すること，意思決定，さまざまなところに訪問介護における記録のあり方ということが課題になってくるかと思います。そのあたりを，ご経験のある堀田先生や，キャリア段位制度を構築された筒井先生に質問したいと思います。多様な担い手がともに訪問介護を行う時代に，訪問介護のプロフェッショナル性をきわめるような地域包括ケアシステムのなかで，記録のあり方について，何かサジェスチョンがあればお伺いしたいと思います。

堀田 どういうアセスメントをして，どういうケアをしたらどんな結果が得られたかがしっかりと記録される必要があると思います。アセスメント様式や項目の統一はケアの質を継続的に高めていくうえでも重要です。いま，諸外国でも，介護だけでなく，長期ケアをつうじて，問題・介入・成果の標準分類をどうするかという議論があります。

岐阜の取り組み（p.277, 図4-7「多職種連携アセスメント研修」）でもご紹介しましたが，全国共通というといつまでも進まず滞りがちなので，まず専門職の皆さんが，地域の仲間の方々と，より効果的で効率的なケアを支える記録のあり方，を実践のなかからしっかり議論されることが非常に重要ではないかと思っています。

筒井 介護はキャリア段位の中でかなり精緻な記録を求めています。介護や福祉系の養成施設の方々や，関連する協議会の皆様にもぜひとも，この研修に参加していただきたいと思います。おそらく，この研修に参加されることが，一番実力をつけることになると思います。

看護領域におきましても，実は同じような研修をやっています。それは，診療報酬における入院基本料の算定要件に，「重症度，医療・看護必要度」という評価が要件となっており，約100万床の患者さん達のアセスメント結果を看護師さん達が記録しておられます。つまり，毎日，患者さんたちの

処置やADLに関する記録をとっているということです。この記録の方法についてもキャリア段位のアセッサーに求めている記録方法と同様のことをやっています。

　どんな業界でも，コンプライアンスを高めることは必須です。ですから，今後も記録については，相当，きちんとしたものが求められるものと思います。ですから，保健医療福祉介護領域の専門職においては，記録について，どのようなことを記録すべきか，第三者が読んでわかるような記録を書くというコンセンサスの下で訓練を積んでいくことが必須となると考えています。

　そして，この記録の根底には，何らかのサービスを受けている利用者あるいは患者さんの状態と，この状態に見合ったサービスが提供されているという根拠を示すという基本的な合意が必要となると思います。このことは，多職種における用語を統一するとか，システムをつくるとかという，テクニカルな話以前の段階であり，どうして，この人に対して，このような医療や看護や介護のサービスを提供しなければいけないかということを説明できる文書をつくるということこそが大事なのだということです。このことを対人援助技術に関わる専門職には，理解していただきたいと考えております。

　キャリア段位は，こういった記録の重要性や多職種協働が，今後とりわけ重要となることを前提に組み上げてきたシステムですが，看護領域における考え方も基本的には同じです。今後，記録に関する標準化のためには，テキスト分析とかデータマイニングの手法も使うことになるでしょうが，こちらが先ではなくて，まず介護職，看護職，医師が，なぜ，この方にはこういった記録が必要で，これを共有していくことが重要であること，自らが提供した専門的なサービスを明確に第三者に説明できる根拠を示す能力を身につけるということからはじめてもらいたいと考えています。

田中　介護人材は，現在，介護福祉士の資格を取っているか取っていないかの区分しかなくて，あとは現在の事業所での勤続年数などあまり当てにならない指標でしか報酬上評価していない。キャリア段位制度などの新たな取

り組みの進展も期待します。まずはもちろん職場での処遇の話ですが，次は介護保険との関係も絡めていきたいと思います。

《座長まとめ》

　田中　時間になってまいりましたので，最後のまとめを申し上げましょう。

　まずは「地域包括ケア研究会報告書」をごらんください。これはネットで無料でダウンロードできます（http://www.murc.jp/uploads/2014/05/koukai_140513_c8.pdf）。斜め読みしても結構ですし，深読みしても結構です。読み方のおもしろさの一つは，この部分は筒井さんの言葉に違いないとか，ここは川越先生の言葉だろうとか，推理しながらの読み方です。特に去年の分と一昨年の，最近の新しい2冊をお読みください。

　自治体の方々，あるいは自治体と関係していらっしゃる学者，地元の産業，例えば医薬品卸の方などは，地域包括ケアシステムの概念はわかったけれども，どのようにつくっていくのかなどの質問をお受けになると思います。それに対する答えの一つが図6-10です。

　現実に大きい市の地域包括ケアシステムづくりをフィールドとしても調べながら手伝っているところで考えついたものです。パネリストがおっしゃっていましたが，市役所だけがつくるのではなく，住民，医師会，介護支援専門員協会，介護事業をなさっている方のみならず，地元のコンビニエンスストア事業者の代表とか，スーパーマーケットの代表なども入れて，顔の見える関係をつくっていくことが第一です。ただし，その裏側には，首長による強いメッセージの発信が必要です。特定の部局だけではなかなかできません。首長が，自分がつくる，自分がこの県の一番の仕組みをつくるといった強いメッセージをどこかの段階で発してもらう必要があります。興味をもってくれない首長は次の選挙で落とすしかありません。

　もう一つ，自治体の業務として大切な点は組織再編です。自治体はさまざ

図 6-10　地域包括ケアシステム－構築過程－

- 住民・事業者の参画
- 推進ビジョン（「首長による強いメッセージ発信」）
    → 浸透 ＝ 規範的統合
- 地域づくりに関する諸計画との関係：推進ビジョンの位置づけ
- 関係各主体の役割明示
- ロードマップ提示
- 圏域ごとの中核機能整備

まな計画を持っています。障害者の計画，保育の計画，在宅医療の計画，まちづくり計画，商店街再生計画等々，本当にたくさんの計画がある。コンサルタントに作ってもらっている部分もあります。地域包括ケア計画は，そういう縦割りにもう一つ加わるのではありません。繰り返しになりますが，地域包括ケアシステムは，それらの横串になるタイプの計画です。他の計画との関係性で，横串でどこが関係するかを示す部局が必要です。それが地域包括ケア課とか，地域包括ケア推進室であって，縦割りでないことを強調しておきます。

　合わせて，市内の，町内の，村内の各主体が何をするかを，本人たちも含めて計画に書いていきます。2018 年には何をする，2020 年には何をする，2025 年には何をするとロードマップで示しておくといいでしょうね。そのうえで，圏域ごとに中核機能，例えば暮らしの保健室かもしれません。老健――お預かり型老健ではなく，在宅を支える，滞在日数の短い，機能性の高い，時々入所ができるような老健――かもしれません。それはまちごとに違いますけれども，中核機能に対してはやはりお金を投下する必要があります。

　そのうえで，ビジョンを共有していく。これはまさに筒井さんが言われた規範的統合ですね。市民に対して規範的統合を求めるなどと市長が言っても誰も聞いてくれませんから，やさしい言葉遣いが必要ですが，ビジョンを共

有して，目的はこのまちの活性化だと伝える。

　介護保険法には，先ほど示したように自立支援と書いてあります。やがてもっと概念が広がっていって，2020年代には互助を支援したり，地域での共生の支援に変わっていくように期待します。介護保険が給付する対象は自立支援にあてはまる要素でいいけれども，地域包括ケアシステムは自立支援だけではないはずです。先ほど堀田さんが話してくださったように，患者も要支援者もみんな地域の支え手です。つまり共生を支援していく。これは地域包括ケアシステムレベルでの支援のあり方で，保険給付による自立支援プロフェッショナル・サービスに加え，そこは分ける必要があります。

　ローカルルールの大切さは，川越先生が繰り返し話してくださったところです。どのようにつくるかは地域ごとに，地域の団体が話し合っているうちに，このまちはこういう形がいいと合意できたら，それをローカルルールで記載して，共有していけばよいのではないでしょうか。

　「地域包括ケアシステムはできるのでしょうか」ではなく，「つくります」と決意する話です。何といっても，最初から最後まで市長，町長，村長の決意だと思います。これは民政の最大の課題です。かつ，おもしろいし，つくっていけばそれなりの支援が国からも都道府県からも得られるように，重層的な形がつくられつつあります。市町村が独力で，孤軍奮闘する必要はないようになっています。

　介護にかかわる事業者だけでなく，商店街の人々や，さまざまな地域の医療・介護事業の経営者たちにとって，地域包括ケアシステムを活かし，地域の活性化につなげ，自分の事業体としての位置づけも決まっていきます。つまり，旧来の事業を超え，地域包括ケアシステムのなかで自分の持っている社会福祉事業なり医療事業なりをどう位置づけていくかといった見きわめと，自分はそれを広めていくのだとの覚悟が必要です。

　最後は，私を含めこのなかにいらっしゃる団塊の世代の住民は，2025年まで地域包括ケアづくりの手伝いをしましょう。手伝いをするとは，対人支援に限られません。特に男性たちには，地域マネジメントの力が必要とされ

ている点を強調したい。女性たちはもともと地域の住民とのかかわり，ネットワークを持っていらっしゃる方が多いので，すでにボランティアとして，食事会とかお花見会などを主催されています。男性たちはそれが苦手だとしたら，地域包括ケアシステムの地域マネジャーになればよい。市役所のほうは，無給でいいから地域マネジャーと書かれた名刺を認めればよい。会社員や役人だった男たちは企画づくりに関しては勤めで鍛えられているはずです。そういうかかわり方もありますし，別に自分はマネジメントは嫌だが犬の散歩は任せろ，庭の手入れは得意だなどの形の参加でも結構です。何らかの形で参加していくこと，その覚悟が，日本が2025年になっても，そのときの中年世代，若者世代が世界の経済で伍していくために必要な条件だと思っています。

　以上をもってまとめとさせていただきます。どうもありがとうございました。

〈監修〉公益財団法人 医療科学研究所

　1990年，エーザイ株式会社が創業50周年を記念して本研究所を設立した。設立の趣意として次のようなことが書かれている。

　「本来，生命の尊厳にかかわる医療には経済性に左右されない最高の価値が認められるべきである。しかしながら，医療資源は有限であり，その制約の中で実際の医療が行われる以上，経済的効率の尺度が導入されざるをえない。これから将来に向かって医療と経済の調和，需給の長期的安定を目指して，広く社会の英知を結集し，社会の合意として新しい時代の回答を出してゆくべきと考える。『医療科学研究所』はこの社会の英知を表明する場としての役割を果たそうとするものである」(http://www.iken.org)

〈本文初出〉
第1部「人生の最期をどう生きるか，どう支えるか，どう迎えるか」
・「医療と社会」Vol.25 No.1(2015) 医療科学研究所
第2部「地域包括ケア概念の展開と実践：医療とのかかわりの観点から」
・「医療と社会」Vol.24 No.4(2015) 医療科学研究所

人生の最終章を考える
その人らしく生き抜くための提言

平成27年10月15日　第1刷発行

監　修　公益財団法人 医療科学研究所
発行者　東島　俊一
発行所　株式会社 **法研**
　　　　〒104-8104　東京都中央区銀座 1-10-1
　　　　販売　03(3562)7675　／編集　03(3562)7674
　　　　http://www.sociohealth.co.jp
印刷製本　研友社印刷株式会社

0117

SOCIO HEALTH　小社は(株)法研を核に「SOCIO HEALTH GROUP」を構成し，相互のネットワークにより，"社会保障及び健康に関する情報の社会的価値創造"を事業領域としています。その一環としての小社の出版事業にご注目ください。

© The Health Care Science Institute 2015 Printed in Japan
ISBN978-4-86513-211-3　定価はカバーに表示してあります。
乱丁本・落丁本は小社出版事業課あてにお送りください。
送料小社負担にてお取り替えいたします。

JCOPY 〈(社) 出版者著作権管理機構 委託出版物〉
本書の無断複製は著作権法上での例外を除き禁じられています。複製される場合は，そのつど事前に，(社) 出版者著作権管理機構 (電話 03-3513-6969, FAX 03-3513-6979, e-mail: info@jcopy.or.jp) の許諾を得てください。